中國 近·現代 鍼灸名醫들의
腰(腿脚)痛 鍼灸治療

동국대학교 한의과대학 침구학교실 편역

■ 편역 대표 : 김갑성

■ 편역 참여 : 김경호, 이승덕, 조현석, 김은정, 정원제, 정찬영, 윤은혜, 장민기, 왕개하, 황지후

■ 교정 참여 : 김경호, 왕개하

집문당

서 문

1984년도부터 한의과대학에서 침구학 강의와 병원 임상을 해오면서 많은 질병을 접하고 치료하였지만, 과거 문헌상에 기재된 내용과 현실과의 괴리에서 나타나는 문제점들을 파악하고 보완하는 데는 임상의로서의 한계를 토로하지 않을 수 없었다. 강의실에서 강의하는 내용과 실제 병원에서 행해지는 진료의 행태나 포맷이 일치하지 않으며, 특히 교과서적으로만 증명되거나 일치되지 않는 진단과 치료기술의 차이는 실사구시라는 명제를 떠나서 많은 경우에 의학의 한계라는 벽에 부딪히고 좌절하게 된다.

침구과 영역에서 빈도가 높은 요통은 그 원인 및 임상 케이스가 다양하며, 같은 질환인 경우라도 치료 방법이 조금씩 차이가 날 수밖에 없다. 한의학의 인본 위주 치료 방식을 떠나서 생각하여도, 같은 질환이라도 발현되는 인체의 각각의 특성에 따라서 치료의 양태나 방식이 달라질 수밖에 없다는 결론에 도달하게 된다. 원대의 의가 주진형(단계)은 이미 그 시절에 "세월이 변하면 질병을 관찰하는 방식이나 치료의 방법도 달라져야 하며, 과거에는 있던 질병일지라도 현재에는 없는 질병이 있을 수 있기에 지금의 의사가 과거의 이론에만 집착할 필요는 없다."라고 얘기하였다. 과거의 방식에만 집착하지 말아야 한다는 그의 주장은 우리 임상가에게 좋은 교훈일 수 있다.

그 흔한 요통이 어떤 경우엔 잘 낫고 어떤 경우엔 잘 낫지 않는 것을 경험하며 치료의 과정에서, 동일한 case에서 그 분야의 명의라고 일컫는 중국 의사들이 어떻게 진료하는지 살펴보는 것이 우리가 나아가야 할 길을 열어 주는 문제 해결의 한 방법론으로 생각하였다. 그래서 우리 동국대학교 침구학교실의 교수들이 요통이라는 질환을 필두로 중국 근·현대 의가들이 어떤 관점에서 어떻게 접근하고 치료하였는지를 조사하고, 연구하여 정리한 결과물이 이 책이다.

이 한 권의 역서가 요통의 침구지침서라고 할 수는 없으나, 중국의 근·현대 침구임상가들의 치료 방법론을 제시한 것들 중에 우리 임상의들이 취할 것이 있다면 본서를 번역 출간하는 작은 목적에 부합한다고 할 수 있겠다.

끝으로 이 책이 나오기까지 protocol을 작성하고 다양한 의견과 함께 번역작업을 주관한 김경호 교수를 필두로 하여, 침구학교실의 이승덕·조현석·김은정 교수와 수련의 정원제·왕개하 선생의 헌신적인 참여에 깊은 감사를 드린다. 또한 어려운 출판계의 여건에도 불구하고 물심양면으로 도와주신 집문당의 임동규 사장님과 책이 나오기까지 수고한 남시중 선생께 심심한 사의를 표하는 바이다.

2011년 1월 동국대학교 일산한방병원 연구실에서

역자 대표 김갑성 삼가 씀

일러두기

1. 중국 근·현대 침구명의는 연령, 저서, 근무처와 직위, 市·省·國家의 명의 인정, 독특한 치료법, 수상 경력 및 주위의 평가 등을 고려하여 동국대학교 한의과대학 침구학교실의 주관적인 평가로 선정하였다.
2. 저자에 관한 소개는 해당 책을 중심으로 하였으나 해당 책에 소개가 없는 경우는 《中國中醫人名辭典》(史宇廣 主編, 중국 북경, 1991)을 참고하였다. 활용한 자료가 발행된 지 20년이란 간극이 있으므로 각 명의들의 생존여부나 경력사항이 현시점을 기준으로 하였을 때 상당한 차이가 있을 것으로 짐작되는바 이 점은 독자 여러분의 양해를 바란다.
3. 목차의 인명 순서는 한글 가나다순으로 하였다.
4. 원서의 次序는 번역서의 次序에 따라 재편집하였으며, 일부는 원문의 뜻이 손상되지 않는 범위 내에서 순번을 첨가하였다.
5. 번역은 직역 위주로 하였으나 의미 전달이 어려운 부분은 의역하였다.
6. 중국식 簡字體는 本字로 하는 것을 원칙으로 하였으나 고유명사는 簡字體와 本字를 혼용하여 사용하였다.
7. 질환명, 진단방법 등 번역이 어려운 것은 그대로 사용하기도 하고, ( ) 안에 영문을 부기하기도 하였다.
8. 원문의 내용 가운데 설명이 필요한 부분은 해당 단어에 음영 처리 후 〈참고〉를 달아 부가적인 설명을 하였다.

목 차

1. 高維濱의 腰(脚)痛 치료

高維濱(1944 ~)

男. 1970년 黑龍江中醫學院 졸업. 1974년부터 의료, 教學 연구에 종사하였다. 현재 黑龍江中醫藥大學附屬二院 神經內科 주임의사, 교수, 박사과정 대학원생 지도교수. 中國中西醫結合學會 神經病專業委員會 委員, 黑龍江省中西醫結合學會 神經病專業委員會 부주임위원, 黑龍江省鍼灸學會 常務理事, 1998년 국무원으로부터 특수 보조금을 받고, 아울러 흑룡강성에서 뛰어난 공적이 있는 우수 中靑年 전문가라는 영예를 얻었고, 省의 名中醫라는 호칭을 얻었다. 그는 전통적인 中醫 이론 및 各家의 학설을 기초로 현대과학이론과 기술을 운용하여 中藥, 鍼灸治療로 神經病을 치료하는 방법과 원리를 연구하였다. 그는 5회나 國內外 鍼灸學術大會上에서 논문을 발표하고, 國外 6개 국가의 침구잡지에 11편의 논문을 발표하고, 국내에 발표한 논문은 30편이다. 主編 5부, 독립으로 編著한 5권의 의학 전문서가 있다.

高維濱 主編, 神經病鍼灸新療法, 중국 북경시, 인민위생출판사, 2002 : 273-5, 279-80, 391-6.

1. 坐骨神經痛

1) 개요

좌골신경통은 좌골신경통로 및 그 분포 구역에 발생한 동통을 말한다. 이 병은 매우 흔한 말초신경병으로 남성 청장년에서 비교적 많다. 中醫學에서는 '痺症'의 범주에 속한다. ≪靈樞≫에서는 '周痺'라 부른다. 좌골신경은 腰4~薦3神經筋으로 이루어져 있다. 발병 원인에 근거하여 原發性과 續發性坐骨神經痛으로 분류한다. 原發性坐骨神經痛(坐骨神經炎)과 감염, 寒邪를 맞음, 손상 등은 관계가 있다. 續發性坐骨神經痛은 신경 통로의 인근 조직 병변이 낳은 기계성 압박 혹은 癒着으로 脊髓蛛網膜病變, 腰 및 臀部 근육 근막 병변이 발생하는데 이것과 관계가 있다. 손상 부위에 따라 根性坐骨神經痛과 幹性坐骨神經痛으로 나눌 수 있다.

2) 진단

이 병은 대부분 一側 腰部·臀部, 大腿後側, 小腿後와 外側 및 足部에 나타나며, 燒灼 형태 혹은 鍼刺 형태의 동통이 잠시 발생하거나 지속적으로 발생한다. 좌골신경통로를 따라 壓通點이 있고, 하지직거상검사(SLRT : straight leg rasing test)에서 양성이며, 아킬레스건 반사(achilles tendon reflex)가 떨어져 있다. 原發性坐骨神經痛은 갑자기 발병하며, 腰部의 外傷歷과 분명한 腰背痛이 없으며, 감각 장애가 현저하지 않다. 續發性坐骨神經痛은 원래 발병한 것을 찾을 수 있으며 항상 腰背痛을 동반하고, 기침 및 재채기나 排便 시 동통이 가중된다. 腰椎 옆으로 壓痛 및 두드릴 때 통증이 있고, 요부의 활동에 장애가 있으며, 하지에 放散痛이 있고, 감각 장애가 분명하며, 근육의 위축도 분명하게 나타난다.

뇌척수액, X-ray, 척추 CT 혹은 MRI 등의 검사를 통한 감별 진단이 필요하다.

3) 치료

(1) 毫鍼療法

① 치법 : 遠近配穴法, 瀉法.

② 처방 : 主穴 ─ 環跳・陽陵泉・足三里・懸鍾・崑崙・俠溪.
보조혈 ─ 요통에는 大腸兪・關元兪를 가한다.

③ 가감 : 腰薦部에 통증이 있으면 次髎, 小腿後側에 통증이 있으며 委中・承山을 가한다.

④ 조작 : 매회 6~10개 穴을 선택하고, 環跳는 반드시 선택한다. 그 鍼感이 傳導되게 한다. 留鍼은 30분간하고, 그 사이에 2회 行鍼한다. 매일 1회, 10회가 1療程이다. 3일간 휴식한다.

(2) 電鍼療法

① 처방 : 根性 ─ 腰$_{4,\ 5}$夾脊・大腸兪・關元兪・陽陵泉・委中.
幹性 ─ 環跳・秩邊・陽陵泉・委中・足三里・崑崙・俠谿.

② 조작 : 進鍼하여 得氣 후 導線을 상하 연결하고, 脈沖電鍼機를 사용하여 密波를 선택한다. 전류량은 小에서 大로, 매일 1회, 매회 10~15분간 사용한다. 10일이 1療程이고, 3일간 휴식한다.

(3) 水鍼療法

① 처방 : 腰$_{4,5}$夾脊 혹은 秩邊・環跳 등의 穴.

② 조작 : 비타민 B_1 100mg・비타민 B_{12} 500μg 혼합한 것을 취한다. 鍼刺하여 피부로 들어간 다음 鍼感이 나타나면 약간 위로 들었다가 매 穴마다 0.5~1ml, 매 회 2~3개 穴에 주사한다. 동통이 극렬한 사람은 1~2% 브로카인 주사액 5~10ml를 상응하는 穴位에 주사한다.

4) 按語

① 좌골신경통이 만약 腫瘤, 結核 등과 같은 원인으로 일어난 것이면 마땅히 그 원래 發病한 것을 치료하여야 하다.

② 요추간판탈출증으로 인하여 일어난 것이면 역시 그 원래 發病한 것을 치료하여야 하다.

③ 어떤 사람은 電解式組織血流計를 사용하여 鍼刺 전후 坐骨神經幹의 혈류량 변화를 측량하였다. 腰$_5$・薦$_1$椎棘突起 외측 1cm處, 腰$_{3,4}$椎 옆 1cm에 鍼刺한다. 결과는 鍼刺 후 혈류량이 증가, 신경의 이상 흥분이 억제되어 동통이 緩解되고, 신경의 영양 상태가 개선되어 손상된 곳의 회복을 촉진하였다.

2. 腰薦神經根炎

1) 개요

腰薦神經根炎은 각종 病因으로 일어나는 腰薦神經 前根 및 後根의 염증성 병변을 말한다. 많이 보이는 病因은 寒邪를 받거나 감염, 중독, 脊柱 병변, 악성 腫瘤 轉移 등이다. 中醫學에서는 '痺證', '痿證'의 범주에 속한다.

2) 진단

중장년에서 많이 보이며, 발병이 비교적 급하고, 한쪽 혹은 양쪽 하지에 동통이 있으며, 허리 및 하지의 활동에 제한을 받고, 기침 및 재채기로 腹壓이 증가할 때 동통이 가중된다. 아울러 한쪽의 하지 근육 무력, 통각 감퇴, 膝蓋腱 반사와 아킬레스건 반사가 감퇴 혹은 소실된다. 병변의 신경근에 상응하는 棘突起 및 脊椎 옆으로 壓痛 및 두드릴 때 통증이 있다. Lasegue's sign에서 양성이다. 根性坐骨神經痛에 역시 많이 보이는 표현이다.

근전도, 신경전도속도 검사는 신경 손상 및 그 범위를 확정하는데 도움을 준다.

요천추 X-ray, 뇌척수액 검사, 척수 CT, MRI는 병인 진단에 큰 의의가 있다.

3) 치료

(1) 夾脊鍼療法

① 처방 : 상응하는 脊椎 마디의 夾脊穴·承扶·委中·承山·崑崙·伏兎·足三里.

② 조작 : 동통이 위주인 경우는 瀉法, 근육이 위축되고 무력한 경우는 補法을 사용한다. 병변이 있는 脊椎 마디에 근거하여 夾脊穴 및 經穴을 취한다. 鍼의 깊이는 1.5寸, 환자가 鍼感을 느낀 후 留鍼은 30분간, 留鍼 기간 동안 捻轉을 2회 한다. 매일 1회, 10회가 1療程이다. 3일간 휴식한다.

(2) 夾脊電鍼療法

① 처방 : 상응하는 脊椎 마디의 夾脊穴·承扶·承山·崑崙·伏兎·足三里.

② 조작 : 鍼刺하여 鍼下에 得氣感이 있은 후 電鍼의 도선을 鍼柄上에 연결한다. 동통이 위주인 경우는 密波를 사용하고, 근육이 위축되고 무력한 경우는 疏密波를 사용한다. 전류량은 환자가 견딜 수 있을 정도로 한다. 매일 1회, 매회 20~30분간 시술, 10회가 1療程이고, 3일간 휴식한다.

(3) 藥鍼療法

① 처방 : 위와 같다.

② 조작 : 동통이 중한 자는 1% 브로카인 주사액 2ml를 상응하는 척추 마디의 夾脊穴에 주입한다. 매일 1회, 6회가 1療程이다. 3일간 휴식한다. 근육이 위축되고 무력한 경우는 비타민 B_1 100mg·비타민 B_{12} 500ug을 상응하는 척추 마디 夾脊穴에 주입한다. 매일 1회, 10회가 1療程이다.

4) 按語

이 병에 대하여 鍼刺治療는 효과가 비교적 좋다. 그러나 반드시 검사하여 병인을 밝혀 原發病을 치료하여야 한다.

3. 椎管狹窄症

1) 개요

椎管狹窄은 椎管이 좁아져 脊髓, 脊神經이 만성적인 압박을 받아 상응하는 신경증상이 나타나는 질병으로 頸部와 腰椎部에서 많이 보인다. 椎管狹窄을 일으키는 흔한 병으로는 脊椎骨關節肥大性 病變, 추간판탈출, 後縱靭帶가 느슨해짐, 黃靭帶肥厚, 구김, 椎體半脫位, 脊髓蛛網膜炎, 囊腫, 腫瘤 등이 있다. 그리고 드문 것으로는 軟骨發育不良, 畸形性骨炎 등이 있다. 이 병은 나타나는 증상에 근거하여 中醫에서는 '痺證', '痿證'의 범주로 본다.

2) 진단

腰椎管狹窄은 걸을 때 下肢疼痛 및 간헐적인 跛行, 痲木 혹은 무력이 나타난다. 허리를 구부리고 앉거나 침상에서 누워 휴식하면 증상이 緩解되거나 소실된다. 즉 허리를 굽히면 편해지고, 뒤로 허리를 펴면 동통이 가중된다. 馬尾 혹은 신경근에 압박을 받는 증상이 있으며, 小腿部에 根性 감각 장애가 있고, 跖反射(plantar reflex, sole reflex)가 약해지거나 소실되었으며, SLRT에서 양성, 병변 부위 棘突(spinous process) 혹은

腰椎 옆에 압통이 있다.

X-ray 측면 사진에서 생리적인 前彎이 소실되어 있고, 椎間孔이 狹窄, 椎體 앞 혹은 뒤에 spur가 있었으며, 椎體半脫位 등의 병변이 관찰된다.

3) 치료

(1) 夾脊電鍼療法

① 처방 : 病變節段의 夾脊穴 3쌍.

② 조작 : 鍼尖을 脊柱側을 향하게 刺鍼하여, 得氣 후 3조의 導線을 좌우 연결하고, 疏波를 선택하여, 局部의 근육이 규칙적으로 뛰게 하며, 매회 30분, 10회 후 3일간 휴식한다.

4) 按語

腰部 脊椎管狹窄과 頸椎病에 대하여 鍼刺를 운용할 때는 X-ray와 CT를 통하여 神經根에 刺入한 鍼尖의 위치를 관찰하면서 진행한다. 나타난 결과 腰部·頸部 鍼尖의 위치는 모두 神經根 부근에 있다. 이것을 근거로 脈沖電鍼 鍼刺治療는 神經根 出口 부근과 椎間關節 주위 근육 및 인대의 긴장 상태를 緩解하여 관절을 느슨하게 하고 出口를 확대하여 증상을 개선시키는 것을 알 수 있다.

4. 요추간판탈출증

1) 개요

요추간판탈출증은 腰腿痛의 흔한 원인 중의 하나이며, 30~50세의 육체노동자에서 많이 발생한다. 노인은 추간판의 퇴행성 변화, 평소 단련 부족, 힘쓰는 것이 부적당하여 쉽게 이 질환에 걸린다. 추간판의 퇴행성 변화로 정상적인 彈性과 張力을 상실한 후 비교적 重한 외상 혹은 반복적이고 불명확한 손상으로 纖維環이 연약해지거나 파열되면 髓核이 그 곳으로 유출되어 발생한다. 髓核은 後縱靭帶 한쪽(소수는 양쪽)의 側後方으로부터 椎管으로 들어가 脊神經根을 압박 혹은 자극한다. 또 중앙으로부터 後方을 향하여 돌출하여 馬尾神經을 압박할 수도 있다. 纖維環이 완전히 파열되면 破碎된 髓核 조직이 椎管으로 進入하여 광범위한 馬尾神經 손상이 나타난다. 下腰部에는 가해지는 하중이 크고, 활동이 많으므로 腰$_{4,5}$ 및 腰$_{5}$, 薦椎$_{1}$ 間隙에서 다발한다. 이 병은 中醫學의 '痺證', '痿證' 범주에 속한다.

2) 진단

요통과 一側 下肢 放射痛은 이 병의 주요 증상이다. 요통은 항상 腿痛에 앞서 발생한다. 또는 양자가 동시에 발생할 수도 있다. 放射痛은 坐骨神經이 傳導되는 곳을 따라 바로 小腿側, 足背 혹은 足趾에 도달된다. 咳嗽나 재채기로 요통과 放射痛이 加重될 수 있다. 활동 후 疼痛이 극렬해지며, 휴식 후 輕減한다. 病情이 嚴重한 자는 각종 體位에서 모두 통증이 있으며, 다만 股關節을 굽히고, 무릎을 굽히며, 무릎을 꿇고 앉은 자세에서는 증상이 많이 緩解된다. 腰椎管狹窄이 합해지면 항상 간헐적인 跛行이 있다.

脊柱側彎, 腰筋彎曲 및 척주 활동에 제한을 받는다. 髓核 突出과 神經筋은 서로 다른 방향으로 측만이 발생한다. 髓核이 神經根 內前方에서 돌출하면 몸은 일반적으로 患側을 향하여 彎曲이 생겨 神經根의 압박을 경감한다. 神經根이 外前方으로 돌출하면 몸은 健側을 향하여 側彎이 생긴다.

腰部壓通點 및 放射痛, 患側 棘突起 옆으로 국한적 壓通點, 小腿外側과 足部를 향하는 放射痛 동반과 같은 증상은 진단 및 定位에 중요한 의의가 있다. SLRT 양성, 즉 患側 大腿를 드는 것에 제한을 받거나 아울러 동통이 小腿를 향하거나 足部를 향하여 放射되는 감이 있으면 陽性이다. 어떤 때는 健側 下肢를 높이 들면 患側에 요통이 발생하는데 이것은 患側神經根이 당겨지기 때문으로 역시 진단에 의의가 있다.

신경계통 검사결과는 다음과 같다.

① 腰$_{3,4}$ 추간판탈출(腰$_4$ 神經根 압박) 때는 膝腱反射가 감퇴 혹은 소실되고, 小腿內側의 감각이 감퇴된다. 腰$_{4,5}$추간판탈출(腰$_5$ 神經根 압박) 때는 小腿前外側 및 足背 감각이 감퇴하고, 拇趾 屈伸 및 第2趾 筋力이 보통 감퇴한다.

② 腰$_5$, 薦$_1$ 추간판이 탈출(薦$_1$ 신경근 압박됨)되면 小腿 外後 및 足外側 감각이 감퇴하고, 3~5趾 筋力이 감퇴하며, 아킬레스건 반사가 감소 혹은 소실된다. 신경근 압박이 重한 경우는 患肢의 근육이 위축된다.

脊髓 CT 혹은 MRI에서 돌출된 髓核이 나타난 것을 볼 수 있다.

3) 치료

夾脊電鍼療法은 다음과 같다.

① 처방 : 病變節段의 夾脊穴 3쌍.

② 조작 : 鍼刺 시 鍼尖은 경사지게 脊柱側을 향하게 하며, 得氣 후 3組의 導線을 좌우로 연결하며, 疏波를 선택하고, 電流量은 국부의 근육이 규칙성 있게 뛰는 정도로 하며, 강도는 환자가 능히 견딜 수 있을 정도로 한다. 매회 30분간 치료하며, 10회가 1療程이고, 3일간 휴식한다.

4) 按語

① 평소 딱딱한 침상에 누워 휴식을 취하면 腰筋이 느슨하게 되어 요추간판이 다시 들어가는데 유리하다.

② 일반적으로 새롭고 오래되지 않은 病例는 치료 효과가 좋고, 오래된 病例 다수는 病情이 緩解될 수 있고, 일부 환자의 치료 효과는 수술치료의 고통을 제거할 수 있을 만큼 좋다.

③ 일부 환자는 軟組織으로 인하여 추간판이 다시 들어가는 데 장애를 받는다. 그러므로 치료를 해도 효과가 없다. 腰椎$_5$, 薦椎$_1$번 추간판이 탈출되면 치료 효과가 나쁘다.

④ 中藥을 外用하면 病變 局部의 부종, 동통을 경감할 수 있으나 탈출한 추간판을 다시 들어가게 하는 작용은 없다.

⑤ 王升旭 등은 임상자료 통계에 근거하여 다음과 같이 발표하였다. 대부분 요추간판탈출증은 비수술요법으로 치유되었다. 다만 10~20%의 환자가 수술 받았을 뿐이다. 鍼刺 治癒率은 40~70% 정도이다. 작용기전은 신경근주위의 微循環을 개선하고, 염증성

매개물을 제거하며, 傷害性 신호의 전도를 억제하며, 근육의 경련을 완해하고, 神經筋의 염증과 水腫을 경감하거나 제거하는데 있다. 이외 鍼刺는 外周炎症性組織阿片펩타이드의 방출 촉진을 통하여 면역 제어 작용을 발휘하며, β-endorphin 같은 것은 單核細胞의 趨化性(chemotaxis)을 증가시켜 NK 세포의 활동성을 증가하고, 소염 진통 작용을 한다. 병변 부위의 양측 夾脊穴에 전침을 사용하는 방법은 鍼刺 및 전기자극을 직접 병변 부위의 신경근에 작용시키는 것으로 양호한 진통 및 치료 효과를 얻을 수 있으며, 전통적인 取穴法보다 우수하다.

2. 高洪寶의 環陽穴로 좌골신경통 치료

高洪寶(1936 ~)

男, 漢族, 河南省 唐山市 사람. 北京中醫學院 東直門醫院 부주임 의사. 1962년 北京中醫學院 졸업. 일찍이 東直門醫院 침구과 주임 및 教研室 주임을 역임하였다. 신경계통질병, 예를 들면 中風偏癱 등의 질병 치료에 장기가 있었으며, 鍼灸專門科에 대하여 비교적 깊은 연구가 있었다. 일찍이 『經絡系統圖』를 제작하였으며, 독학으로 高等教材인 ≪鍼灸學≫을 主編하였으며, 撰한 것으로는 〈중의학 理・法・方・穴 이론 및 운용의 경험(中醫學 理・法・方・穴理論及運用的體會)〉, 〈頭部穴位에 刺鍼하여 偏癱을 치료한 임상 관찰 100례(鍼刺頭部穴位治療偏癱100例臨床觀察)〉 등 13편 논문, 약 5萬余 字가 있다.

呂景山 외 2인 주편, 單穴治病選萃, 중국 북경시, 人民衛生出版社, 2002 : 449.

1) 개요

근 20년간 環陽穴(腸骨上棘과 第2薦骨後孔을 연결한 중점)을 사용하여 좌골신경통·下肢關節痛 및 요통 등을 치료하여 매우 좋은 효과를 거두었다. 격일 1회 치료하였는데, 가벼운 자는 2~3회로 치유되었고, 중한 자는 4~8회로 치유되었다.

2) 조작

28호 3寸 長毫鍼을 사용하여 ≪內經≫의 '合谷刺' 방법으로 해당 穴로부터 下方을 향하여 경사지게 근육 사이로 刺鍼하여 得氣 후 반드시 鍼感이 足底로 전도되게 한 후에 鍼을 皮下로 들어 올린 다음 다시 그 좌우를 향하여 斜刺하는데 닭발 모양으로 한다. 留鍼하는 동안 10분 사이를 두고 1회 運鍼한다. 총 3회 運鍼하고 拔鍼한다.

3) 전형적인 病例

① 일반적인 사항 : 楊○○, 남, 42세. 1989년 3월 7일 진료.
② 진단 : 좌골신경통.
③ 병력 및 증상 : 환자는 左腿 부위에 찬 기운을 맞아 동통이 발생한 지 이미 7일이 되었다. 동통은 左臀部로부터 시작하였으며, 아울러 좌골신경 분포 구역을 향하여 放射되었으며, 바늘로 찌르는 것과 같은 동통이 간간이 심해져 걷기가 곤란하였다.
④ 검사 : 臀中部·膕窩·小腿外側中部에 분명한 壓痛이 있었으며, 小腿中下部가 얼음과 같이 차가웠다. Laseque's sign은 陽

性이었다. 脈沈弦, 苔薄白하였다. 環陽穴을 취하여 合谷刺 방법으로 치료하였는데 총 3회 치료로 치유되었다.

4) 주의사항 및 금기

局部에 腫瘤疾患이 있으면 刺鍼을 금한다. 孕婦는 刺鍼을 금한다. 출혈성 질환자 역시 사용을 금한다.

3. 郭效宗의 有效點療法으로 腰部疾患 치료

郭效宗(1924 ~)

男, 漢族, 甘肅省 會寧縣 사람. 中國中醫研究院 鍼灸研究所 主任醫師. 名老中醫 宿光斗, 王在中 등을 스승으로 삼아 공부하였다. 1948년 中西醫 심사를 통과하였으며, 일찍이 某 騎兵團의 軍醫 주임을 맡았고, 西北人民革命大學에서 공부할 때는 本校의 의사를 겸임하였으며, 1952년에는 鍼灸研究所에 배치되었다. 현재는 中國中醫研究院 鍼灸研究所 鍼法一室 主任, 北京中醫藥學術研究會促進會 理事를 맡고 있다. 鍼刺有效點臨床應用 규율에 대하여 부단한 탐구와 토론을 하였다. 良性甲狀腺腫瘤 鍼刺에 대한 과학 연구 과제를 주관하여 일찍이 中醫研究院 院級獎을 받았다. 발표 논문은 수십 편이 된다.

張耀華, 王秀馥 編著, 郭效宗鍼灸有效點療法, 北京, 中國醫藥科技出版社, 1994 : 19, 103-5, 110-3, 146-7.

1. 坐骨神經痛

1) 개요

坐骨神經痛은 坐骨神經 통로 및 그 분포 구역을 따라 통증이 있는 것을 가리킨다. 즉 臀部, 大腿後側, 小腿後外側 및 足外側에 동통이 있는 것을 말한다. 이것은 여러 종류의 질병으로 인해 생기는 일종의 증상이다. 坐骨神經痛의 病因은 매우 많지만 기본적으로 크게 두 가지로 분류한다. 즉 原發性(primary)과 續發性(secondary)이다. 原發性坐骨神經痛은 즉 坐骨神經炎으로 임상에서 흔하게 보이지는 않는다. 이것은 寒冷과 燥濕이 항상 유발 因素가 된다. 續發性坐骨神經痛은 또 根性과 幹性 坐骨神經痛으로 분류한다. 椎管內 병변으로 인한 根性坐骨神經痛과 椎管外 병변으로 인한 幹性坐骨神經痛으로 구분된다. 그러므로 이 병을 진단하는데 있어서 마땅히 병을 일으킨 病因을 보충하여 지적하여야 한다.

이 병은 중의학에서 腰腿痛의 범주에 속한다. 그 원인은 外感 風・寒・濕邪가 經脈의 氣血을 阻滯하여 不通하게 하므로 통증이 발생한 것이다. 혹은 肝血不足, 腎精虧虛하여 不榮하므로 통증이 발생한 것이다. 前者는 實이고, 後者는 虛이다. 그러므로 임상에서 寒熱과 虛實을 구별하여 적당한 치료를 하는 것이 중요하다.

2) 진단 요점

① 疼痛은 대부분 一側이며, 疼痛이 대부분 臀部 혹은 궁둥이뼈로부터 아래로 내려가 足部로 확산되며, 坐骨神經 통로를 따라 극렬한 발작이 나타나고, 大轉子內側, 腸骨後坐骨孔, 大腿後側中

部, 오금, 小腿外側과 足背 외측이 가장 심하다. 疼痛은 지속적인 鈍痛이며, 아울러 발작성으로 극렬해지기도 한다. 발작성 동통은 燒灼 혹은 刀刺性 疼痛으로 항상 야간에 더욱 극렬해진다. 脈은 弦 혹은 緊하다.

② 根性坐骨神經痛은 기침 및 재채기처럼 氣를 내뿜고 힘을 쓸 때 疼痛이 극렬해지며 아울러 放射性 疼痛이 나타나는 특징이 있으며, 턱을 당겨 가슴에 대는 시험과 兩側 頸靜脈을 압박하는 시험에서 陽性일 뿐만 아니라 坐骨神經 통로 각 點을 따라 壓診하면 痛症이 비교적 경미하거나 疼痛이 없다. 幹性坐骨神經痛은 秩邊・環跳・陽陵泉・太谿穴處에서 분명한 壓痛이 있다.

③ 病因에 맞추어 계통적인 검사를 한다.

3) 치료방법

(1) 有效點 治療法

① 病位 확정 : 椎管 내 병변으로 일어난 根性坐骨神經痛은 病位가 椎管 내에 있으며, 구체적인 정황을 보고 병이 있는 椎體 부위를 확정한다.

② 유효점

가. 병변이 있는 椎體와 수평선상에 있는 夾脊穴을 선택한다(그림 1, 점8).

나. 椎體에 병변이 있으면 2椎의 夾脊穴을 선택한다(그림 1, 점7).

다. 軀幹部 Ⅰ區下界緯線과 臀部兩側에 있는 中趾經線의 두 개 교차점을 선택한다(그림 1, 점10).

라. 中趾經線과 兩下肢屈側에 있는 下肢Ⅲ, Ⅳ區 分區 緯線의 두 개 교차점을 선택한다(그림 2, 점1).

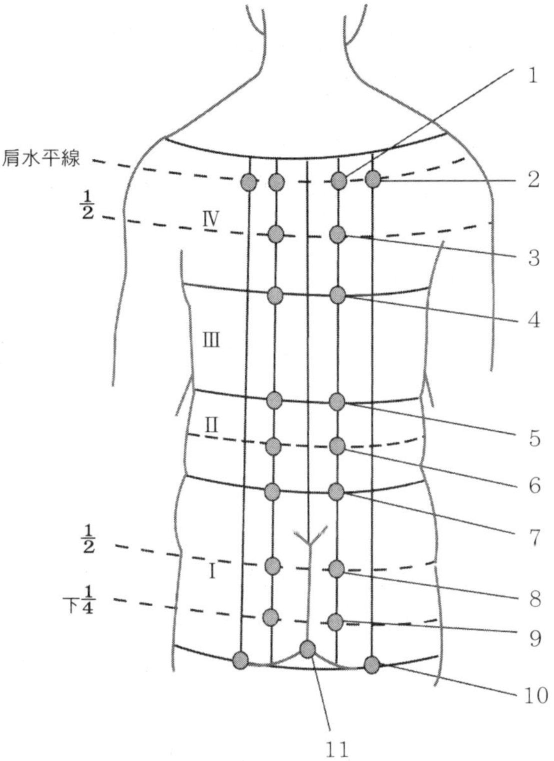

그림 1. 軀幹部(背面) 有效點

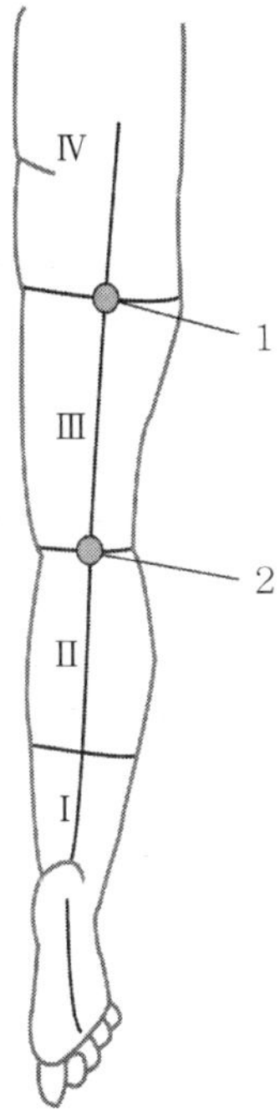

그림 2. 下肢部(後面) 有效點

③ 鍼法과 療程 : 氣가 病所에 이르러야 하며, 아울러 三通에 도달되어야 한다. 病情과 결합하여 서로 다른 수법으로 분별하여 시술한다. 격일 1회 鍼施術하며, 12회가 1療程이다.

(2) 전통적인 取穴療法

① 穴位

가. 腰痛 : 主穴 — 大椎 · 天柱 · 風府.

配穴 — 殷門 · 魚腰 · 後谿.

나. 下肢痲木 : 主穴 - 郄門 · 靜穴.

配穴 - 人迎 · 環跳 · 腰眼 · 極泉 · 陽陵泉 · 曲澤.

다. 臀部作痛 : 主穴 - 腰眼 · 肩髃 · 人迎.

配穴 - 陽陵泉 · 陽谷 · 扶突.

라. 行動不便 : 主穴 - 秩邊 · 腎兪 · 大腸兪 · 環跳 · 殷門 · 天柱 · 人迎.

配穴 - 消濼 · 曲池.

② 鍼法과 療程 : 위와 같다.

참고 靜穴이란?

1. 개요 : 奇穴. 前臂 屈側에서 肘橫紋橈側端과 腕橫紋中點 연결선의 中點에 위치한다. 肺經 尺澤穴과 心包經의 大陵穴 사이이다. 孔最穴下 1寸이 되는 곳이다.
2. 주치 : 늑간신경통을 치료하는 데 사용한다. 또 늑간신경통을 穴位 진단하는 定性穴이다.
3. 刺法 : 3~5分 刺入하여 得氣感이 腕部에 이르도록 한다.

王守東 主編, 中國鍼灸穴位辭典, 중국 북경, 中國醫藥科技出版社, 1999 : 550-1.

4) 주의사항

① 疼痛이 있는 환자는 대부분 마음이 긴장되고 煩燥하므로, 환자를 안심시키고 필요한 치료를 배합한다.

② 疼痛이 있는 부위를 局部 按摩하고, 온습포를 대어 行氣活血을 도와 通絡止痛한다.

③ 맑고 담백하며 영양이 풍부한 식사를 하게 한다.

5) 치료 효과

鍼灸는 매우 훌륭한 止痛效果가 있으므로 이 병은 일반적으로 즉시 효과를 볼 수 있다. 단 續發性坐骨神經痛은 病因과 결합하여 치료하여야 비로소 만족할 만한 효과를 얻을 수 있을 것이다. 有效點療法을 응용하여 치료한 102례를 관찰하였는데, 그 가운데 60례는 증상이 소실(59%)되었고, 30례는 분명한 호전(29%), 11례는 유효(11%), 무효 1례(1%)로서 총 유효율은 99%였다.

2. 脊髓前角灰質炎

脊髓前角灰質炎은 속칭 小兒痲痺症이라 한다. 이것은 灰質炎病毒 감염으로 인하여 일어난 일종의 急性傳染病이다. 주로 脊髓의 前角灰質에 침범하여 局限 혹은 광범위하게 나타나는데 불규칙하고 비대칭적이며 감각 장애가 없는 弛緩性 肢體 癱瘓이다. 中醫에서는 病邪가 口鼻로부터 들어가 肺衛를 침범하고, 經絡으로 흘러 들어가 氣血이 失調되어 四肢에 영양공급이 안 되어 조기에는 溫病이 되고 후기에는 痿證이 된다.

1) 진단 요점

① 여름과 가을은 병이 유행하는 계절이며, 2~10세 아동에서 비교적 많다.

② 지속되는 발열 후에 감각장애가 없는 弛緩性癱瘓이 나타나고, 鼻咽腔 분비물과 大便 病毒 배양에서 양성 반응이 나타나면 확

진한다.

③ 발병 형식과 임상 경과는 대체로 5기로 나눈다. 즉 前驅期·癱瘓前期·癱瘓期·恢復期·後遺期이다.

2) 치료방법

(1) 穴位

① 前驅期

가. 발열 : 主穴 ― 大椎·扶突·秩邊.

配穴 ― 合谷·百勞.

나. 두통 : 四瀆·外丘·委中.

다. 煩躁不安 : 主穴 ― 內關·通里·百會.

配穴 ― 神門·玉枕.

라. 咽喉乾痛 : 主穴 ― 定喘·大杼·百勞.

配穴 ― 郄門·少商.

마. 嘔吐 : 大陵·中脘·氣舍·中極·內關.

② 麻痺先期

가. 嗜睡昏迷 : 風府·人中·百會·復溜.

나. 肢體痲痛 : 人迎·曲池·照海·合谷.

다. 食慾不振 : 中脘·建里·足三里.

③ 麻痺期

가. 肢體癱瘓 : 主穴 ― 通天·消濼·扶突·秩邊.

配穴 ― 大椎·肩寧(編譯者 註 : 位置 및 主治 미상)·合谷·地機.

나. 筋肉弛緩 : 主穴 ― 扶突·陽陵泉·三陰交.

配穴 ― 中脘·天樞.

다. 翻身困難 : 主穴 — 率谷 · 通天 · 人迎 · 環跳.

配穴 — 扶突 · 陽陵泉.

라. 二便失禁 : 主穴 — 承漿 · 人中 · 中極 · 腰兪.

配穴 — 百會 · 合谷 · 腎兪.

④ 恢復期

증상과 결합하여 상술한 치료 穴位를 참조한다. 다만 健側은 重刺戟을 하고, 患側은 輕刺戟을 한다.

⑤ 後遺期

가. 上肢麻痺 : 主穴 — 通天(透) · 角孫 · 扶突 · 天鼎.

配穴 — 天宗 · 肩髃 · 曲池 · 合谷.

나. 下肢麻痺 : 主穴 — 目窓 · 大椎 · 天柱.

配穴 — 白環兪 · 殷門 · 陽陵泉.

(2) 鍼法과 療程

前驅期는 清法을 응용하며, 麻痺期는 平刺法을 응용하고, 恢復期와 後遺期는 溫法을 응용한다. 격일 1회 鍼治療하며, 12회가 1療程이다.

참고

1. <u>清法</u> : 左手로 有效點 혹은 穴位를 누르고, 右手로 鍼을 잡고서, 일정한 深度까지 刺鍼하고 提挿法을 사용하여 鍼感을 찾은 후 拇指를 뒤로 食指를 앞으로 捻轉(右轉) 6회하고, 위를 향하여 鍼柄을 6회 긁고, 다시 상하로 提挿 6회한다. 이와 같은 조작을 2~4회 중복하여 시술한 후 拔鍼한다. 熱證에 적용한다.
2. <u>平刺法</u> : 左手로 有效點 혹은 穴位를 누르고, 右手로 鍼을 잡고서, 일정한 深度까지 刺鍼하고 提挿法을 사용하여 鍼感을 찾은 후

상하 같은 폭으로 提挿 5회하고, 상하 같은 폭으로 5회 鍼柄을 긁으며, 다시 좌우 같은 폭으로 捻轉 5회한다. 이상과 같은 조작을 3~5회한 후 拔鍼하고, 鍼孔을 눌러 막는다. 일반적으로 비교적 虛한 病證에 적용한다.

3. 溫法 : 左手로 有效點 혹은 穴位를 누르고, 右手로 鍼을 잡고서, 일정한 深度까지 刺鍼하고 提挿法을 사용하여 鍼感을 찾은 후 拇指를 앞으로, 食指를 뒤로 捻轉(左轉)하며, 동시에 아래를 향하여 鍼柄을 9회 긁는다. 다시 상하로 提挿 9회 한다. 이상과 같은 조작을 3~5회 한다. 寒證에 적용한다.

(3) 주의사항

① 急性期는 격리 조치하여 전염을 방지하는 것이 좋다.

② 急性期는 누워서 휴식하며, 영양을 공급하여 체력을 증강한다.

③ 제때에 진단과 치료하여 후유증 발생을 방지한다.

(4) 치료효과

이 병의 후유증에 대한 침구치료 효과는 보통이었으나 按摩, 體療, 理療(physiotherapy)를 결합하면 능히 상당한 효과를 거둘 수 있다.

3. 脊椎後關節紊亂症

脊椎後關節紊亂症은 '腰椎後關節錯縫', '腰椎後關節滑膜嵌頓', '腰椎後關節炎'이라 통칭한다. 이 병은 骨傷科에서 흔히 보는 질병이다. 뿐만 아니라 요통을 일으키는 가장 많은 원인 중의 하나이다. 환자는 대부분 腰部捻挫의 병력이 있다. 발병 후 급성기에는 요통이 극렬하고, 활동에 제한을 받으며, 심하면 臀部와 大腿部가 연관된 통증이 일어난다. 만성기에는 腰酸痛만이 나타난다. 이 병은 中醫學에서 요통의 범주에 들어간다.

1) 진단요점

① 요통을 主症으로 한다. 하지에 放散痛은 없다.
② 검사 시 腰椎棘突起가 한쪽으로 기울어져 있고, 인대가 두꺼워져 있거나 剝離되어 있으며, 한쪽으로 기울어져 있는 棘突起 옆을 누르면 극렬한 壓痛이 있고, 腰筋이 굳어 있다.
③ X-ray에서 분명한 양성 징후가 없다.

2) 치료방법

(1) 有效點療法

① 확정부위 : 검사 결과에 근거하여 병이 있는 椎體를 확정한다.
病位經線은 大趾經線이 된다.
② 有效點
가. 病位와 水平線上에 있는 夾脊穴(그림 1, 점8).
나 病位椎體上二椎의 夾脊穴(그림 1, 점7).
다. 軀幹部 I 區下界緯線과 臀部에 있는 中趾經線의 교차점(그림 1, 점10).
라. 印堂緯線과 前額에 있는 二趾經線의 교차점(그림 3, 점2).
마. 結喉緯線과 頸部에 있는 二趾經線의 교차점(그림 4, 점7).

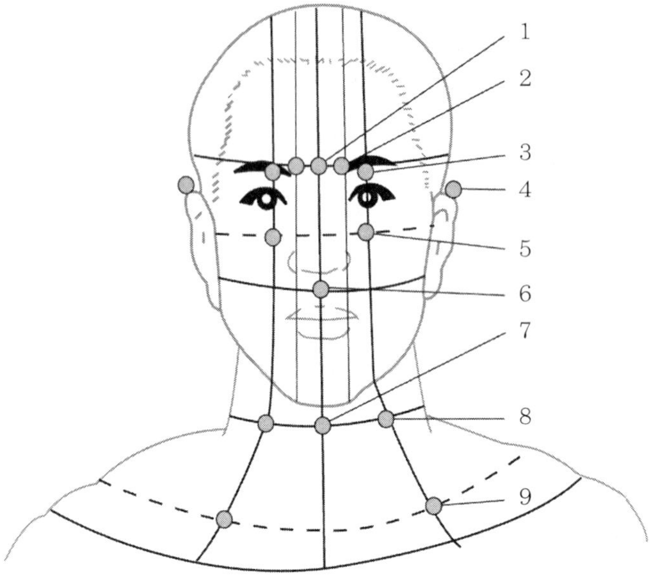

그림 3. 頭頸部(正面) 有效點

③ 鍼法과 療程 : 먼저 牽引手法을 사용하여 위치를 회복한 후 鍼刺를 한다. 平・溫手法 위주로 하며, 격일 鍼 1회, 10회가 1療程이다.

(2) 傳統穴位療法

① 穴位

가. 腰椎錯縫 : 腎兪・大腸兪・大椎・天柱・人迎・扶突・殷門・大杼.

나. 腰椎脹痛 : 主穴 - 大椎・風府・天柱・大杼.
配穴 - 殷門・腰眼・居髎.

다. 翻身困難 : 主穴 - 八髎・腰眼・極泉.
配穴 - 人迎・扶突・申脈.

라. 腰牽髖痛 : 主穴 – 天宗・肩髃・曲垣.

配穴 – 腎兪・天鼎・扶突.

② 鍼法과 療程 : 有效點 療法과 동일하다.

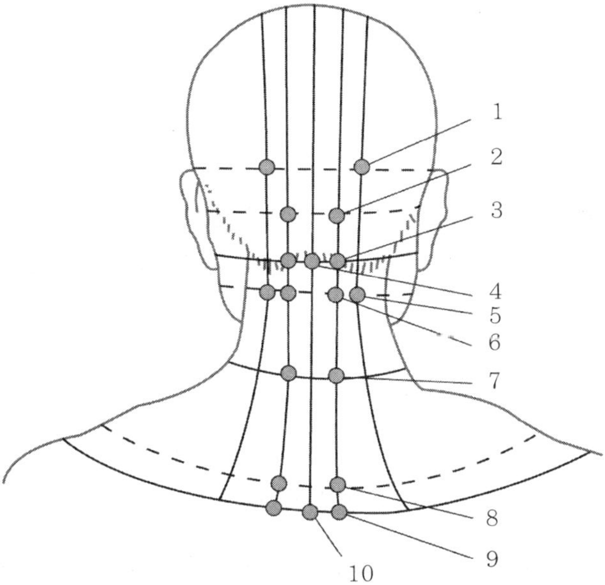

그림 4. 頭項部(背面) 有效點

3) 주의사항

① 이 병은 적당한 휴식을 하여 과도한 노력으로 인한 피로를 방지하여야 한다.

② 腰背部의 근육을 강화하는 운동을 하고, 아울러 병이 있으면 조기에 치료하여야 한다.

4) 치료효과

鍼灸는 유효한 진통작용이 있으므로 이 병에 대한 鍼刺는 비교적 높은 효과가 있었다. 이 병 70례에 대하여 有效點療法을 응용하여 증상 소실 51례(73%), 분명한 호전 12례(17%), 유효 6례(8.5%), 무효 1례로 총유효율은 98.5%였다.

5) 按語

脊柱의 退行性 병변으로 인하여 발생한 腰腿痛, 예를 들면 椎間板脫出症, 脊椎管狹窄症 등은 이 병의 치료를 참고할 수 있다.

참고 有效點療法이란?

一. 유효점의 개요

일정한 분표 규율에 의거하여 체표의 어떤 一點을 누르면 능히 환자의 증상 혹은 體徵을 개선 혹은 소실시킬 수 있는데 이와 같은 점을 유효점이라 부른다. 질병의 부위와 발전 단계 및 機體 반응의 차이로 환자 몸 위에 다른 성질과 다른 작용점, 즉 良性點 · 陽性點과 陰性點이 나타나는 것을 분석할 수 있다. 이 세 가지를 통칭하여 유효점이라 부른다.

二. 유효점의 區域을 나누고 線을 정하는 방법

1. 구역을 정하는 방법

규칙적인 체표 및 해부 標志에 근거하면 인체는 四大 부분 구성, 즉

頭頸部・軀幹部・上肢部・下肢部로 되어 있다. 頭頸部의 4개 區는 內로부터 外를 향하여 배열되어 있으며, 매 區는 모두 縱行으로 분포한다. 그 나머지 각 부는 하부로부터 위를 향하여 배열되며, 매 區는 모두 橫行으로 분포한다. 上肢部・下肢部・頭頸部는 좌우 대칭이다. 半側을 예로 들어 아래와 같이 나누어 설명한다.

1) 分區標志

(1) 頭頸部(胸骨柄上窩, 鎖骨上緣, 肩胛骨上緣, 頸椎第7棘突 하방의 環行線 以上 부분을 지남)

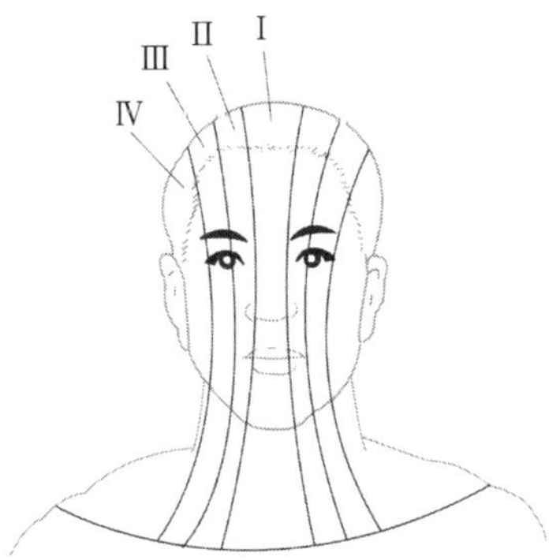

그림 5. 頭頸部 分區 標志(前面)

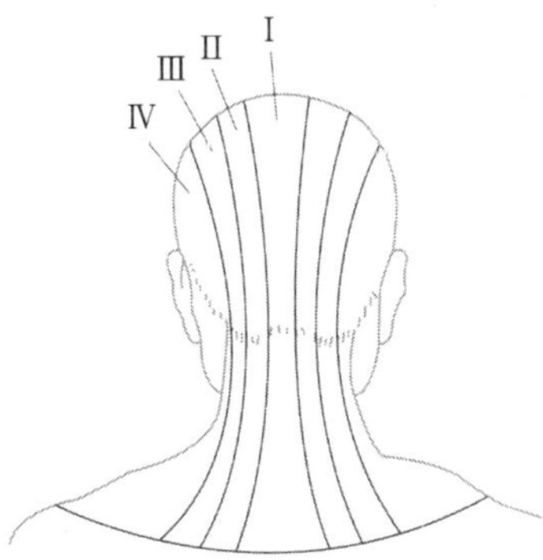

그림 6. 頭項部 分區 標志(後面)

眉頭・眉中・眉梢가 주요 표지가 되며, 이런 표지의 縱行線을 지나 頭頸部에서 내로부터 외를 향하여 순서대로 Ⅰ・Ⅱ・Ⅲ・Ⅳ區로 나눈다.

Ⅰ區 : 兩眉頭를 지나 전후로 가는 두 조의 縱行線 사이.

Ⅱ區 : 眉頭와 眉中을 지나 전후로 가는 두 조의 縱行線 사이.

Ⅲ區 : 眉中과 眉梢를 지나 전후로 가는 두 조의 縱行線 사이.

Ⅳ區 : 眉梢를 지나 전후로 가는 縱行線 이외의 나머지 부분(그림 5, 6 참고).

(2) 軀幹部(頭頸部 이하, 恥骨 결합 上緣과 尾骨尖의 循行線을 지나는 이상 부분)

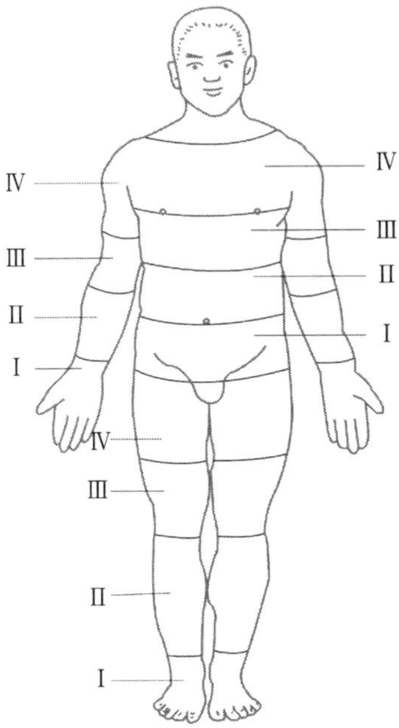

그림 7. 軀間上下肢部 分區(前面)

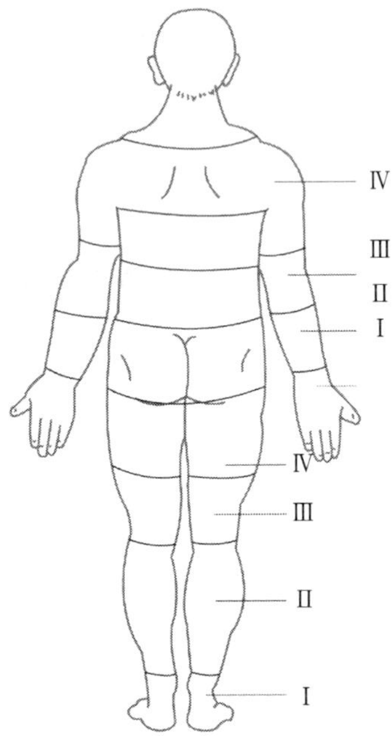

그림 8. 軀間上下肢部 分區(後面)

Ⅰ區 : 恥骨 결합과 尾骨尖, 배꼽 및 第2腰椎棘突 하방이 표지가 되는데 이 두 개의 마주 보는 표지를 지나 전후로 병행하는 두 조 環行線 사이.

Ⅱ區 : 배꼽과 第2腰椎棘突下, 劍狀突起 및 胸$_{10}$椎棘突下가 표지가 되는데 이 두 개의 마주 보는 표지를 지나 전후로 병행하는 두 조 環行線 사이.

Ⅲ區 : 劍狀突起와 胸$_{10}$椎棘突下, 胸骨 중점과 胸$_{7}$椎棘突下가 표지가 되는데 이 두 개의 마주 보는 표지를 지나 전후로 병행하는 두

조 環行線 사이.

Ⅳ區 : 胸骨 중점과 胸椎棘突下가 표지가 되는데 이 두 개의 마주 보는 표지를 지나 전후로 병행하는 環行線 이상 부분(그림 7, 8 참고).

(3) 上肢部(肩峰과 腋窩를 지나는 環行線 이하 부분)

Ⅰ區 : 手中指指端에서 肘橫紋에 이르는 거리의 반이 되는 점이 표지가 되며, 이 표지의 수평 環行線 이하 부분.

Ⅱ區 : 手中指指端에서 肘橫紋에 이르는 거리의 반이 되는 점이 하나의 표지가 되며, 다른 하나의 표지는 肘橫紋이 된다. 이 두 표지의 두 조 水平 環行線 사이 부분.

Ⅲ區 : 肘橫紋과 上臂 중점이 표지가 되며, 이 두 개 표지의 두 조 水平 環行線 사이 부분.

Ⅳ區 : 上臂 중점이 표지가 되며, 이 표지를 지나는 수평 環行線 이상 부분(그림 7, 8 참고).

(4) 下肢部(軀幹部 이하 부분)

Ⅰ區 : 足中趾趾端에서 膕橫紋 거리의 중점(足跖屈位)을 하나의 표지로 하고, 이 표지를 지나는 수평 環行線 이하 부분.

Ⅱ區 : 足中趾趾端에서 膕橫紋 사이의 중점을 하나의 표지로 하고, 다른 하나의 표지는 膕橫紋 중점이 된다. 이 두 개의 표지를 통과하는 두 조 수평 環行線 사이.

Ⅲ區 : 膕橫經이 하나의 표지가 되고, 膕橫紋에서 股骨間 중점이 또 다른 표지가 되며, 이 두 개의 표지를 통과하는 두 조 수평 環行線 사이.

Ⅳ區 : 股骨이 하나의 표지가 되고, 膕橫紋에서 股骨間 중점이 또 다른 표지가 되며, 이 주요 표지의 수평 環行線을 통과하는 이상 부분(그림 7, 8 참고).

2) 分區目的

인체는 하나의 통일된 整體이며, 각 부분은 서로 밀접한 관계가 있다. 인체 각 부분의 상응 관계를 반영하기 위하여 반복적인 실천을 하여 4部 동일 區號는 상응 관계가 있는 것으로 나타났다. 예를 들면 上肢部 · 下肢部 및 軀幹部 · 頭頸部의 I 區 같은 것은 모두 상호조절의 상응관계가 있다. 병변이 頭頸部 I 區에 있을 때는 上肢部 · 軀幹部 I 區에서 상응하는 유효점을 찾아 치료할 수 있다. 동일한 순서의 區號는 상호조절의 중요작용이 나타난다.

2. 線을 정하는 방법

1) 선을 정하는 기준

(1) 經線

① 經線의 특징

가. 經線은 縱行線이 된다. 모든 經線은 頭頂部에서 시작하여 百會穴과 五手指端 및 足趾端을 표준으로 삼으며, 각 經線의 起止點으로 확정된다. 각 陰陽經線 起點은 前後, 左右交叉로 나눈다.

나. 經線은 陰陽經線으로 나눈다. 頭頸 · 軀幹部 前面 및 四肢屈面을 지나는 것은 陰이 되며, 頭頸 · 軀幹部 後面 및 四肢伸面을 지나는 것은 陽이 된다. 각각 마주하는 陰陽經線은 모두 서로 마주하여 순행하며, 五手指 혹은 五足趾端 중점에서 서로 합해져 環行線을 형성한다.

다. 이것은 環行線이므로 모든 經線은 起點이고 역시 止點이다.

라. 經線은 좌우 대칭으로 분포한다.

마. 經線은 중첩되고, 교차하는 특징이 있다.

② 循行 : 經線은 상지와 하지 순행의 구별이 있으므로 반측만 예로 들어 나누어 서술한다.

가. 頭頂에서 起始하여 頭頸部·軀幹部·下肢前後를 순행하며, 五足趾端 중점 陰陽經線에서 서로 결합하여 線으로 되었으며, 각 足趾를 각 명칭으로 정하였다. 측정이 편리하도록 각 조 經線의 기점을 足을 대신하여 사용하였으며, 각 足趾 長短 기록을 결합하여 활발하게 운용하였다.

ㄱ. **大趾經線** : 起點은 百會穴이 標志가 된다. 百會穴에서 起始하여 따로따로 頭部正中線을 따라 하행하여 頸部에 이르며, 扶突穴에서 좌우 교차하여 대측 扶突穴로 나와 頸部·軀幹部 전후 정중선으로 하행하고, 秩邊穴과 秩邊穴 전후 相對處에 이르러 經線은 전후 교차하고, 다시 하지내측 전후면으로 순행하여 足大趾 방향을 따라 하행한 다음 足大趾 중점에 이르러 陰陽經線이 서로 결합하면 環行線이 형성된다.

ㄴ. **足2趾經線**(眉頭經線) : 起點은 百會穴과 食指端이 標志가 된다. 먼저 손을 펴 두성에 놓고, 손가락을 모으고 手心을 위로 향하게 하고, 手指를 뒤로 향하게 하여 拇指端을 百會穴에 정확히 맞추고, 食指端이 소재하는 위치는 즉 足2趾經線이 되어 前面陰線의 起點을 지난다. 반대로 手心을 아래로 향하고, 手指를 앞을 향하게 하고, 食指端이 소재하는 위치는 즉 足2趾經線이 되어 後面陽線의 起點을 지난다. 이와 같이 陰陽經線은 각 기점으로부터 시작하여 大趾經線과 평행하게 하행하고, 頸部 扶突穴에서 좌우 교차하며, 對側 扶突穴로 나와 對側頸部·軀幹部 前後를 지나 秩邊穴과 秩邊穴 前後 相對處에 이르러 陰陽經線은 전후 교차하고, 다시 하지 내측 전후를 지나 足2趾 방향을 따라 하행하여 足2趾端 중점에 도달하면 陰陽經線이 서로 결합하여 環行線을 형성한다.

ㄷ. **足中趾經線(眉中經線)** : 起點은 百會穴과 手指中指端이 標志가 된다. 먼저 손을 펴 頭頂에 놓고, 손가락을 모으고 手心이 위로 향하게 하고, 手指는 후방을 향하게 한다. 拇指指端을 百會穴에 정확히 맞추고, 中指指端이 소재하는 위치는 즉 足中

趾經線이 되어 前面陰線의 起點을 지난다. 반대로 手心을 아래로 향하게 하고, 手指를 앞을 향하게 하여 拇指端을 百會穴에 정확히 맞추고, 中指指端이 소재하는 위치는 즉 足中趾經線이 되어 後面陽線의 起點을 지난다. 이와 같이 陰陽經線은 각 기점으로부터 시작하여 大趾線과 평행하게 하행하고, 頸部 扶突穴에서 좌우 교차하며, 對側 扶突穴로 나와 對側頸部・軀幹部 전후를 경과하여 秩邊穴과 秩邊穴 전후 相對處에 이르러 陰陽經線은 전후 교차하고, 다시 하지 전후 正中을 지나 足中趾 방향을 따라 하행하여 足中趾端 중점에 도달하면 陰陽經線이 서로 결합하여 環行線을 형성한다.

ㄹ. 足4趾經線 : 起點은 百會穴과 無名指指端이 標志가 된다. 먼저 손을 펴 頭頂에 놓고, 手指를 모으고 手心을 위를 향하게 하며, 手指를 후방을 향하게 한다. 拇指指端을 百會穴에 정확히 맞추고 無名指指端이 소재하는 위치는 즉 足4趾經線이 되며 前面 陰線의 起點을 지난다. 반대로 手心을 아래로 향하게 하고, 手指를 앞을 향하게 한다. 拇指指端을 百會穴에 정확하게 맞추고, 無名指指端이 소재하는 위치는 즉 足4趾經線이 되며 후면 陽線의 起點을 지난다. 이와 같이 陰陽經線은 각자의 起點으로부터 시작하며 大趾經線과 평행하게 하행하여 頸部 扶突穴에 이르러 좌우 교차하여 對側 扶突穴로 나와 對側 頸部・軀幹部 전후를 지나 秩邊穴과 秩邊穴 전후 相對處에 이르러 陰陽經線은 전후 교차하며, 다시 하지 외측 전후를 지나 足大趾 방향을 따라 하행하여 足4趾端 중점에 도달하면 陰陽經線이 서로 결합하여 環行線을 형성한다.

ㅁ. 足小趾經線(眉梢經線) : 起點은 百會穴과 手小指指端이 標志가 된다. 먼저 손을 펴 頭頂에 놓고, 手指를 모으고 手心을 위로 향하게 하며, 手指를 후방을 향하게 한다. 拇指를 百會穴에 정확히 맞추고 小指指端이 소재하는 위치는 즉 足小趾經線이 되며 전면 陰線의 起點을 지난다. 반대로 手心을 아래로 향하게

하고, 手指를 앞을 향하게 한다. 小指指端이 소재하는 위치는 즉 足小趾經線이 되며 후면 陽線의 起點을 지난다. 이와 같이 陰陽經線은 각자의 기점으로부터 시작하며 大趾經線과 평행하게 하행하여 頸部 扶突穴에 이르러 좌우 교차하여 對側 扶突穴로 나와 對側 頸部·軀幹部 전후를 지나 秩邊穴과 秩邊穴 전후 相對處에 이르러 陰陽經線은 전후 교차하며, 다시 하지 외측 전후를 지나 足大趾 방향을 따라 하행하여 足小趾端 중점에 도달하면 陰陽經線이 서로 결합하여 環行線을 형성한다(그림 9~12 참고).

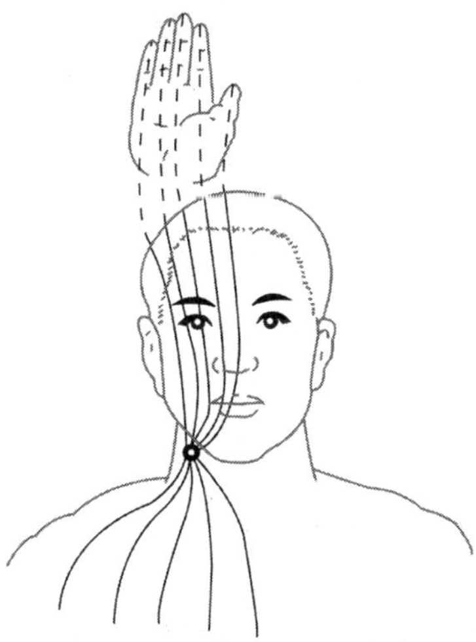

그림 9. 頭頸 · 軀幹部 經線(前面)

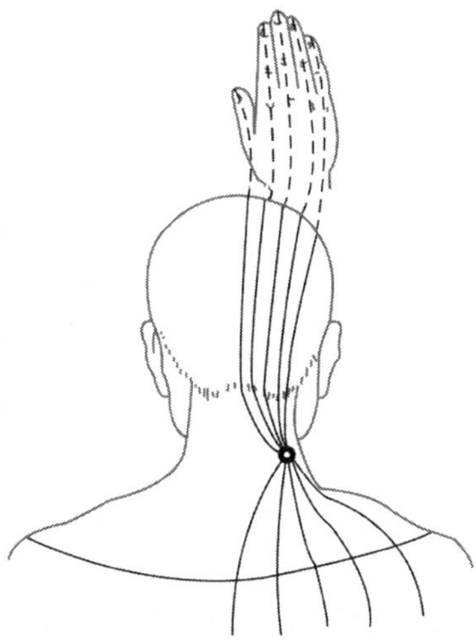

그림 10. 頭頸 · 軀幹部 經線(後面)

(2) 緯線

① 頭頸部 緯線

가. 印堂緯線 : 兩眉頭中點과 枕後粗隆을 지나는 環을 형성한다.

나. 人中緯線 : 鼻脣溝上 1/3처와 頸$_1$椎棘突下를 지나는 環을 형성한다.

다. 喉結緯線 : 喉結과 頸$_3$椎棘突下를 지나는 環을 형성한다.

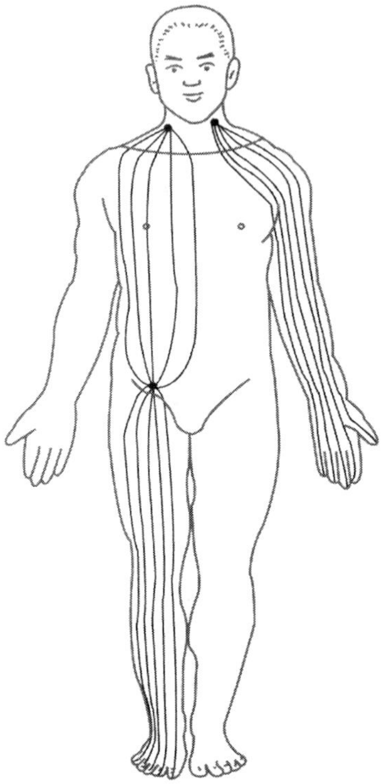

그림 11. 軀幹上下肢部 經線(前面)

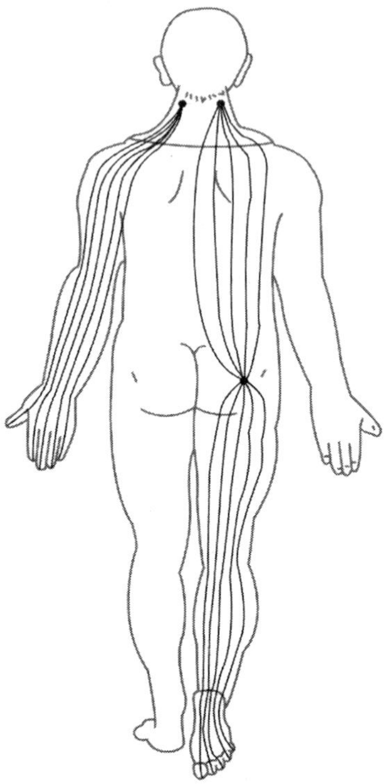

그림 12. 軀幹上下肢部 經線(後面)

② 分區緯線 : 軀幹部 · 上肢部 · 下肢部 각 區 사이의 分界線이다.

③ 1/2, 1/4 …緯線 : 任意의 두 組 가까이 있는 緯線 사이의 1/2 分界線, 즉 1/2 緯線을 말한다. 같은 원리로 1/4, 1/8 緯線을 나눌 수 있다(그림 9~11 참고).

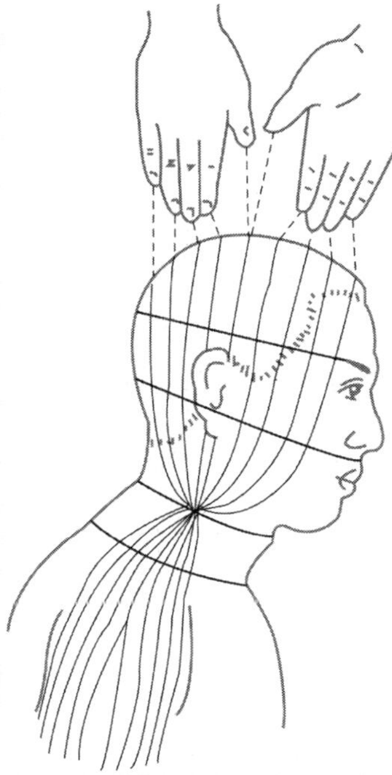

그림 13. 頭頸部 側面 經緯線

2) 線을 정하는 목적

상술한 經緯線을 확실하게 말하면 이것은 基本經緯線이다. 이런 經緯線의 분포는 비교적 명확한 체표 기준이 있을 뿐만 아니라 대부분 인체의 중요 臟腑, 조직, 기관의 縱·橫 단면상에 위치한다. 이 때문에 이런 經緯線은 가장 먼저 病位를 확정하는 작용이 있다. 病位經線에 근거하여 病位經線 유효점을 심사하여 치료에 이용한다. 이것은 치료 효과를 높이는 관건이 되므로 임상에서 중요한 의의가 있다. 基本經緯線은 그림 14를 참고한다.

1. 扶突穴에서 좌우 經線 교차
2. 秩邊穴에서 軀幹部를
지나는 전후 경선 교차

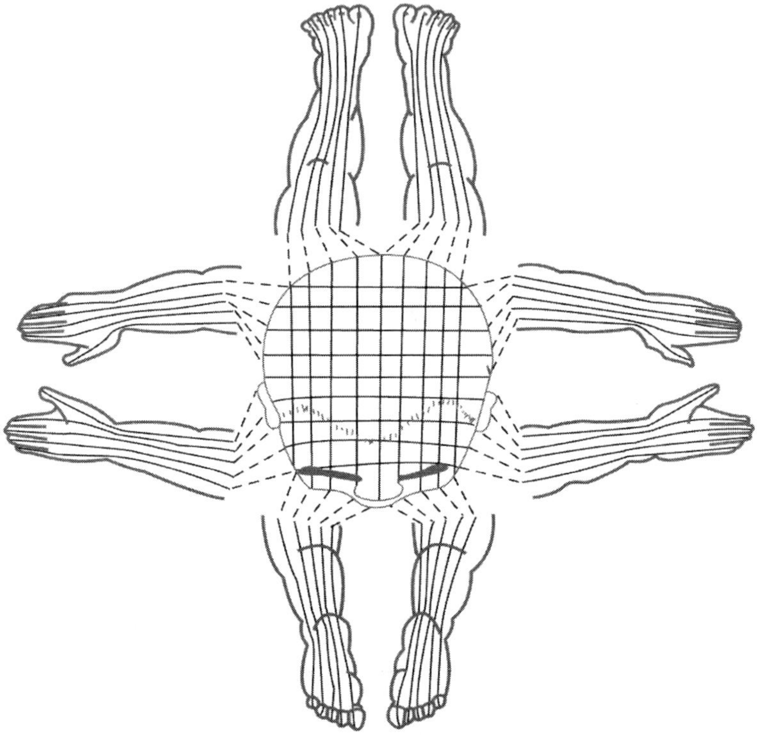

그림 14. 基本 經緯線

* 그림에 대하여 더 구체적인 설명이 필요하면 ≪鍼灸有效點理論與臨床≫ (郭效宗, 中國 北京 : 人民衛生出版社, 1995 : 3-37)을 참고하기 바람.

4. 管遵惠의 熱鍼九宮法으로 脊椎肥大性脊椎炎 치료

管遵惠(1943 ~)

男, 漢族, 山東省 高密縣 사람. 昆明市 中醫醫院 부주임의사. 管正齋로부터 배웠다. 편저로 ≪實用鍼灸手册≫, 〈論經絡學說的理論及臨床運用〉·〈傷寒論鍼灸規律探討〉 등 3종 저작 논문, 약 60萬 字가 있다.

1. 管遵惠 等, 熱鍼九宮穴治療腰椎肥大性脊椎炎82例療效觀察, 河南中醫, 1989 ; 2 : 23.
2. 劉壽永, 蔣莉莉 主編, 百病中醫鍼灸療法, 중국 북경, 學苑出版社, 1991 : 338-9.

1) 腰椎 '九宮穴' 取穴法

T_{12}~S_1에서 척추를 따라 위에서부터 아래로 내려가면서 壓診을 하는데 가장 분명한 압통점을 찾는다. X-ray 혹은 CT 사진을 참고하여 椎節病變임을 확진하였다. 압통점이 가장 분명한 병변의 椎節棘突 사이를 中宮으로 정하고, 督脈을 따라 中宮上下棘突起 사이에 각 1穴을 정하여 乾宮·坤宮으로 나눈 후에 乾宮·中宮·坤宮을 끼고 옆으로 0.5~0.8寸 부위에 순서에 따라 巽·兌·坎·离·艮·震 6宮穴을 취한다. 定位는 伏羲八卦九宮方位圖에 의하여 취혈하였기 때문에 '腰椎九宮穴'이라 부르고 '九宮穴'이라 간략하게 부르기도 한다.

2) 九宮穴의 鍼刺 방법

中宮 定位에 근거하며, 仆臥位 혹은 側臥位를 취한다. 進鍼 시 中宮 부위의 棘突起에 이르도록 進鍼하는데 椎間隙을 넓히면 進鍼하기가 쉽다. 進鍼 순서는 먼저 中宮, 다음에 乾·坤宮으로 하는데 直刺 혹은 약간 위를 향하여 斜刺 0.8~1.2寸한 다음에 巽·兌·坎·离·艮·震 6宮을 순서에 따라 進鍼한다. 進鍼할 때 鍼尖은 椎體를 향하여 경사지게 1.5~2寸 進鍼하여 得氣를 얻은 후 捻轉補瀉手法을 실시한다. 九宮穴의 行鍼 순서와 횟수는 '洛書九宮數'에 따라 시행한다. 즉 '戴九履一, 左三右七, 二四爲肩, 六八爲足, 而五居中'이다. 1度 行鍼 후 坎·离宮에는 熱鍼을 가하는데 GZH형 熱鍼機를 응용하며, 熱鍼 온도는 40~70°C로 하고, 20분간 留鍼한다.

3) 穴位注射 배합

주로 선택하는 약물은 複方丹參 2ml, 加複方當歸 2ml 혼합액이다. 보조약물로는 醋酸强的松龍懸濁液(초산prednisolone현탁액) 1ml(25mg)와 2% 브로카인 2ml 혼합액이다. 巽·兌宮 혹은 艮·震宮에 每穴마다 1ml 注射한다.

4) 치료 결과

모두 82례를 치료하였다.

① 顯效 : 증상 소실, 肢體 활동이 자유롭게 되었으며, 肥大性 腰椎炎에 좌골신경통이 合倂되었던 자들인데, SLRT 70° 이상 도달되고, 회복되어 정상적인 일을 할 수 있는 자가 56례였다.

② 호전 : 증상이 경감되었으며, 활동 기능이 개선되어 경미한 체력노동 혹은 일반적인 일에 종사할 수 있을 정도로 증상이 개선된 경우로 23례였다.

③ 무효 : 증상에 분명한 개선이 없는 경우로 3례였다.

5. 邱茂良의 腰(脚)痛 치료

邱茂良(1913 ~)

男, 漢族, 浙江省 龍游縣人. 南京中醫學院 교수, 부속병원 주임의사. 1932년 浙江蘭溪中醫學校 졸업, 아울러 承淡安으로부터 鍼灸를 배웠다. 1934~1937년 无錫中國鍼灸硏究社에서 일함. 1938~1940년 浙江台州中醫學校에서 가르침. 1941~ 1949년 浙江龍游縣에서 개업. 1949~1954년 蘇州中國鍼灸硏究社에서 가르침. 1954년 부속병원에 들어가 醫, 敎, 硏究에 종사함. 國家科委中醫組織成員, 衛生部醫學科學委員會 委員, 全國高等醫學院敎中醫敎材編審委員會 副主任委員, 中國鍼灸學會 副主任委員, 世界鍼灸學會聯合會 顧問, 全國政協 제6, 7회 위원회 위원을 역임하였다. 中醫에서 鍼灸專攻하였다. 鍼灸醫學을 發揚하고, 中醫의 특색을 유지하고, 현대과학 방법을 운용하여 中醫學을 밝히고, 수준을 높이며, 鍼灸로써 치료할 수 있는 병의 종류 확대를 주장하고, 理法方穴의 完整性과 조작방법의 규범화를 강조하였다. 임상치료효과를 총결집한 것을 기초로 하여 인체와 동물실험을 전개하고, 치료기전을 탐구하였다. 그는 鍼灸治療로써 폐결핵, 급성이질, 급만성간염 등에 대한 임상과 실험연구를 진행하였다. 그 가운데 급성이질에 대한 침구치료를 하여 全國衛生科學大會 2등장을 획득하였다. 저서로는 ≪內科鍼灸治療學≫, ≪鍼灸纂要≫, ≪中國鍼灸治療學≫ 3종 저작 약 134萬 字가 있으며, 主編한 것으로는 ≪鍼灸學≫, ≪鍼灸防治痢疾≫, ≪鍼灸防治肝炎≫ 등 모두 약 68萬 字가 있다.

邱茂良 主編, 中國鍼灸治療學, 중국, 江蘇科學技術出版社,
1992 : 325-30, 446-50, 456-61.

1. 腰痛

1) 槪要

요통은 다종 원인으로 인하여 일어나는 증후군으로 모두 요부의 근육, 인대 및 관절 같은 곳에 손상 혹은 병변이 발생하면 어떤 원인이든지 자세의 균형 상실을 일으켜 요통이 나타나고, 어떤 내장 질병 역시 모두 요통을 일으킬 수 있다. 어떤 사람은 병변 부위와 원인에 따라 腰腿痛을 內科腰痛과 外科腰痛 2종류로 나누었다. 그 가운데 內科腰痛은 이 책과 다른 전문서적에서 다루었으므로 여기서는 서로 다른 원인으로 생성된 腰部骨骼과 연조직손상으로 일어난 外科腰痛에 관하여 주로 기술한다.

≪素問 · 刺腰痛論篇≫에서 요통은 足六經의 병으로 인식하였으며, 아울러 足三陽經 · 足少陰經 · 足厥陰經 · 解脈 · 同陰之脈 등 經絡이 일으킨 요통의 증상과 鍼刺治療를 소개하였다. 기타 章節에서는 또 요통의 성질, 부위 및 放射 범위에 대하여 상세하게 기술하였다. 아울러 요통과 肺 · 肝 · 腎 · 心 · 小腸 등 臟腑 및 太陰 · 陽明 · 巨陽 · 厥陰 · 少陽 · 少陰 등 經脈의 병변과 관계가 있는 것으로 인식하였다. 동시에 요통의 원인은 外感寒濕邪 및 腎元虧虛와도 관계있는 것으로 인식하였다.

漢代의 張仲景은 ≪金匱要略≫에서 '虛勞腰痛'의 치료와 '腎着'病의 증상과 치료를 기술하였다. 그 가운데 前者는 腎虛에 속하며, 後者는 寒濕邪로 인하여 일어난 것이라고 하였다.

隋代의 巢元方은 ≪諸病源候論 · 腰背痛諸候≫에서 요통을 病因에 따라 5가지로 분류하였다. "腰痛有五 : 一曰少陰; … 二曰風痹; … 三曰腎虛; … 四曰腎腰, 墜墮傷腰, 是以痛; 五曰寢臥濕地, 是以痛"이라 하였다. 아울러 요통은 대부분 腎虛를 기초로 하고 다시 外邪를 맞아서

발생한 것이다. 그러므로 "勞損于腎, 動傷經絡, 又爲風冷所侵, 血氣擊搏, 故腰痛也"라 하였다. 증후 분류 방면에서 巢氏는 또 가장 먼저 急慢性分類法을 만들었다. 갑자기 발생한 것을 卒腰痛이라 불렀고, 반복 발작하고 오래 되어도 치유되지 않는 것을 久腰痛이라 불렀다.

唐代 ≪外臺秘要≫ 권17에는 ≪養生方≫을 인용하여 "飮食了勿卽臥, 久作氣病, 令人腰疼痛. 又曰大便勿彊努, 令人腰痛目澁; 又笑過多, 卽腎轉動, 令人腰痛"이라 하였다. 아울러 요통은 '補養宣導'를 해야 하며, 적당한 간호를 할 것을 강조하였다.

宋代의 陳无擇은 ≪三因極一病證方論 · 腰痛叙論≫에서 "夫腰痛雖屬腎虛, 亦涉三因所致; 在外則臟腑經絡受邪, 在內則優思恐怒, 以至房勞墜墮, 皆能致之"라 하였다. 이것은 요통의 발병 因素 역시 內因 · 外因 · 不內外因의 구별이 있는 것으로 인식한 것이다.

元代 ≪丹溪心法 · 腰痛≫에서는 "濕熱, 腎虛, 瘀血, 挫閃, 痰積"으로 요통의 원인을 인식하였다. 그리고 腎虛가 그 가운데 주요 원인으로 보았다. 그러나 ≪丹溪心法 · 腰痛附錄≫에서는 또 "腎氣一虛, 凡衝寒, 受濕, 傷冷, 蓄熱, 血澁, 氣滯, 水積, 墮傷, 與失志, 作勞, 種種腰痛, 迭見而層出矣"라 하였다. 古人들은 이미 요통을 일으키는 因素가 매우 복잡하다는 것을 인식하였음을 알 수 있다.

明代의 張景岳은 ≪景岳全書≫에서 각종 요통의 진단에 관하여 기술하였다. 즉 "腰痛證, 凡悠悠戚戚, 屢發不已者, 腎之虛也. 遇陰雨或久坐而重者, 濕也. 遇諸寒而痛, 或喜暖而惡寒者, 寒也. 遇諸熱而痛, 及喜寒而惡熱者, 熱也. 鬱怒而痛者, 氣之滯也, 優愁思慮而痛者, 氣之虛也. 勞動卽痛者, 肝腎之衰也, 當辨其所因而治之"라 하였다.

淸代 ≪雜病源流犀燭≫에서는 역대서적에서 요통과 관계가 있는 논술을 총 결집 분류하였다. 요통을 風腰痛, 寒腰痛, 濕腰痛, 痰腰痛, 腎虛腰痛, 氣滯腰痛, 瘀血腰痛 등이 그것이다. 이런 분류 방법을 후세 사

람들이 취하여 지금에 이르도록 사용하고 있다.

중의학에서는 이 병을 인식함과 동시에 상응하는 치료방법도 있다. 예를 들면 ≪素問≫에서는 "足太陽脈, 令人腰痛, 引項脊尻背如重狀, 刺其郄中太陽正經出血, 春無見血"이라 하였다. 이후로 역대 의가들은 처방과 取穴을 부단히 새롭게 개발하여 왔다. 어떤 穴位들은 지금도 요통의 치료혈로서 여전히 상용되고 있다. 예를 들면 委中・八髎・中膂兪・腎兪・人中 등의 혈이다. 현대에는 많은 新療法들이 개발되었다. 예를 들면 水鍼療法, 電興奮療法, 耳鍼療法 등으로 환자의 아픔을 제거하는 데 제공할 수 있는 유효한 새로운 수단이 되었다.

2) 病因病機

역대 의가들은 대부분 腰는 腎의 府가 되는 것으로 인식하였으므로 요통은 腎에 그 원인이 있는 것으로 보았다. 明代 王肯堂의 ≪證治准繩・腰痛≫에서 요통은 "有風, 有濕, 有寒, 有熱, 有挫閃, 有瘀血, 有氣滯, 有痰積, 皆標也. 腎虛其本"이라 하였다. 역대 의가들의 요통과 관계있는 病因病機를 종합하면 대부분 일을 하고 땀을 흘린 후 冷濕한 옷을 입고, 다시 風寒이나 비를 맞고 물을 건너거나 오랫동안 寒冷濕地에 거처하여 寒濕邪가 침범하여 經絡이 阻滯하고, 氣血運行이 不暢하면 요통이 발생한다고 하였다. 혹 濕熱이 안에 포함되어 經脈이 막히거나 寒濕鬱滯가 오래되어 熱로 변화하여 腰部에 포함되면 역시 濕熱腰痛이 될 수 있다. 또 노력으로 인한 피로가 과도하거나, 閃挫, 넘어지거나, 捻挫傷(sprain)扭으로 經脈을 손상 받거나, 각종 원인으로 일어난 體位 不正은 모두 氣血 운행을 불리하게 하여 氣滯血瘀, 絡脈阻滯하므로 요통이 발생한다. ≪素問・脈要精微論篇≫에서는 "腰者, 腎之府, 轉搖不能, 腎將憊矣"라 하였다. 또 선천적으로 타고난 稟賦가 부족하거나, 나이가 들어 精血이 虧虛하거나, 성관계가 문란하거나, 큰 병, 오래된 병으로 몸이 허약하면 腎臟의 精血이 虧損하고 經脈이 濡養을 잃어 요통이 발생한다. 동시에 腎虛하면 外邪의 침입이 쉬워지고, 寒濕 혹은 濕熱邪가 오래 머무르며, 또 腎陽과 腎陰이 손상되어 질병의 진행을 한층 가중하므로 虛實이 섞인 증후가 나타난다.

현대의학에서는 脊椎外周筋肉群은 골관절을 움직이는 운동의 동력원이며, 골관절의 안정성을 강화하는 중요 인소가 되는 것으로 인식하였다. 그 위치는 체표에 접근해 있으므로 外力 작용 및 자연 환경의 영향을 쉽게 받는다. 그러므로 외상 및 염증은 항상 요통의 직접적인 발병 인소가 된다. 요부 연조직은 당김, 마찰, 압박, 퇴행성 변형 등 외력 작용점의 영향을 쉽게 받으므로 동통 혹은 압통이 발생한다. 外周筋肉失調, 자세 기형, 노년성 근위축 혹은 外周筋肉이 어떤 준비된 상황 없이 중력 혹은 갑작스러운 힘이 요부 골관절상에 주어지면 脊椎小關節嵌頓(嵌頓 : 헤르니아), 관절주위 인대, 관절낭의 찢어짐 및 골절 등 관절에 손상이 와 요통이 발생한다. 이상 요부 연조직과 골관절의 손상은 동시 혹은 전후로 발생한다.

3) 임상표현

요통을 일으킬 수 있는 외과 병증으로는 腰部捻挫傷과 滑膜嵌頓(嵌頓 : 헤르니아), 腰部挫傷(요부타박상), 요추간판탈출증, 척추의 오래된 골절 혹은 탈구, 腰薦椎部 선천성 기형, 척추측만증, 강직성척추염, 퇴행성척추염, 노년성 골조송성 병변, 척추결핵, 椎體骨 양쪽 끝의 염증 등이다. 그 가운데 요부의 연조직 挫傷과 요추간판탈출증이 가장 많이 보인다. 아래에는 그것들의 임상 표현 증상과 진단 요점을 상세하게 소개한다.

腰部軟組織挫傷 환자는 대부분 청장년층에서 발생한다. 그 원인은 주로 연속적으로 허리를 굽히는 일을 하거나 극렬한 운동, 외상으로 발생한다. 또는 寒氣를 맞거나, 濕을 맞은 적이 있지만 분명한 外傷歷은 없거나, 어떤 때는 몸의 건강 상태가 좋지 못하거나, 몸의 자세가 불량하여도 발병한다. 요통은 대부분 극렬하며, 가벼운 것은 겨우 허리가 불편한 감이 있거나 은은한 통증이 있으며, 허리를 장시간 같은 자세로 할 때 동통감이 있으며, 조금 활동하거나 체위를 변형시키면 상쾌해진다. 어떤 환자는 노동으로 피로가 쌓이면 동통이 가중되며, 어떤 때는 저녁에 휴식 시 심해지기도 한다. 심한 것은 지속적으로 요통이 있으며, 때때로 가벼워지거나 심해진다. 아울러 臀部를 향하여 혹은 大腿를 향하여 통증이 放射된다. 앉거나 일어서 있는 시간이 조금 더디면 동통이 더욱 심해진다. 허리를 곧게 펴거나 손으로 腰骨部를 받쳐 지탱하면 통증이 경감된다. 노동으로 피로가 쌓이거나, 風을 맞거나, 서늘한 기운을 맞으면 증상이 더욱 가중된다.

요추간판탈출증은 대부분 腰部捻挫 이후에 발생한다. 역시 요부의 軟組織挫傷으로 인하여 발생할 수도 있다. 주요 증상은 下腰痛과 좌골신경통이다. 요통은 돌출된 요추간판이 纖維環 외측, 後從靭帶 혹은 硬膜을 압박하여 일어난다. 통증의 성질은 鈍痛 혹은 隱隱痛이다. 부위는 腰薦關節(lumbosacral joint) 부위에서 많이 보인다. 좌골신경통은 돌출된 추간판이 신경근을 압박하여 발생한다. 요통과 동시에 나타날 수도 있으며, 요통이 완해된 후 심지어 손상 후 수주 혹은 수개월 후에 비로소 나타나기도 한다. 어떤 환자들은 발병 전 단지 노동으로 인한 피로가 쌓이거나, 서늘한 기운을 맞거나, 습지에 거주하는 등의 기왕력이 있다. 그리고 분명한 손상력은 없다. 이 병은 충분한 휴식과 대증요법으로 증상이 경감되지만 노동으로 피로가 쌓이거나 요부 捻挫 혹은 서늘한 기운을 맞으면 반복하여 발작한다.

4) 진단요점

(1) 腰部軟組織挫傷

① 분명한 혹은 비교적 重한 外傷歷이 없다. 단지 어떤 동작 혹은 자세로 혹은 장시간 앉아 있거나 서 있은 후 비로소 요통이 발생한다. 단시간 휴식으로 동통은 대부분 경감되거나 소실될 수 있다. 단 노동으로 피로한 후에는 가중될 수 있다. 동통의 성질은 대부분 鈍痛 혹은 銳痛이다. 범위는 대부분 下腰部에 하나의 큰 조각(片) 모양으로 나타나며, 어떤 것은 臀部와 下肢가 관련되어 있으며, 요부에 강직감과 무력감이 있다.

② 몸을 검사할 때 요부 압통을 제외하고, 叩擊痛 이외 대부분 기타 양성 소견은 없다. 重한 자는 腰薦, 腰腸關節(lumboiliac joint)과 요추횡돌기, 극돌기 부근에 深淺의 정도가 다르게 압통점이 있다. 어떤 때는 환자의 요부 양측에 광범위한 압통이 있거나 막대형 혹은 結節을 만질 수 있으며, 압통점을 누를 때 동통이 주위, 臀部 혹은 大腿部를 향하여 放散한다.

③ X-ray에서 대부분 이상 소견이 없다. 어떤 때는 선천성기형(脊椎裂, 腰椎薦化 등), 椎間板椎體內突出, 椎體楔狀變形, 椎骨이 퇴행성 변화로 증식한 것을 볼 수 있다.

④ 腰部軟組織挫傷은 척추결핵, 요추간판탈출증, 척추골절과 심한 기형, 추간판의 퇴행성 변화와 骨棘形成, 類風濕性脊椎炎, 脊椎馬尾瘤 등의 병변과 감별하여야 한다.

(2) 요추간판탈출증

① 환자는 대부분 청장년층이다. 허리를 삐끗하거나 과로 혹은 서늘한 기운을 맞은 기왕력이 있다. 下腰痛과 아울러 한쪽 다리에 放

散痛이 있고, 서 있거나 걸을 때, 기침이나 재채기 혹은 대소변을 보려고 힘을 쓸 때 모두 통증이 가중된다. 이 병은 침대에 누워 휴식할 때 통증이 경감 혹은 소실된다. 매번 손상 및 노동으로 피로가 쌓이거나 서늘한 기운을 맞으면 반복 발작한다.

② 추간판이 탈출된 椎間隙棘突 옆 깊은 곳에 壓痛이 있고, 壓通點을 누르면 放散痛이 나타나거나 放散痛이 심해진다. 환측의 環跳・委中・承山・飛揚 등의 穴에 항상 분명한 압통이 있다. 腰筋에 경련이 있을 수도 있다. SLRT나 坐骨神經牽引檢査에서 모두 양성이다. 슬개건반사는 혹 감소되어 있을 수 있고, 足趾屈伸檢査는 無力하다. 압박 받고 있는 신경근에 상응하는 피부절의 감각이 감퇴되어 있다. 頸部屈曲試驗, 頸靜脈壓迫試驗, 배에 힘을 주어 배를 긴장 시키는 시험, 俯臥屈膝試驗 모두 본 병의 진단에 도움을 줄 수 있다.

③ X-ray 검사에서 요추측만 혹은 개별 요추간극의 협착 변화를 볼 수 있다. 일단의 특수 검사 방법 예를 들면 髓核造影, 蜘蛛膜下腔造影, 硬膜外造影, 硬膜外靜脈造影 등 역시 본 병을 진단하는데 도움을 주 수 있다.

④ 요추간판탈출증은 急性腰部捻挫, 慢性腰挫傷, 선천적인 畸形性腰腿痛, 요추결핵, 요추골성관절염, 類風濕性脊椎炎, 梨狀筋綜合徵 등의 질병과 감별을 해야 한다.

5) 치료방법

(1) 辨證施治

① 寒濕腰痛

가. 증상 : 腰部가 차갑고 무거우며, 옆으로 움직이기가 힘들고,

요통이 점차 가중된다. 편안히 누워 휴식하면 도리어 가중되며, 날씨가 흐리거나 비가 오면 동통이 발작하거나 심해진다. 舌苔白膩, 脈沈 혹은 遲緩.

나. 治則 : 散寒祛濕, 溫經通絡.

다. 처방 : 腎兪・阿是穴・委中・風府・腰陽關.

라. 조작법 : 阿是穴은 鍼으로 瀉法을 사용한다. 拔鍼 후 火罐을 사용한다. 腎兪에는 溫鍼灸를 하며, 風府・腰陽關은 平補平瀉法을 시술하고, 委中은 瀉法을 하며, 留鍼은 30분간 한다. 매일 1회 치료한다.

마. 方義 : 이 型은 寒濕의 邪가 經絡에 痹阻하여 氣血不暢하므로 不通하여 통증이 발생한 寒濕性腰痛이다. 腎兪・阿是穴을 취하여 溫經通絡한다. 膀胱脈은 척추를 끼고 허리에 이르러 腎에 연결되므로 循經遠取法에 따라 委中을 취하면 足太陽經氣를 通調한다. 風府를 배합하면 祛風散寒하고, 督脈의 腰陽關을 취하여 宣導陽氣한다.

② 濕熱腰痛

가. 증상 : 腰髖疼痛, 痛處에 灼熱感이 있고, 매번 더운 날씨나 장마가 있는 계절에 더욱 심해지며, 肢節紅腫이 보이고, 煩熱口渴, 小便黃赤하다. 舌苔黃膩, 脈濡數.

나. 治則 : 清熱利濕, 舒筋止痛.

다. 처방 : 委中・膀胱兪・陰陵泉・阿是穴.

라. 조작법 : 瀉法을 사용, 留鍼은 30분간 한다. 매일 1회 치료한다.

마. 方義 : 이 型은 濕熱의 邪氣가 腰部에 留着하여 經絡을 막아 氣血不暢하므로 발생한 濕熱性 腰痛이므로 膀

胱兪・陰陵泉을 취하여 瀉하면 淸熱利濕한다. 阿是穴・委中穴을 배합하여 瀉하면 通經活絡, 宣導氣血한다.

③ 瘀血腰痛

가. 증상 : 요통이 찌르듯이 꺾이듯이 아프고, 통증이 고정되어 있으며, 허리를 옆으로 돌리거나 굽히거나 펴도 불편하고, 심하면 통증이 극렬하여 옆으로 돌릴 수도 없고, 痛處에서 손을 떼면 편안하다. 낮에는 가볍고 밤에는 중하다. 舌紫暗 혹은 瘀斑이 있고, 脈澁不利하다.

나. 治則 : 活血化瘀, 理氣和絡.

다. 처방 : 委中・間使・三陰交・膈兪・次髎.

라. 조작법 : 委中에는 點刺하여 약 1~2ml 출혈시키고, 그 나머지 穴位는 平補平瀉法을 한다. 留鍼은 30분간, 매일 1회 치료하며, 重한 자는 매일 2회 치료한다.

마. 方義 : 이 型은 瘀血이 經絡을 阻滯한 것에 속한 것으로 氣血 운행이 不暢하여 발생한 요통이다. 膈兪는 血會가 되고, 委中은 血郄이 된다. 두 穴에 次髎를 배합하면 膀胱의 經氣를 疏利하고 絡中의 瘀滯를 제거한다. 間使・三陰交를 배합하면 行氣活血한다.

④ 腎虛腰痛

가. 증상 : 腰部가 酸軟하며 空痛이 있다. 통증은 면면히 이어지며, 누르고 마사지 하는 것을 좋아하며, 腰膝은 무력하고, 노동 후에 더욱 심해진다. 누우면 통증이 감소한다. 陽虛하면 面色無晄白, 찬 것을 싫어하며, 四肢不溫, 舌淡, 脈沈細하다. 陰虛하면 面色潮紅,

煩熱咽乾, 혹은 불면하고, 舌紅, 脈弦細數하다.

나. 治則 : 補腎益精.

다. 처방 : 腎兪 · 氣海 · 阿是穴 · 太谿 · 三陰交.

라. 조작법 : 補法을 사용한다. 氣海 · 腎兪는 艾條灸를 가하고, 留鍼은 30분간, 매일 1회 치료한다.

마. 方義 : 이 型은 腎精虧損하여 腰部에 충분한 영양이 공급되지 못하여 발생한 요통에 속한다. 그러므로 腎兪를 補하여 補腎益精, 强壯腰脊한다. 氣海 · 阿是穴을 補하여 腎兪의 補腎壯腰의 힘을 도와준다. 太谿 · 三陰交를 배합하여 補하면 補益精血, 益腎壯腰한다.

(2) 刺絡拔罐法

이 법은 寒濕腰痛과 慢性腰筋挫傷에 적용한다.

① 처방 : 阿是穴 · 委中.

② 조작법 : 皮膚鍼으로 강하게 두드려 출혈시킨 다음에 火罐을 붙인다.

(3) 藥鍼療法

이 법은 慢性腰筋挫傷에 적용한다.

① 처방 : 阿是穴.

② 약물선택 : 10% 포도당주사액, 비타민 B_1주사액 혹은 復方當歸注射液.

③ 조작법 : 포도당주사액 5~10ml에 비타민 B_1주사액 100mg 혹은 復方當歸注射液 2~4ml를 阿是穴에 注入한다. 격일 1회, 10회를 1療程으로 한다.

(4) 耳鍼療法

① 처방 : 腰薦椎區・耳神門・大腦皮質下・副腎.

② 조작법 : 잠시 捻轉한 후 15~20분간 留鍼한다. 매일 1회, 혹은 1~7일간 埋鍼한다.

(5) 電鍼療法

① 처방 : 辨證施治 처방 참고.

② 조작법 : 매회 2~4개 穴을 選穴하여 施鍼함에 得氣 후 通電하고, 連續波를 사용하며, 通電의 강도는 환자가 능히 견딜 수 있을 정도로 한다. 매회 20분간, 매일 1회 치료한다.

6) 보조치료

① 불량한 자세를 교정하는 것과 체조요법은 능히 체질을 증강시키며, 전신의 신진대사를 개선하여 근력을 증강하고, 관절의 운동범위를 증가하여 이 병의 치료에 유익하다.

② 각종 요통에 대하여 추나요법은 모두 유효한 효과가 있으므로 배합 운용할 수 있다.

③ 요추간판탈출증에 견인요법을 하면 증상을 개선할 수 있다.

7) 古今治法選萃

(1) 古典治法

① ≪素問・刺腰痛篇≫ : 足太陽脈, 令人腰痛, 引項脊尻背如重狀, 刺其郄中太陽正經出血, 春無見血.

② ≪鍼灸甲乙經問・腎小腸受病發腹脹腰痛引背少腹控睾≫ : 腰

痛上寒, 實則脊急强, 長强主之. 腰痛不可以俛仰, 中膂內兪主之.

③ ≪千金要方・腰痛・腰脊痛≫ : 腰卒痛, 九窮骨上一寸七壯, 左右一寸各灸七壯. 委中主腰痛挾脊至頭, 几几然. 凡腰脚重痛, 于此刺出血, 久痼宿疹, 亦皆立已.

④ ≪丹溪心法・腰痛≫ : 腰曲不能伸者, 鍼人中.

⑤ ≪鍼灸資生經・腰痛≫ : 腰兪・膀胱兪・長强・氣衝・上髎・下髎・居髎主腰痛, 三里・陰市・陽輔・蠡溝主腰痛不可顧, 肺兪治腰背强痛, 風池治腰傴僂引項筋無力不收.

⑥ ≪醫學綱目≫ : 腎虛腰痛, 刺腎兪.

⑦ ≪醫學入門・鍼道≫ : 腰痛輕者, 委中出血便愈; 甚者補環跳, 瀉委中; 久者俱補.

⑧ ≪鍼灸大成・治症總要≫ : 腎虛腰痛 ㅡ 腎兪・委中・太谿・白環兪. 腰脊强痛 ㅡ 人中・委中.

(2) 現代治法

① ≪中國鍼灸學・腰神經痛≫ : 腰神經痛에 三焦兪・大腸兪・志室・帶脈・環跳・髀關 및 壓通點, 혹은 腎兪・小腸兪・肓門・維道・居髎・五里 및 壓通點을 취한다. 매일 순서에 따라 교대로 취하여 中刺戟을 주고 아울러 壓通點에 吸筒을 사용한다.

② 河南中醫學院附院新醫科 : 河南中醫學院學報. 1978 ; 4 : 30 ㅡ 藥鍼穴位 주사로써 腰腿痛 276례 치료.

가. 처방 : 동통 부위의 華陀夾脊穴・腎兪・大腸兪・八髎・秩邊・環跳・承扶・殷門・委中・崑崙・長强・陽陵泉・壓通點.

나. 常用藥物 : 當歸注射液, 川芎注射液, 비타민 B_{12}주사액, 비타민 B_6주사액, 비타민 C주사액, 681주사액, 了哥王注射液(Wikstroemia indica 주사액), 2% 브로카인, 5% 혹은 10% 포도당주사액.

다. 방법 : 환자가 견딜 수 있는 정도로 매일 혹은 격일 1회 치료한다.

라. 치료효과 : 276례 가운데 거의 治癒者 55례(19.9%), 顯效者 99례(35.9%), 유효자 110례(39.9), 무효 12례(4.3%).

③ 徐恒昭 : 貴陽醫學院學報. 1981 ; 1,2 : 123.

가. 처방 : 寒濕型・風濕型・風寒型・濕熱型・氣滯型 및 瘀血型은 局部取穴로는 壓通點을 취혈, 循經取穴로는 殷門・委陽・委中・承山・崑崙・陽陵泉을 취하였다. 腎虛型은 局部取穴로 命門・腎兪를 취하였고, 循經으로는 太谿・三陰交를 취하였다. 帶脈虛型은 帶脈穴을 취하였다.

나. 조작법 : 局部의 壓通點을 1~2개 취하고, 循經取穴 1개 穴을 취하였다. 得氣 후 通電하는데 虛證이면 미세하게 痲脹感이 있을 정도로 하고, 實證이면 능히 견딜 수 있을 정도로 한다. 虛하지도 않고 實하지도 않으면 중등도의 전류 자극 강도로 한다. 일반적으로 留鍼은 15~20분간, 매일 1회, 혹은 5% 當歸注射液 1~4ml에 10% 포도당주사액 4~10ml(혹은 0.5~1% 브로카인 4~6ml)를 가한다. 1~2개 壓通點을 선택하여 注射하는데 虛證이면 1~2ml, 實症이면 3~4ml를 주사한다. 매일 혹은 격일 1회 치료한다.

다. 치료효과 : 96례 가운데 治癒 54례, 顯效 26례, 有效 12례, 無效 4례였다.

④ 舒偉群 : 新中醫. 1984 ; 12 : 31 — 電鍼을 이용하여 腰腿痛을 치료.

가. 처방 : 環跳・小腸兪・大腸兪・腎兪・肺兪・風門을 취하였다. 이상 穴位에서 壓通點 부근에서는 한 쌍으로, 증상이 비교적 중하면 委中穴을 가하였다.

나. 조작법 : 鍼刺하여 得氣 후 '626'형 반도체치료기를 접속하여 연속파로 하고, 전류의 강도는 환자가 견딜 수 있을 정도로 하였다. 매회 15~20분, 매일 1회 치료하였다.

다. 치료효과 : 1,868례 가운데 治癒 1,455례(78%), 顯效 336례(18%), 好轉 77례(4%)였다.

⑤ 任德馨 : 河北醫藥. 1984 ; 4 : 218 — 神經根과 幹에 鍼刺하여 腰腿痛을 치료.

가. 취혈 : 上腰部痛은 腰$_{3,4}$神經根 위주로 하였다. 下腰部痛은 腰$_{4,5}$神經根과 坐骨神經 위주로 하였다.

나. 방법 : 환자는 伏臥位를 취하게 하고 腰神經根과 상응하는 棘突起 옆으로 3.5~4.5cm되는 곳에 進鍼한다. 進鍼 각도는 60~80°, 深度는 6~6.6cm, 전기에 감전되는 것과 같은 느낌이 患側으로 放射되게 한다. 重手法을 사용하여 搗鍼 혹은 捻轉하여 자극 강도를 증강한다. 留鍼은 15분간 하며, 拔鍼 시 다시 重手法을 사용하여 搗鍼 혹은 捻轉한다. 매일 1회 혹

은 격일 1회 치료한다.

다. 치료효과 : 80례 가운데 치유 54례, 거의 치유 20례, 무효 6례였다. 病程이 가장 긴 예는 4년으로 7~10회 치료로 치유되었고, 가장 짧은 예는 2일로 2~3회 치료로 치유되었다.

8) 按語

요통을 일으키는 원인은 자못 많다. ≪黃帝內經≫에서는 전문적인 편을 두어 논술하였다. 足三陽과 足厥陰・少陰 등 각 經에 발생한 요통의 증상과 치법을 열거한 이외 解脈・同陰之脈・陽維之脈・衡絡之脈・會陰之脈・飛陽之脈・昌陽之脈・散脈・肉里之脈 등의 經脈에 발생한 요통의 치법을 상세하게 소개하였다. 비록 이런 방법들이 현재 모두 응용되는 것은 아니지만 定經, 循經取穴을 밝힌 치료 원칙은 임상에 광범위하게 응용된다. 예를 들어 요통이 正中에 있으면 督脈의 人中・後谿 등을 취하고, 요통이 척주 양측에 있으면 足太陽의 委中・崑崙 등을 취한다. 요통이 양측에 있고 少腹 혹은 脇下를 당기면 足少陽厥陰의 陽陵泉・行間 등을 취한다. 아울러 辨證施治를 결합하면 임상에서 모두 실질적인 효과가 있다.

이외 刺絡하여 출혈하는 古法도 있다. 일찍이 ≪素問・刺腰痛篇≫에서는 여러 번 刺血法에 관하여 언급하였다. 刺解脈腰痛에 대해서는 "刺解脈, 在郄中結絡如黍米, 刺之血射而黑, 見赤血而已"라 하였다. 이것은 委中穴에 정맥 刺血法을 하는 것이다. 현재도 급성요부염좌상을 치료할 때 氣滯血瘀한 者에 委中刺血을 하면 요통이 확실하고 신속하게 緩解되는 것을 볼 수 있다.

2. 좌골신경통

1) 개요

좌골신경통은 좌골신경 통로 및 그 分布區 내의 동통을 말한다. 그 주요 증상은 腰部, 臀部, 大腿 後側, 小腿 後外側 및 足背 外側 동통으로 나타나는데 여러 종류의 질병으로 일어나는 일종의 증상이다. 중국의학 문헌에서는 비록 좌골신경통이라는 명칭은 없지만 이 병의 증상과 관계있는 서술과 病機 분석 및 치료에 관한 기록은 많다. ≪靈樞·經脈≫에서는 足太陽膀胱經의 病候에 "項, 背, 腰, 股, 膕, 踹, 脚皆痛, 小指不用"이라 한 것이 있고, 足少陽膽經의 病變에 "髀膝外至脛絶骨外髁前及諸節皆痛, 小指次指不用"이라 하였다. 이런 부위들이 이어져 당기며 아프고 활동에 제한을 받는 증상은 이 병과 매우 유사하다. 역대 의학 저작 가운데 '痺症', '腰痛', '傷筋' 등의 병증 역시 좌골신경통을 포괄한다. 좌골신경통은 어떤 때는 단순히 요통으로 나타나기도 하고, 발병 초기에는 항상 한쪽으로 요통이 나타나며, 또 요통과 腿痛이 아울러 나타나기도 한다. 요통이라는 하나의 증상은 ≪黃帝內經≫에서 이미 전문적인 편을 두어 기술하였다. 유사한 증상들은 발병 부위에 근거하여 證型을 구분하고, 經을 나누어 施治한 것을 볼 수 있다. 동시에 "肉里之脈, 令人腰痛, 不可以咳, 咳則筋縮急"이라 한 것도 있다. 이런 기록과 이 병에서 椎管의 압력이 증가할 때 동통이 가중되는 것은 매우 유사하다. 고대 문헌 가운데 이 병은 또 '腰腿痛', '腰脚痛', '坐臀風', '腿股風' 등의 명칭이 있다.

이 병에 대한 침구치료는 유구한 역사가 있다. ≪黃帝內經≫에서는 대부분 下肢 腧穴을 循經取穴하였고, 아울러 寒熱虛實을 구별하여 鍼刺와 刺絡 방법을 다르게 분별하여 시행하였다. 唐代 孫思邈은 ≪千金要方≫

에서 침구치료 방법을 소개함과 동시에 腰脊痛의 견인 방법을 기술하였다. 孫氏는 "正東坐收手抱心, 一人于前据躡其兩膝, 一人後捧其頭, 徐牽令偃臥, 頭到地, 三起三臥, 止便瘥"라 하였다. 역대 鍼灸著作 가운데 이 병의 치료와 관계있는 것은 대부분 足少陽·足太陽經의 下肢 腧穴을 취하는데 이러한 경험들은 현대 임상에서도 그대로 사용된다. 현대 鍼灸臨床에서 이 병에 대한 치료 방법은 매우 풍부하다. 전통적인 鍼灸 방법 이외에 電鍼, 穴位注射 등의 방법이 있고, 아울러 생화학적이고, 물리적인 수단으로 이 병에 대하여 鍼灸治療한 결과를 관찰 검사할 수 있다.

2) 病因病機

이 병이 발생한 病因과 機理에 관하여 고대문헌에서는 痺症, 腰痛, 傷筋門 類에서 논술하였다. ≪素問·痺論篇≫에서는 "風寒濕三氣雜至, 合而爲痺也"라고 하였고, ≪諸病源候論≫에서 요통은 少陰陽虛, 風寒이 腰部에 붙거나, 勞役으로 腎을 상하거나, 떨어져 허리를 傷하거나, 濕地에 누워 잔 것 등 다섯 종류와 관계가 있는 것으로 인식하였다. ≪醫學正傳≫의 腰風痛에 관한 論에서는 "風傷而腰痛者, 或左或右而痛無常處, 牽引兩足"이라 하여 허리로부터 온 放射性 疼痛을 인식하고 있으며, 그 원인을 風과 관련이 있는 것으로 보았다. 이 병을 일으키는 것은 內因과 外因이다. 內因은 주로 稟賦不足, 素體虛弱한데 노동으로 인한 과도한 피로가 더해지거나, 오래된 병으로 몸이 약해지거나, 肝腎不足, 氣血耗傷, 腠理空疏하여 外邪가 쉽게 침입하기 때문이다. 현대의학에서는 요추의 퇴행성 변화로 조성된 坐骨神經根性 손상이 많이 보인다. 중국의학에서는 이 병의 내재된 因素는 주로 肝腎虧虛 혹은 氣血不足과 일치 하는 것으로 인식한다. 동시에 현재는 腰薦椎의 선천적인 기형으로 이루어진 해부상의 각종 약점 역시 좌골신경통에 많이 보이는 원인으로 생각한다. 이런 종류의 기형은 사람의 척추에서 차지하는 비율이 비교적 크며, 발생률 또한 脊柱의 기타 부위에 비교하여 많이 높으므로 선·후천적으로 조성된 인체 내의 因素도 소홀히 할 수 없다.

좌골신경통의 外因은 두 개로 크게 분류할 수 있다. 그 하나는 寒濕邪를 받은 것이다. 찬 이슬이 있는 곳에 누워 서늘한 기운을 맞았거나, 물을 건너고 비를 맞았거나, 寒濕地에 오래 거주한 것은 모두 寒濕邪를 맞을 수 있다. ≪儒門事親≫에서는 "此疾之作, 多在四月陰雨之時, 及三月九月寒水用事之月, …或應水之地, 勞力之人, 辛苦過度, 觸冒風雨, 寢處浸濕, 痺從外入"이라 하였다. 腰腿部에는 氣血의 운행이 쉬지 않고 막힘없이 通暢하여 관절과 근육에 영양을 공급하고 陽氣가 그 사이를 溫照하는 데 완전히 의지한다. 일단 寒氣가 침입하면 經氣가 凝滯하여 阻滯된다. ≪素問·擧痛論篇≫에서는 "寒氣入經而稽遲泣而不行, …客于脈中則氣不通, 故卒然而痛", "寒氣客于脈外則脈寒, 脈寒則蜷縮, 蜷縮則絀急, 絀急則外引小絡, 故卒然而痛"이라 하였다. 이것은 寒氣가 經脈과 經筋의 蜷縮 등 병리 변화를 조성하는 것이다. 이 때문에 氣血의 운행이 不暢하게 된다. 〈擧痛論篇〉에서는 또 "寒則氣收"라고 하여 寒邪가 氣機를 수렴하게 하여 腰腿部 관절과 근육의 기능에 장애를 일으켜 활동을 불리하게 한다고 하였다. 濕性은 重濁한데 腰腿部에 침입하면 局部가 酸楚하다. 만약 經絡과 관절에 오래 머무르면 陽氣가 흩어지지 않아 下肢의 근육과 피부가 痲木 不仁하게 된다. 좌골신경통이 나타나는 일정 부위는 동통, 酸楚, 痲木, 활동장애 등의 증상이 나타나는데 寒濕邪가 침입한 것과 유사한 것을 볼 수 있다. 동시에 임상에서 이 병의 모든 증상은 寒濕을 맞으면 극렬해지거나 재발하는 것을 볼 수 있다. 대다수의 환자들은 따뜻한 것을 좋아하고 찬 것을 싫어한다. 이 병의 外因의 두 번째는 外傷이다. 閃挫, 부딪힘, 부하가 과중한, 무거운 것을 지탱하다가 손상을 입은 것 등은 모두 氣滯血瘀, 行血不暢을 조성하여 不通하므로 통증이 발생한다. 腰部 脊柱는 인체의 상반부를 지탱하므로 일상생활과 노동하는 가운데 활동이 가장 많은 부위이다. 그러므로 외상을 받을 기회도 그만큼 많아진다. ≪金匱翼≫에서는 "蓋腰者, 一身之要, 屈伸俯仰, 無不由之, 若一有損傷, 則血脈凝滯, 經絡壅滯, 令人卒痛不能轉側, 其脈澁, 日輕夜重是也"라 하였다. 상술한 것을 종합하면 이 병은 주로 稟賦不足, 正氣虛弱, 外感寒濕, 閃挫勞損 등의 원인으로 일어난다. 각종 원인이 서로 섞어있기 때문에 각종 병리 역시 상호 轉化한다. 外感寒濕 혹은 閃挫挫傷 같은 것이 치유되지 않고 오래되면 正氣를 손상할 수 있다. 肝腎虧虛, 氣血不足하면 왕왕 손쉽게 손상되거나 外感寒濕을 맞을 수 있다. 勞傷으로 인한 瘀血性疼痛 역시 起居가 신중하지 못하거나 寒濕을 맞으면 발생한다. 각종 원인으로 일어난 좌골신경통은 대부분 經絡阻滯가 기본적인 병리 변화가 된다.

현대의학에서 이 병은 원발성과 속발성 두 종류로 나눈다. 원발성 좌골신경통은 감염, 寒邪를 맞거나 중독 등의 원인이 좌골신경에 직접적인 손상을 줌으로써 일어나는데 임상에서 비교적 적게 보인다. 속발성 좌골신경통은 신경 통로의 인근 조직에 있는 병변이 좌골신경을 자극, 압박, 유착 혹은 파괴함으로써 일어난다. 이런 병리 인소를 조성하는 질병으로 요추간판탈출증, 脊椎腫瘤, 척추결핵, 椎間關節・薦腸關節(Sacroiliac joint)・骨盤腔內病變, 腰薦軟組織挫傷 등의 병증에서 많이 볼 수 있다. 속발성좌골신경통은 신경이 손상을 받은 부위에 근거하여 根性과 干性으로 분류한다. 그 가운데 根性이 많이 보인다. 즉 대부분 척추병변으로 인하여 일어난다. 상술한 원인이 각자 다르기 때문에 모두 신경염증 혹은 염증 변성의 병리 변화를 일으키지만 임상에서 나타나는 것은 비교적 많은 공통점이 있다.

3) 임상표현

본 병은 주로 좌골신경통로 및 그 분포 구역 내의 동통(동통은 鈍痛, 刺痛 혹은 燒灼感), 지속성 혹은 짧은 시간 극렬한 동통, 동통은 臀部로부터 大腿 後面, 小腿 後 외측을 따라 遠端을 향하여 放射되고, 허리를 굽히거나 하지를 활동할 때 가중된다. SLRT에서 陽性은 좌골신경통의 특징적인 증상이다. 즉 환자가 바로 누워 슬관절을 펴고, 환자의 하지를 들었을 때 患肢의 後側으로 동통이 발생하면 陽性이다. SLRT가 45°를 넘으면 의의는 비교적 적다. 만약 SLRT를 하면서 踝關節 및 踇指를 背屈하면 동통은 더욱 분명하게 나타난다. 환자는 항상 통증이 감소하는 특수한 자세가 있다. 예를 들면 잠을 잘 때 健側이 아래로 患側이 위로, 고관절과 슬관절을 약간 굽히고 자며, 누워 있다가 일어 날 때는 슬관절을 굽히고, 일어 날 때는 몸을 健側을 향하여 경사지게 하고, 앉을 때는 健側 臀部에 힘을 쓴다. 小腿 外側, 足背 등에는 刺痛 혹은 痲木感이 있다. 腰椎旁, 股後, 膕窩, 腓骨小頭, 腓腸筋, 外踝 後에 壓痛이 있다. 그 가운데 坐骨神經炎으로 일어난 幹性坐骨神經痛은 발병이 비교적 급하다. 기타 골반강 내 질병, 고관절염증, 腫瘤의 압박으로 일어난 것들은 발병이 비교적 완만하고, 또 原發病의 증상과 體徵이 있다. 根性坐骨神經痛은 발병이 완만하고, 오래도록 下背 및 腰部에 酸痛이 있으며, 일부는 요부 外傷歷을 볼 수 있다. 坐骨神經根部 압박의 호발 부위는 항상 $L_{4,5}$ 및 $L_5 \sim S_1$ 사이이다. 동통은 기침, 재채기, 허리 굽힘 등으로 인하여 가중된다. 小腿 외측 혹은 足背部의 피부 감각은 幹性坐骨神經痛에 비하여 분명하게 떨어지지만 坐骨神經통로의 壓痛은 幹性坐骨神經痛에 비하여 분명하게 나타나지 않는다.

4) 진단 요점

① 이 병은 전형적인 동통 분포 부위에 근거하며, 동통은 활동, 腹壓 증가, 주위 온도 변화 등의 인소에 따라 심해질 수 있으므로 일반적인 腰背痛과는 감별할 수 있다.

② 검사에서 주의할 것은 이 병의 특수한 體徵이 있는가 하는 것이다. 예를 들면 좌골신경 통로 혹은 根部에 압통 및 SLRT에서 양성인가 하는 것이다.

③ 이 병은 많은 병증에서 지속적으로 발생할 수 있으며, 病因 진단은 병력을 상세히 물어 보는 것에 의존하며, 감염, 찬 기운을 맞은 것, 비를 맞은 것, 외상 혹은 腫瘤 등의 상황이 있었는지도 유의한다.

④ 반드시 계통적인 체격검사와 아울러 요추의 X-ray, 근전도 등의 검사를 한다.

5) 치료 방법

좌골신경통은 虛實 두 종류가 있는데, 實證이 위주가 되며 혹 寒濕이 留着되거나 瘀血이 阻滯한 것이 있다. 동통이 심하지 않거나 緩解되는 과정 중에 역시 正氣가 부족한 자도 있다. 이 병을 침구 치료할 때 환자가 전형적인 虛實 증후를 나타내면 辨證을 고려한 다음 選穴하여 다른 침구 방법을 시술한다. 虛實 증후가 전형적인 것이 아니면 동통이 放射하는 經絡에 근거하여 經을 나누어 치료한다.

(1) 循經治療

동통 부위 및 放射하는 노선에 따라 足太陽, 足少陽 經穴 위주로

選穴한다.

① 처방 : 主穴은 腰$_{2\sim5}$夾脊·秩邊·環跳·陽陵泉.

② 가감 : 足太陽經이 분포하는 부위에 동통이 있으면 殷門·委中·承山·崑崙을 취한다. 足少陽經이 분포하는 부위에 동통이 있으면 風市·懸鍾·丘墟 등을 취한다.

③ 조작법 : 夾脊穴을 刺鍼할 때는 棘突間隙에서 患側旁을 향하여 옆으로 3~5分 處에 取穴하는데 중점을 두고 選穴 할 곳은 腰$_4$, 腰$_5$ 夾脊이다. 鍼尖은 脊柱를 향하여 약간 경사지게, 깊이 1.5寸 정도로 한다. 進鍼 후에는 가볍게 提揷하여 강렬한 電氣感電感 혹은 燒灼感 등이 나타나게 하면 더욱 효과적이다. 동시에 健側 夾脊穴도 刺鍼하는데 鍼尖이 患側과 마주 보도록 한다. 秩邊穴은 수직으로 2寸 정도 進鍼한다. 環跳穴은 70° 정도로 경사지게 內下方을 향하여 進鍼하고 提揷捻轉을 실시하는데 進鍼 感應이 足少陽經 혹은 足太陽經을 따라 放散되게 한다. 모든 穴은 平補平瀉法 혹은 瀉法을 행한다. 留鍼은 30분간 하고, 아울러 간헐적으로 行鍼한다.

④ 方義 : 이 처방은 주로 동통의 부위에 근거하여 選穴한 것으로 疏導經氣하여 通則不痛의 목적을 달성하는 데 뜻이 있다. 華陀夾脊穴은 督脈 옆에 있으며, 溫經散寒의 효과가 있다. ≪鍼灸甲乙經≫에서는 "腰脇相引痛急, 髀筋瘈脛, 痛不屈伸, 環跳主之"라고 하였다. 環跳穴은 역대로부터 下肢의 痿痺를 치료하는 데 유효한 經穴로서 足少陽經과 足太陽經의 交會穴이다. 陽陵泉은 筋會로서 ≪天星秘訣≫에서 "冷風濕痺鍼何處? 先鍼環跳次陽陵"이라 하였다. 또 좌골신경 내측의 足太陽經에 위치하는 穴인 秩邊을 취하

여 치료하면 모든 穴을 相合하여 通絡止痛의 효과를 일으킨다.

(2) 辨證施治

① 寒濕留着

가. 증상 : 腰腿疼痛이 극렬하며, 經脈을 따라 상하로 달리고, 屈伸이 불편하다. 혹은 一身이 沈重함을 자각하고, 腰腿部가 무겁고, 强硬하며 酸痛이 교대로 나타난다. 아울러 小腿 외측 및 足背部의 근육과 피부가 不仁하며, 따뜻한 것을 좋아하고, 찬 것을 싫어하며, 비와 寒冷한 기후를 맞으면 동통이 더욱 심해진다. 苔白膩, 脈沈하다.

나. 治則 : 祛寒行濕, 溫經通絡.

다. 處方 : 上方에 命門・腰陽關을 가한다.

라. 操作法 : 平補平瀉法 혹은 瀉法을 시행하고, 아울러 溫鍼灸 혹은 艾條溫和灸를 시행한다.

마. 方義 : 命門・腰陽關은 督脈의 腧穴이 된다. 督脈은 陽脈之海가 되므로 취하면 溫經散寒祛濕의 효과가 있다.

② 瘀血阻滯

가. 증상 : 대부분 腰部의 外傷歷이 있으며, 혹 腰腿疼痛이 오래되어도 치유되지 않고, 동통의 양상이 바늘로 찌르는 것 같거나 칼로 베는 것 같고, 髀樞 혹은 腿股로 이어지며 허리를 굽히고 펼 수 없고, 옆으로 돌리지 못하며, 저녁이 되면 동통이 가중된다. 舌質紫暗 혹은 瘀斑이 있으며, 脈澁不利하다.

나. 治則 : 活血祛瘀, 通絡止痛.

다. 處方 : 上方에 膈兪·委中을 가한다.

라. 操作法 : 瀉法을 사용한다. 委中이 있는 부위에 瘀血이 있는 絡脈을 찾아 몇 ml 刺絡 出血한다.

마. 方義 : 膈兪는 血會가 되며, 委中은 또 '血郄'이라 부른다. 瘀血이 阻滯한 자는 이 血을 취하여 치료하면 活血通絡하는 효과가 있다.

③ 正氣不足

가. 증상 : 병변이 오래도록 치유되지 않고, 반복 발작한다. 노동으로 피로가 누적되면 통증이 극렬해진다. 휴식 후 동통이 경감하며 누르고 문지르는 것을 좋아한다. 허리와 다리는 힘이 없고, 面色不華, 精神乏力, 脈沈細하다.

나. 治則 : 益腎强腰, 通經活絡.

다. 處方 : 上方에 腎兪·足三里를 가한다.

라. 操作法 : 刺鍼하여 補法을 하고, 아울러 상황을 고려하여 艾灸를 가한다.

마. 方義 : 腰는 腎의 府이므로 처방 가운데 腎兪를 가한 것은 益腎强腰하는 작용이 있다. 또 足陽明經의 合穴인 足三里를 취하면 健脾和胃益氣한다.

(3) 電鍼療法

① 處方 : 상술한 證型에 따라 選穴한다.

② 操作法 : 매회 2~3개 腧穴을 선택하여 사용하는데, 음극은 감응이 강하므로 主穴에 접속하고, 密波 혹은 疏密波를 선택하며, 강도는 병증의 虛實에 근거하고 환자가 견딜 수 있을 정도로 한다. 약 10~15분 후에는 전류량이 감소하므

로 다시 새롭게 전류량을 조절한다. 매회 20분, 매일 1회 치료한다.

(4) 耳鍼療法

① 處方 : 坐骨神經・臀・副腎・耳神門・腰椎・薦椎.

② 操作法 : 매회 2~3개 穴을 취한다. 毫鍼으로 刺鍼하여 快速捻轉 2~3분간 하고, 捻轉 멈추기를 5분간하며, 다시 제2차 捻轉을 실시한다. 捻鍼 시 환자는 환부를 활동하게 하고, 매일 1회 鍼刺한다. 體穴에 鍼灸 시술 한 후 다시 耳穴上에 埋鍼, 埋丸을 하여 동통이 발생하면 눌러준다.

(5) 刺血療法

① 處方 : 腰薦椎의 阿是穴・上髎・次髎・承扶・殷門・委中・委陽・懸鍾.

② 操作法 : 腧穴 주위에 있는 瘀血絡脈을 찾아 三稜鍼으로 絡脈을 刺破하여 혈액이 스스로 흘러나오게 한다. 출혈이 정지되면 火罐을 가하고 몇 분 후에 제거한다.

(6) 皮下埋鍼療法

① 處方 : 秩邊・環跳・陽陵泉・懸鍾・崑崙.

② 操作法 : 皮內鍼을 皮下에 刺入하고 반창고로 고정하여 3~5일간 埋鍼한다. 동통이 있으면 환자가 스스로 埋鍼處를 누르게 한다. 혹 體穴에 鍼灸 치료 후 鍼感이 비교적 강한 穴位를 선택하여 埋鍼하고, 매일 여러 번 누르게 하여 치료 효과를 확실하게 한다.

(7) 水鍼療法

① 處方 : 腰$_{4,5}$夾脊·環跳·風市·殷門·陽陵泉·飛揚·懸鍾.

② 약물 선택 : 當歸, 紅花, 川芎注射液 혹은 비타민 B_1, 브로카인.

③ 操作法 : 매번 2~3개 穴을 선택한다. 每穴에 사용하는 약침주사액 혹은 양약은 희석한 후 藥液이 2ml되게 한다. 環跳穴에 주사할 때는 腰椎穿刺鍼을 사용하여 환자가 放射感을 느끼게 하고, 放射感을 느끼면 鍼頭를 약간 위로 들어 올렸다가 藥液을 주입한다.

6) 輔助治療

① 推拿로 이 병을 치료하는데 특히 요추간판탈출증의 치료에 비교적 좋은 방법이다. 腎兪·秩邊·承扶·殷門·飛揚 등의 부위는 推·揉·滾法을 시행할 수 있다. 동통이 下肢의 阿是穴·環跳·委中·懸鍾에 있으면 点壓法을 시행한다.

② 물리치료를 배합할 수 있다. 예를 들면 赤外線 혹은 短波 照射, 요오드 투입 요법 등이 있다. 神經根部에 압박이 있는 환자는 아울러 견인요법을 사용할 수 있다.

③ 환자는 당연히 몸을 따뜻하게 해야 하고 濕하게 하지 않아야 하며, 寒濕을 맞지 않아야 한다. 체력을 단련하여 강하게 하고, 평시에는 활동과 일하는 자세에 주의하여야 한다. 腫瘤로 인한 압박 혹은 자궁부속기염으로 인하여 발생한 것은 즉시 原發病을 치료한다.

7) 실험연구

척추의 增殖은 根性坐骨神經痛을 일으키는 가장 흔한 원인 가운데 하나이다. 天津中醫學院 鍼灸科에서 194례의 增殖性脊椎炎을 치료한 결과를 발표하였는데 이 병에 대하여 鍼刺 치료가 일정한 효과가 있으며, 더욱이 夾脊穴이 효과가 비교적 좋다고 하였다. 그들은 관찰을 통하여 鍼刺가 비록 관절의 증식을 소실시키는 데는 효과가 없고, 신경의 압박도 개선시키지 않지만 임상 증상은 확실히 개선하였다. 그 이유는 국부의 혈액순환을 개선하여 신경 주위의 압력 요소인 水腫 등의 병리 변화를 제거하기 때문인 것으로 인식하였다(천진중의학원 침구과 : 전국침구임상회의자료, 1980).

戚麗宜 등은 15례의 좌골신경통 환자에 대하여 鍼刺 전후 5-HT, cAMP, cGMP, PGE_2, PGF_2ā를 측정하였다. 10례의 좌골신경통 환자에서 cAMP는 모두 낮아져 있고, $PGE_{2\bar{a}}$역시 낮아져 있었는데 자침 후에 모두 정상수준이 되었거나 정상 수준에 가까이 도달하였다. cAMP 증가는 β수체 흥분, 혈관 확장이 나타나며, 아울러 혈소판 응집을 억제한다. 이 때문에 刺鍼이 본 병에 대하여 국부 혈액 순환을 개선하고, 신진대사를 왕성하게 하는 것으로 인식하였다. 이외 鍼刺 후 5-HT가 높아진 것을 관찰하였다. 이것은 최근 어떤 사람이 5-HT가 개의 골격근과 혈관에 대하여 확장작용이 있다는 것을 발견한 것에 근거하면 본 실험에서 5-HT가 분명하게 증가하고 PGE_2, cAMP가 증가 추세에 있는 것은 일치한다. 이로써 刺鍼이 능히 通經活絡, 利氣活血하여 通則不痛하는 작용을 설명하는데 어느 정도 객관적인 자료가 된다(戚麗宜 등 : 中國鍼灸(5) : 7, 1984).

8) 古今治法選萃

(1) 古典治法

① ≪素問・繆刺論篇≫ : 邪客于足少陽之絡, 令人于樞中痛, 髀不可擧, 刺樞中以毫鍼, 寒則久留鍼.

② ≪鍼灸甲乙經・腎小腸受病發腹脹腰痛引背少腹控睾≫ : 腰痛, 不能擧足少坐, 若下車躓地, 脛中燆燆然, 申脈主之.

③ ≪千金要方・卷三十≫ : 陽輔主腰痛如錘居中, 腫痛不可以咳, 咳則筋縮急, 諸節痛, 上下無常, 寒熱.

④ ≪神應經≫ : 腰脚痛 – 環跳・風市・陰市・委中・承山・崑崙・申脈.

⑤ ≪醫學綱目≫ : 髀脛急痛 取風市・中瀆・陽關・懸鍾.

⑥ ≪鍼灸大成・治症總要≫ : 腰脚疼痛 – 委中・人中.

(2) 現代治法

① 張登部 : 新中醫. 1975 ; 2.

張登部는 電鍼을 사용하여 본 병을 치료하면서 제1조 穴은 四腰穴(제4요추극돌기와 수평하게 옆으로 2寸), 五腰穴・條山穴(條口와 承山을 透刺)・次髎・秩邊 및 承扶를 선정하였다. 제2조 穴은 環跳・殷門・陽陵泉・條山을 취하였다. 四・五腰穴은 내측을 향하여 60~80° 斜刺, 捻轉刺入, 進鍼 2~2.5寸 하였다. 感電感이 腰部로부터 아래를 향하여 放散되어 모든 患肢에 도달되면 좋다. 條山穴에 麻・脹・酸・沈한 느낌의 鍼感이 있을 정도로 한다. 鍼刺 후 電鍼機를 연결하는데 한 극은 秩邊에 연결하고, 다른 한 극은 承山穴에 연결하여 快頻率(400회 이상/분)脈沖間斷波를 사용한다. 通電量은 환자가 능히 견딜 수 있을 정도로 하며, 20분간 通電, 매일 1회, 6회가 1療程이 된다. 휴식 1일 후 다시 제2療程을 시작한다. 환자의 증상이 분명하게 완해되기를 기다린 후 다시 제2조 穴位로 바꾸고 전침기의 한 극은 環跳에, 다른 한 극은 陽陵泉에 연결하며 다른 것은 앞과 동일하게 한다.

② 江有源 : 中醫雜志. 1979 ; 8 : 24.

江有源은 秩邊穴을 위주로 하여 原發性坐骨神經痛을 치료하면서 아울러 京骨・大鐘・委中・陽陵泉도 選穴하였다. 수직으로 進鍼하고, 輕度의 提揷捻轉을 하였다. 進鍼의 深度는 환자의 체질에 따라 정하였다. 일반적으로 秩邊穴은 3~4寸 進鍼하고, 得氣感이 放散되어 足趾部에 이르도록 하면 좋다. 續發性坐骨神經痛은 아래와 같은 두 조를 돌아가면서 교대로 사용한다. 제1조는 華陀夾脊腰$_{2\sim5}$이며 棘突間隙으로부터 환측을 향하여 옆으로 3分 정도에서 취혈한다. 수직으로 進鍼하고, 가볍게 提揷捻轉하며, 강렬한 전기감 혹은 燒灼感 혹은 彈跳麻脹感이 腿, 足跟, 足趾部로 放散되면 좋다. 留鍼은 15~20분간 한다. 제2조는 '項叢刺'하는데, 즉 腦戶・風府・啞門 3개 穴이다. 다시 腦戶를 중심으로 양측 耳根部 중앙을 향하여 6등분한 것을 추가한다. 매 1등분한 것이 하나의 자극점이 되므로 모두 15개 자극점이 된다. 수직으로 3~5分 進鍼, 候氣가 있을 필요는 없으며, 輕度點刺, 平補平瀉, 留鍼은 20~30분간 한다.

③ 王秀珍 : 中醫雜志. 1982 ; 10 : 53.

王秀珍은 刺血로서 좌골신경통을 치료하였는데 下腰痛은 腰兪・中膂兪・白環兪・上次下髎・環跳를 취하였다. 매회 1~2穴을 시술하였다. 下肢痛은 承扶・殷門・委中・委陽・陽交・懸鍾・跗陽・丘墟・崑崙을 選穴하였다. 매회 2~3개 혹은 3~4개 穴을 시술하였다. 16호 三稜鍼으로 點刺 出血시킨 다음 火罐

을 사용하였다. 제1차는 출혈량이 마땅히 많아야만 비로소 능히 통증이 완화된다. 여러 穴의 총 출혈량은 약 50~60ml이다. 제2, 3차는 약간 적게 출혈시키는데 약 10~20ml, 혹은 20~30ml 정도이다. 제1차 치료 후 동통이 완해하면 7~10일 간격을 두고 다시 제2차 시술을 한다. 만약 동통이 완해되지 않으면 2~3일 간격을 두고 다시 시술한다.

9) 按語

이 병에 대하여 침구는 어느 정도 효과가 있다. 각종 원인으로 인하여 일어난 좌골신경통은 모두 혈액순환 개선이 있으면 근육 경련, 염증 제거, 동통 緩解 등의 작용이 있다. 더욱이 원발성좌골신경통에 대하여 효과가 현저하다. 속발성좌골신경통에 대한 것도 원발성 위주로 치료하며, 鍼灸는 증상을 완해하는 보조 치료 작용을 할 수 있다. 임상에서 나타난 것으로 보면 나이가 젊은 환자는 치료 효과가 비교적 좋고, 實證은 虛證에 비하여 좋고, 寒濕證의 치료 효과는 기타 證型에 비하여 좋다. 치료 시 辨證 형태에 따라 구분하여 選穴하는 것 이외 주로 동통 부위의 經을 나누어 選穴한다. 鍼刺手法은 病情, 체질, 病程에 따라 민첩하게 시행한다. 環跳・秩邊・腰夾脊穴에 鍼刺하여 鍼感이 患肢의 遠側端을 향하여 아래로 전도되게 한다. 만약 鍼感이 분명하지 않으면 왕왕 효과에 영향을 준다. 단 주의할 것은 일단 放射性 감응이 나타날 때면 즉시 行鍼을 멈춘다. 아울러 鍼을 위를 향하여 약간씩 들어 올려 신경의 손상을 방지한다. 電鍼과 藥鍼을 사용할 때는 더욱 주의한다. 발병이 완만한 환자는 鍼刺手法이 지나치게 강하지 않아야 한다. 그렇지 않으면 국부의 혈관에 수축이 일어나 치료 효과에 영향을 준다. 腫瘤 압박으로 일어난 환자에 대해서는 국부에 鍼灸를 시행하는 것이 불가능하다. 이 병의 發作期에는 마땅히 딱딱한 침상에 누워 있게 하고, 아울러 누워서 휴식 취하는 것을 위주로 하면 증상의 완해를 도울 수 있다. 단 누워 있는 시간이 길지 않아야 한다. 일반적으로 3~4주를 초과하지 않는 것이 좋다. 증상이 緩解되면 침상을 내려와 점차 단련하는 것이 좋다.

3. 腰部捻挫

1) 원인

분명하고 갑작스러운 外力으로 인한 損傷歷이 있다.

2) 증상

腰部에 극렬한 동통이 있어 활동 제한을 받으며, 허리를 곧게 펴거나 굽히고 돌리는 모든 동작을 할 수가 없다. 환자는 항상 손을 허리에 대고 있으며, 활동으로 인하여 발생하는 극렬한 동통을 방지하려 한다. 통증이 심한 경우는 서 있기도 힘들다.

3) 치료 방법

(1) 辨證施治

① 症狀 : 손상 받은 부위의 瘀阻로 인하여 腫脹疼痛이 있으며, 상처 부위의 근육과 피부에 青紫色이 나타난다. 처음 생긴 국부상처에는 浮腫이 조금 있으며, 눌렀을 때 통증이 나

타나는 것은 상처가 가벼운 것이다. 만약 紅腫이 높이 솟아오르고, 관절을 움직이기가 어렵다면 상처가 심한 것이다. 오래된 상처는 腫脹이 분명치 않으며, 風寒濕邪가 침입하면 반복 발작한다.

② 治則 : 초・중기는 活血化瘀, 消腫止痛한다. 후기는 養血和絡, 溫經止痛한다.

③ 處方 : 腎兪・志室・委中・腰陽關.

④ 操作法 : 瀉法을 사용한다. 만약 오래되었으면 留鍼하면서 艾條灸를 가한다. 留鍼은 30분간 한다. 급성은 매일 1회, 만성은 격일 1회 치료한다.

⑤ 方義 : 捻挫 取穴은 일반적으로 손상 부위에 근거하여 近位取穴하는 것이 원칙이다. 그러므로 行氣血하고 通經絡하는 목적을 달성할 수 있으며, 손상된 조직의 기능을 회복하여 정상으로 만들 수 있다. 손상 정도가 비교적 重하면 循經近刺와 遠刺를 서로 결합하는 방법을 응용한다.

(2) 刺絡 부항요법

이 방법은 상처가 새로 생겨 局部에 血腫이 분명할 때, 오래된 상처에 瘀血이 오래 머물러 있을 때, 寒邪가 絡脈을 침범하였을 때 등의 병증에 적용한다.

① 처방 : 침구치료 처방과 같다.

② 조작법 : 피부침으로 여러 번 두드려 소량의 출혈 후 火罐을 붙인다.

(3) 藥鍼療法

이 방법은 急性腰部捻挫에 적용한다.

① 처방 : 침구치료 처방과 같다.

② 약물 선택 : 10% 포도당 주사액, 비타민 B_1 등.

③ 조작법 : 10% 포도당액 10ml, 혹은 비타민 B_1 주사액 100mg을 가한다. 穴位에 주입하거나 壓痛이 있는 筋束에 주입한다. 만약 원래 放射痛이 있는 환자라면 鍼感이 그 동통부와 서로 일치하게 해야 한다. 매일 혹은 격일 1회 치료한다.

(4) 耳鍼療法

이 방법은 急性腰部捻挫에 사용한다.

① 처방 : 상응하는 敏感點 · 腦點 · 耳神門.

② 조작법 : 중 · 강자극 捻轉을 한다. 留鍼은 10~30분간, 매일 1회 한다.

(5) 電鍼療法

① 처방 : 主穴은 後谿 · 人中 · 絶骨 · 委中 · 陽陵泉.
配穴은 침구치료 처방과 동일하다.

② 조작법 : 密波로 5분간 한 후 疏密波로 바꾸어 사용한다. 전류량은 중등도로부터 점차 증가하여 강자극에 이르도록 하는데, 환자가 능히 견딜 수 있을 정도로 한다. 매일 1~2회, 매회 10분~30분간 한다. 10회를 1療程으로, 療程간 간격은 3~5일로 한다.

(6) 刺血療法

이 방법은 急性腰部捻挫에 사용한다.

① 처방 : 委中 · 攢竹.

② 조작법 : 委中 瀉血 2~3ml, 攢竹에는 26호 毫鍼을 사용하여 刺

入하며, 留鍼하지 않는다. 拔鍼 후 손으로 짜 혈액을 1~2 방울 나오게 한다.

4) 보조치료

① 필요시 推拿, 약물치료를 배합한다.

② 손상 받은 局部의 활동을 적당하게 제한하여 더욱 손상되는 것을 막는다. 의사의 지도하에 유익한 활동을 하게 하여 혈액의 유통을 촉진하면 기능의 회복을 앞당길 수 있다.

5) 古今治法選萃

(1) 古典治法

① ≪醫學綱目≫ : 腰閃挫氣痛 取尺澤, 忌灸, 又取委中・人中・陽陵泉・束骨・崑崙・下窌. 閃著腰痛 取氣海, 肥人一寸, 瘦人五分, 三補三瀉, 令人覺臍上下痛, 停鍼, 候二十五息, 左手重按其穴, 右手進鍼, 三息, 又停二十五息, 依前進鍼, 令人覺從外腎熱氣上入小腹, 出鍼, 神效.

② ≪鍼灸大成・手足腰膝門≫ : 挫閃腰疼, 脇肋痛 － 尺澤・曲池・合谷・手三里・陽陵泉・三陰交・行間・足三里.

(2) 現代治法

① 李宇俊 : 雲南中醫雜志. 1984 ; 6 : 28.

刺絡과 부항에 藥條灸를 추가 사용하여 요부 근육 염좌를 치료하였다. 환측에서 압통이 가장 분명한 곳을 主穴로 하고, 委中

을 배합하여 치료하였다.

가. 藥條 구성 : 艾絨・丁香・肉桂.

나. 조작법 : 환자는 座位를 취하고, 시술자는 먼저 掌筋을 사용하여 阿是穴 위를 잠시 揉按하여 痛點 주위의 정맥이 노출되게 한다. 그런 다음 三稜鍼을 사용 3~5회 點刺하여 출혈한다. 출혈량은 2~5ml가 적당하다(만약 출혈이 나타나지 않으면 鍼 맞은 주위를 짜고 눌러 출혈시킨다). 이어서 큰 火罐을 3~5분간 붙이고, 罐을 제거한 후 다시 藥條灸를 5~7분간 한다. 상술한 조작을 완전히 마친 후 환자가 엎드리게 하고, 三稜鍼으로 委中에 點刺하여 6~10방울 정도 출혈한다. 격일 1회 치료하며 치료 기간에는 침상에 누워 휴식할 때 조심한다.

다. 치료효과 : 60례 가운데 治癒 42례, 顯效 9례, 進步 6례, 無效 3례였다.

② 趙萬成 등 : 中國鍼灸. 1996 ; 2 : 24.

上都穴(第2・3掌指 關節 사이)에 刺鍼하여 急性腰部捻挫를 치료하였다.

가. 조작법 : 환자는 坐位 혹은 立位를 취하게 하고, 주먹을 쥐고, 손바닥이 아래를 향하게 한다. 28호 2寸 毫鍼을 사용하여 掌心 방향을 향하여 1~1.5寸 깊이로 刺入하고, 捻轉補瀉 手法을 행한다. 자극량은 환자가 견딜 수 있을 정도로 한다. 留鍼은 20분간 한다. 留鍼 기간에 환자가 바로 눕고 몸을 옆으로 돌리고, 다리를 차는 등의 활동을 하게 하는데, 환부에 땀이

날 정도로 한다.

나. 치료효과 : 400례 가운데 痊癒 357례(89%), 有效 34례 (8.5%), 無效 9례(2.5%), 총유효율 97.5%였다.

6) 按語

급성요부염좌에 대하여 委中 刺血法을 사용한다. 즉 委中穴處의 정맥에 點刺하여 출혈한다. 또는 兩手의 陽池穴에 進鍼하여 得氣 후 지속적으로 捻轉하고, 한편으로는 환자가 허리를 완만하게 활동하게 한다. 이 두 종류의 施術은 항상 매우 빨리 요통을 완해하여 간편하게 효과를 볼 수 있는 방법이다.

6. 靳瑞의 腰三鍼

靳瑞(1932 ~)

男, 漢族, 廣東省 廣州市人. 1955년 廣東省中醫藥專科學校를 졸업하였다. 일찍이 廣東中醫進修學校 鍼灸學 教師, 廣州中醫學院 教師, 鍼灸科 主任醫師를 역임하였다. 현재는 廣州中醫學院 教授, 鍼灸科 主任으로 있다. 傳統鍼法에 장기가 있으며, 임상에 ≪內經≫과 ≪難經≫ 이론을 응용하여 鍼灸에서 取穴하는 수를 적게 하고 정밀하게 할 것을 주장하였다. 顳三鍼을 창안하여 半身不遂를 치료하였으며, 背三鍼으로는 哮喘을 치료하고, 鼻三鍼으로는 鼻炎을 치료하였다. 일찍이 廣州中醫學院 瘧疾 연구팀에 참가하였으며, 연구팀의 〈青蒿素抗瘧研究〉라는 논문으로 1978년 全國科學大會 2等獎을 받았다. 편저로는 ≪鍼灸學基礎≫, ≪醫經鍼灸類編≫ 등 서적 15종 약 400余 萬 字가 있다. 저술 논문으로는 〈秦漢時期鍼刺補瀉探討〉, 〈燒山火, 透天凉手法研究〉 등 41편 약 10萬 字가 있다.

賴新生 主編, 三鍼療法, 中國 北京, 中國醫藥科技 出版社, 1998 : 10-4.

〈참고〉 青蒿素 : Artemisinin

1) 定位

① 腎兪 : 腰部, 제2요추극돌기하. 좌우양방 각 1.5寸에 위치한다.
② 大腸兪 : 腰部, 제4요추극돌기하. 좌우양방 각 1.5寸에 위치한다.
③ 委中 : 膕窩 橫紋 중점, 股二頭筋腱(tendon biceps femoris)과 半腱樣筋腱(tendon of semitendinous muscle) 중간에 위치한다.

2) 主治

급만성염좌통(포괄 : 急性腰捻挫傷, 腰肌勞損, 腎結石, 腎絞痛으로 인한 요부방사통, 요추간판탈출, 요추관절 기능 이상 등), 성기능장애, 遺精, 陽萎, 月經不調.

3) 鍼具, 進鍼 方向과 深度

30號 2寸 스테인리스강 毫鍼을 선택한다. 腎兪・大腸兪穴을 취하고, 환자는 俯臥位를 취한다. 鍼尖은 척추방향을 향하여 斜刺로 0.8~1寸, 直刺는 1~1.5寸으로 한다. 委中穴은 비교적 淺刺法을 사용하여 得氣가 쉽게 하며, 鍼感이 반드시 腰部나 下肢로 전도되게 하여야 한다.

4) 鍼刺方法

≪內經≫의 徐疾補瀉와 捻轉補瀉手法('虛則補之, 實則瀉之'의 원칙에 근거하여 虛證이면 補法, 實證이면 瀉法을 사용하며, 虛實이 분명하지 않으면 平瀉平補法)을 사용한다. 급성요부염좌로 통증이 심한

자는 자침 후에 G6805 전침치료기를 연결하여 疏密波나 連續波를 사용하는데 환자가 참을 수 있는 강도로 하며 매회 20분의 전침자극을 준다.

5) 艾灸法

艾條灸를 15분간 하거나 萬花油를 바르고 艾絨麥炷灸를 5~7장 한다.

6) 配穴

① 寒濕腰痛 : 腰部가 무겁고 침체되어 있고, 완화와 악화가 끊어지지 않고, 비가 내리면 통증이 심해진다. 命門・腰陽關에 灸를 한다. 혹은 溫鍼, 혹은 神燈을 20~30분 照射한다.
② 腎虛腰痛 : 腰痠膝軟한 증상이 보이고, 노동 후에 나타거나 심해지는 자는 志室・太谿를 加한다.
③ 瘀血腰痛 : 痛處가 고정된 증상을 보이고, 야간에 甚해지는 특징이 있다. 넘어진 적이 있는 등의 외상력이 있다. 舌質은 暗紫色 혹은 瘀點 瘀斑이 있고, 脈細澁한 자는 膈兪・次髎를 가하거나 刺絡하고 부항을 한다.
④ 閃挫腰痛 : 급하게 통증이 나타나며, 기침을 하거나 재채기를 할 때 통증이 심해진다. 人中과 腰痛点, 혹은 後谿를 加한다.

7) 分析

腰三鍼은 주로 '요통'을 치료하기 위하여 만든 것으로 요통을 中醫에서는 또 '腰脊痛'으로 부른다. 이것은 腰部의 동통을 주요 증상으로 하며, 동통의 부위는 脊中에 있거나 혹은 一側 혹은 兩側에 있다. 이것은 임상에서 많이 보이는 증후의 하나이다. 이 병의 病因은 복잡한데 요부의 연부조직 손상, 근육에 風濕이 침입한 것 및 脊柱病變 등에서 많이 볼 수 있다.

腰三鍼의 穴位는 모두 足太陽膀胱經의 穴位이다. 腎兪는 通腎하는 兪穴이 되며, 別名은 交盖라 하고, 腎氣를 조절하고, 腰背를 强壯하며, 耳目을 총명하게 한다. 임상상 腎兪는 요통을 치료하고 왕왕 單穴만으로 역시 효과가 있다. ≪千金方≫ 같은 데서는 "腎中風者, 其人踞坐而腰痛"을 腎兪가 치료한다고 했다. ≪鍼灸大成≫에서는 이 穴을 委中·太谿·白環兪와 배합해서 腎虛腰痛을 치료한다고 했다. ≪鍼灸甲乙經≫에서는 "腎脹者, 腎脹滿, 背怏怏然, 腰髀痛, 腎兪主之, 亦取太谿"라 하여, 이 穴을 太谿(兪穴과 原穴을 서로 배합)와 배합해서 腎脹腰髀痛을 치료한다고 했다. ≪脈經≫에서는 "寸口脈沈着骨, 動苦少腹痛, 腰體酸, 癲疾, 刺腎兪, 又刺陰維"라고 하였다. ≪扁鵲心書≫에서 말하기를 "一切의 大病에 灸 2, 3百 壯을 뜨면, 中風失音, 手足不遂, 大風癲疾을 치료한다"고 하였다. 大腸兪는 臟腑를 소통하여 조절하고, 腰腿를 通利시켜 腎兪가 요통을 치료하는 효과를 증강시킨다.

委中穴은 '四總穴'의 하나이다. ≪四總穴訣≫에서 말하기를 "腰背委中求"라 하였다. ≪鍼灸大全·千金要穴歌≫에서 말하기를 "腰背痛相連, 委中崑崙穴"이라 하였다. ≪素問·刺腰痛論篇≫에서 말하기를 "足太陽脈, 令人腰痛, 引項脊尻背如重狀. 刺其郄中"이라 하였다. 委中을 취하는 것은 足太陽膀胱經의 '合穴'이기 때문에 循經遠取함으로써 '內府'를 치료하는 것으로 볼 수 있다.

腰部는 腎의 外府이다. 요통은 비록 여러 條의 經脈 병변과 서로 상관관계가 있지만 臟腑 변증상 대부분 腎의 문제가 많이 나타난다. ≪內經≫에서 足太陽·足少陽·足陽明·足少陰·足厥陰脈의 經氣 변동이 사람의 요통을 일으키는 것과, 邪氣가 腎에 있는 요통, 요통으로 허리를 돌리지 못하는 것과, 小腸病·脾熱病·腎熱病 등으로 인한 요통의 辨證論治를 논술하였다. 또 각종 요통의 증상, 輕重 정도, 서로 겸하는 증상에 관하여 모두 기술하였다.

腰三鍼에는 '行氣活血, 舒通經絡'의 효능이 있고, 또 '益腎養精, 固本培元, 强壯腰脊'의 작용이 있으며, 주로 督脈과 足太陽經脈을 소통조절한다. 靳瑞는 이 三穴을 요부 내외 질환을 통치하는 大要穴로 삼았는데 상술한 經絡學說을 기본 이론으로 하였다.

8) 體驗

① 腰三鍼穴은 원발성좌골신경통을 치료하고, 특히 급성요통 발작기에 대한 치료효과가 현저하다. 속발성좌골신경통에 대한 예를 들면 腰椎骨質增殖, 추간판돌출, 요추압박골절, 비대성척주염 등으로 일어난 좌골신경통에 역시 양호한 통증 완화 작용이 있다.

② 임상상 腰三鍼 치료는 변증하기 힘든 요통에도 역시 왕왕 효과가 빠르고, 효과가 높은 장점이 있다. 이것은 요통 치료에 비교적 좋은 방법이다. 단 病因 病機 證候가 복잡한 환자는 마땅히 명확하게 병이 어느 經에 있는지 변별하여 腰三鍼 위주 穴로 刺鍼하고 다른 혈들을 적당하게 配穴해서 쓴다.

③ 靳瑞가 가장 상용한 3개 配穴은 崑崙·次髎·太谿이다. 요통에 겸하여 前後陰 症狀이 있거나 요통이 극렬하거나 눕거나 앉거나 불안한 두 가지 상황 아래에서는 次髎를 배합한다. 좌골신경통

에는 대부분 崑崙을 취혈한다. 腎虛腰痛에는 대부분 太谿를 취혈하고, 가끔 章門을 취혈한다.

④ 腰三鍼 부위의 자극 방법은 많다. 靳瑞는 전침, 溫鍼灸, 부항 등의 방법을 사용하고, 瘀血阻絡한 자는 委中에 三稜鍼을 이용하여 적당하게 瀉血을 한 후 腎兪·大腸兪 및 肢體의 기타 經穴에 상응하는 補瀉를 했다. 그는 요통에 瘀血이 겸해 있으면 '菀陳則除之'의 원칙으로 瘀血을 모두 제거하고 나서야 鍼刺補瀉를 말할 수 있다고 하였다. 그렇지 않으면 무원칙한 補瀉가 되는 것으로 '瘀血不去, 經絡難通'이라 인식하였다. 고인들은 瀉血하려면 마땅히 '血變而止'라 판단하였는데 그는 이 방법을 잘 파악하고 있었다. 委中穴의 출혈량은 어혈의 경중을 보고 정하여야 하는데 일반적으로 2~3ml가 적당하다. 瀉血 후에 腰腿가 십분 경쾌한 느낌이 들면 적당한 것이며, 그리고 마땅히 피로감이 없어야 한다.

⑤ 八髎穴 중 하나인 次髎穴은 腰三鍼 중에 상용하는 配穴이다. 靳瑞는 비뇨생식계통질환으로 인한 요통 치료에 상용했다. 그는 ≪銅人≫에서 次髎에 대하여 "治疝氣下墮, 腰脊痛不可轉搖, 急引陰器不可忍, 腰以下至足不仁, 背膜寒小便赤淋, 心下堅張"이라 상술한 綜合徵의 표현을 예로 들었다. ≪鍼灸大成≫을 고찰하면 八髎穴은 늘 요통을 치료하는데 후세 의가들은 또 八髎穴의 하나인 次髎穴을 주로 다용하는 것은 무엇 때문인가? 靳瑞는 八髎穴은 비록 항상 理下焦하여 腰腿를 강건하게 하지만 次髎穴은 行氣活血하는 작용이 가장 강하며 지통효과가 더욱 뛰어난 것으로 인식하였다. 그러므로 여기에 腎兪·太谿·三陰交 등과 배합하면 男子의 遺情, 陽萎, 조루를, 女子의 月事不調, 痛經, 부속기염증 등을 치료한다. 이 때문에 腰三鍼의 주치 범위는 실

제 요통 하나에 국한되지 않는다고 하였다.

⑥ 腰三鍼은 下肢癱瘓, 소아마비후유증, 不孕不育, 痿證, 下肢水腫 등을 치료한다.

下肢癱瘓은 環跳・風市・懸鍾・陽陵泉・足三里와 배합할 수 있다. 痿症은 足三里・太衝・太谿・三陰交와 배합할 수 있다. 下肢水腫은 三陰交・崑崙・衝陽 등의 혈을 배합하는데 매회 1~2개 穴을 배합한다. 命門・條口・承山・陽陵泉 透 陰陵泉을 배합하면 진행성근육불영양증을 치료한다.

9) 임상례

(1) 例 1

① 일반적인 사항 : 朱某, 남, 36세, 1993년 4월 12일 初診.

② 병력 및 증상 : 濕한 곳에서 잔 후에 요통이 나타났고 이후에 10년간 요통이 반복 발작을 했다. 기후 변화에 따라 통증이 변했는데 寒冷하거나 바람이 불고, 氣候가 潮濕하면 동통이 심해지고, 통증이 심해지면 침상에 바로 눕기 힘들고 돌아눕기도 힘들었다. 단지 휴식 후에 완화되는 양상을 보였다. 여러 치료를 받았으나 효과가 없어서 본원에 來院하였다. 진단 시에 요통이 심했고, 兩膝關節 이상으로 마비되었고 腰薦關節에 壓痛이 분명하고, SLRT상 음성이었고, 舌質淡, 苔白潤, 脈沈하였다.

③ 변증 : 寒濕腰痛(腰筋損傷)으로 진단했다.

④ 치료 및 경과 : 腰三鍼을 취하고 양측 風市・陽陵泉을 모두 배합하였고, 手法은 先瀉後補를 했는데 提揷補瀉를 결합하여 30분간 留鍼했다. 제1차 시술 후에 요통이 분명하게

호전되었다. 제2차 시술 시에 요부에 심한 통증은 없어졌으나 슬관절 이상 부위에 마비감은 아직 남아있어서 艾炷灸를 次髎穴에 모두 7壯 시술하였다. 제3차 시술 시에 마비감이 소실되었다. 총 5차 시술한 후 조사한 결과 반년 후까지 요통이 다시 재발하지 않았고 치유되었다고 하였다.

(2) 例 2

① 일반적인 사항 : 王某, 여, 29세, 1993년 1월 14일 초진.

② 병력 및 증상 : 환자는 1992년 5월에 자궁근종 절제술을 받았고, 요부 마취 후 1개월 만에 요천추부 양 측에 통증이 나타나 여러 곳에서 치료를 받았으나 호전되지 않아 來院하였다. 진찰 시 요통은 찌르는 것 같은 통증이었고, 활동 후에 심해졌으며 全 腰部와 천추부 미골부까지 통증이 나타났다. 제3요추 橫突起尖處에 압통이 나타났고, SLRT는 음성, 요부 활동 정도도 정상이었다. X선 검사와 각종 화학검사에서도 정상이었다. 舌淡暗한데 瘀斑이 있었고, 苔白, 脈細澁하였다.

③ 변증 : 瘀血腰痛(요부 마취 후유증)으로 진단했다.

④ 치료 및 경과 : 먼저 三稜鍼으로 委中을 點刺하여 放血한 후에 다시 腰三鍼을 취하고, 崑崙을 배합하여 매일 1회 시술하였다. 3회 시술 후에 요통이 거의 소실되었다. 치료를 확실하게 하기 위하여 3회 더 치료하였다. 6월 18일 우연히 다시 만났는데 요통의 재발이 없었고 활동도 정상이었다.

7. 羅詩榮의 腰痛 鋪灸治療

羅詩榮(1923 ~)

男, 安徽省 合肥 사람. 16세에 伯父인 羅茂洲로부터 침구를 배웠다. 20세에 杭州에서 개업을 하였으며, 1958년 연합진료소(지금의 杭州市 鍼灸專門科 醫院)에 참가하여 오늘에 이르렀다. 일찍이 浙江省과 항주시 침구학회 이사, 아르헨티나 中華鍼灸學會 고문, 遼寧省 丹東市 中醫院 침구 고문, 여러 번 절강성과 항주시 모범 노동인으로 평가 받았으며, 1989년에는 전국 모범 노동인으로 평가 받았고, 현재는 항주 침구 전문과 의원 침구 부주임 의사, 항주시 침구의원 명예원장, 항주시 名老中醫, 항주시 침구학회 고문 등의 직을 맡고 있다. 국내외 발표 논문은 10여 편이며, 그 가운데 ≪鋪灸治療類風濕性關節炎65例臨床觀察≫은 항주시 科技優秀論文 2等獎을 받았으며, 1990년 ≪鋪灸治療類風濕性關節炎的臨床研究≫는 항주시 위생국 科技 成果 鑑定을 통과하였다.

馬瑞寅 主編, 名醫鍼灸精華, 중국 상해시, 上海中醫藥大學出版社, 1994 : 122-3.

1) 개요

鋪灸는 또 長蛇灸라 부른다. 항상 督脈을 취하여 치료하므로 그 鋪灸의 면적은 넓고, 艾炷는 크며, 火氣는 풍족하여 溫通力이 강하므로 一般灸法이 미칠 바가 아니다. 능히 督脈을 溫補하고, 眞元을 强壯하며, 陰陽을 조화하고, 氣血을 溫通하는 효과가 있다. 督脈의 모든 증상과 만성·虛寒性 질병에 적합하다. 예를 들면 痺證(類風濕性關節炎·風濕性關節炎 등), 腰痛(요추·흉추·頸椎骨質增殖과 腰肌勞損 등), 哮喘(慢性支氣管炎·支氣管哮喘·肺氣腫 등), 虛勞한 모든 질병(만성간염·B형간염·神經官能症(neurosis) 등), 만성위장질병 등이다.

2) 鋪灸 시간

더운 여름 三伏 날, 대낮에 하는 것이 적당하다.

3) 取穴

督脈(脊柱 正中 督脈 大椎穴에서 腰兪穴에 이르는 부위).

4) 붙이는 재료

斑麝粉 1~1.8g(斑麝粉은 麝香 50%, 斑蝥粉 20%, 丁香粉 15%, 肉桂粉 15%로 조성), 去皮한 마늘을 찧어 진흙처럼 만든 것 500g, 오래된 뜸쑥 200g.

5) 조작

환자를 침대에 엎드리게 하고 등을 노출시킨다. 脊柱上 피부는 통상적인 소독을 하고, 마늘즙을 바른 다음 척주 정중선에 斑麝粉을 흩뿌린 후 길이가 80cm, 넓이가 10cm 되는 종이를 놓는다. 아울러 종이 위에(大椎부터 腰兪穴에 이르는 督脈處) 넓이 50mm, 두께 12mm 크기로 마늘을 찧어 진흙처럼 된 것을 쌓고, 그 위에 艾炷 1조를 쌓으면 긴 뱀과 같은 모양이 된다. 頭・身・尾 3점을 정하여 불을 붙여 자연 연소되게 한다. 불이 모두 탄 다음 계속하여 艾炷 1조를 쌓고 灸를 한다(일반적으로 2~3장이 적당하다). 뜸을 마치면 마늘 찧은 것은 제거하고, 따뜻하고 젖은 면 수건으로 가볍게 닦아 깨끗하게 하면 뜸 시술은 끝난다. 뜸을 뜬 후에는 水疱(이 기간에 감염을 방지하여야 한다)가 발생한다. 제3일에 이르면 소독한 鍼을 사용하여 水疱液이 흘러나오게 하며, 아울러 소독된 솜으로 흘러나온 水疱液을 깨끗하게 닦아 내고 龍膽紫藥水를 바르고, 격일 1회, 딱지가 형성되었다가 떨어지면 중지한다.

뜸을 뜬 후 1개월 내에는 生冷하고 辛辣한 음식, 肥甘厚味, 鷄鵝와 비린내 나는 물고기 등의 섭취를 금하고, 냉수 목욕(온수 사용은 가능하다)을 금하며, 冷風을 피하고, 房事를 금하며, 1개월 정도 완전한 휴식을 하도록 지도한다.

참고

1. 龍膽紫 : Gentian Violet.
2. 조작 동영상은 ≪中醫學視听教材・督脈鋪灸篇≫(中華醫學電子音像出版社 발행)을 詳見.

8. 樓百層의 腰部捻挫 치료

樓百層(1913 ~)

男, 漢族, 浙江省 諸暨縣 사람. 浙江省中醫藥硏究院 硏究員. 1935년 浙江中醫專門學校를 졸업하였다. 鍼灸硏究室 主任, 學術委員會 委員, 浙江省鍼灸學會 主任, 全國鍼灸學會 委員 등을 역임하였다. 1983년 省의 名老中醫로 평가받았다. 의학에 발을 들여 놓은 지 50여 년이 되어 각종 鍼刺手法에 대하여 독창적인 견해를 갖추었으며, 아울러 鍼灸經驗을 컴퓨터에 도입하여 임상에 응용하였다. 저서에는 ≪鍼灸療法≫, ≪鍼灸防治精神分裂症≫ 등과 30여 편의 발표 논문이 있다.

劉冠軍 編, 現代鍼灸醫案選, 北京, 人民衛生出版社, 1988 : 333.

1) 일반적인 사항

高○○, 남, 46세, 노동자.

2) 현 병력

1주일 전 무거운 물건을 옮기다가 腰部捻挫를 당하여 동통이 발생하였다. 옆으로 돌리거나 굽히고 펴기가 힘들었다. 먼저 근무하는 회사의 의무실에 가서 침구치료를 받았으나 효과가 나타나지 않아 치료 받으러 왔다. 평소 신체는 건강하였고, 腰部의 동통은 우측으로 하면 더욱 심해지고, 局部에 미세한 부종이 있었다. 腎兪穴을 누르면 壓痛이 분명하였다.

3) 변증

물건을 들고 옮기거나 진 것이 과도하여 經脈을 손상하였기 때문에 經氣의 운행이 失調되고, 局部에 氣血이 壅滯되어 발생한 것이다.

4) 치료 및 경과

腎兪・委中을 取穴하였다. 그 가운데 委中穴은 得氣 후 留鍼(鍼感이 소실되면 다시 運鍼을 가하여 鍼感을 지속)하였다. 양쪽 腎兪穴은 得氣 후 모두 平補平瀉法을 시행하여 환자가 局部에 편안한 감을 느끼게 하였다. 양측을 교대로 운용하고, 15분 후 모두 拔鍼 하였다. 환자가 腰部를 편안하게 느끼고, 허리를 굽히고 펴는 것이 가능해지면 병은 이미 7~8할은 치료된 것이다. 다음 날 다시 위의 방법에 따라 1

회 더 鍼治療하니 완전히 치료되었다.

5) 按

腰部는 腎之外府이므로 腎兪穴을 취하여 經絡疏通, 氣血調和하였을 뿐만 아니라 腎氣를 調整할 수 있었다. 委中穴을 취한 것은 足太陽膀胱經을 통하여 환부에 작용하여 止痛의 효과를 거둔 것이다.

9. 龐中彦의 坐骨神經痛 치료

龐中彦(1912 ~)

男, 漢族, 廣東省 廉江 사람. 廣東省人民醫院鍼灸科 主任醫師, 廣東鍼灸學會副主任委員. 廣東省國立醫學院을 졸업하였다. 해방 후 廣東省人民醫院에서 中醫鍼灸科 건립 책임을 맡아 일했으며, 아울러 廣州中醫學院 등의 鍼灸課 강의를 겸임하였다. 현대의학 이론과 기술을 빌리고, 임상경험을 통하여 鍼灸臨床 치료 효과를 높였다. 저서에 ≪鍼灸學≫, ≪簡明鍼灸手册≫ 등 6종의 저작물이 있다. 연이어 人民日報, 健康報 등에 鍼灸治療로써 小兒腎炎, 痢疾 등을 치료한 32편의 논문을 발표하였다.

劉冠軍 등 主編, 中國當代名醫鍼方鍼術集成, 中國 長春市, 吉林科學技術出版社, 1999 : 218.

1) 處方

人中과 印堂을 鼻梁(止痛 효과가 좋음)으로 透刺・大腸兪・關元兪・秩邊(모두 患側을 취함), 臀部 壓通點・陽陵泉, 委中・崑崙(모두 患側을 취함).

2) 操作

위의 穴을 초기에는 모두 瀉法을 사용한다. 증상이 경감된 후 平補平瀉法을 사용한다. 留鍼은 30분간 한다.

3) 치료 경험

① 일반적인 사항 : 蒲○○, 남, 53세.

② 증상 : 左腰部 및 左下肢疼痛이 비교적 심하였다. 특히 臀部가 더욱 심하여 밤에 잠들기가 어려웠다. 舌質淡紅, 苔微黃, 脈弦緊.

③ 치료 및 경과 : 18일간 치료하여 증상이 거의 소실하였으며, 가까운 시일에 치유되었다.

4) 按語

이 병은 中醫에서 '痺證' 痛痺의 범주에 속한다. 치료 원칙은 祛寒行濕, 溫經通絡한다. 이 병은 風寒濕邪가 經絡을 침범하여 氣血이 막혔기 때문에 발생한 것이다. 刺鍼하면 능히 經氣를 激發하여 疏通經絡, 氣血通調하므로 通則不痛하는 것이다. 이 병은 또 원발성과 속발성 두 부류로 나눌 수 있다. 前者는 風寒濕으로 인하여 병이 발생한 것이며, 後者는 좌골신경 부근의 조직에 병변이 발생하여 발병에 영향을 준 것으로 치료가 비교적 어렵다. 발병 부위에 따라 根性과 幹性 두 부류로 나눌 수 있다. 腰臀部 동통이 위주이면 根性坐骨神經痛이며, 통증이 臀部 및 下肢後外側 위주이면 대부분 幹性坐骨神經痛이다. 鍼灸取穴은 本 위주이며, 遠近을 서로 결합한다. 根性인 者는 대부분 大腸兪・腎兪・關元兪・腰陽關・飛揚을 취한다. 幹性은 環跳・秩邊・臀中・委中・陽陵泉・絶骨・崑崙을 취한다. 동통이 극렬하면 强刺戟을 하는데 다만 환자가 능히 견딜 수 있을 정도로 한다. 치료 기간 동안에는 휴식과 음식에 주의하며, 치유에 대한 확고한 믿음을 가져야 하고, 의사와 협력이 되어야 만족할 만한 효과를 거둘 수 있다.

10. 司徒鈴의 腰腿痛 치료

司徒鈴(1914 ~ 1993)

男, 한족, 廣東省 開平縣 사람. 1936년 廣東中醫藥專科學校를 졸업하고 학교에 남아 省의 中醫院鍼灸科 주임, 學院鍼灸教研室 주임, 省의 鍼灸學會 主任委員, 中國鍼灸學會 理事, 위생부의 醫學科學委員會專題 委員, 廣州中醫學院 교수, 鍼灸學 박사과정 대학원생 지도교수를 역임하였다. 鍼灸臨床과 교육, 과학 연구에 60여 년을 종사하였다. 1958년 위생부에서 수여한 銀質奬章을 받았다. 1978년에는 '廣東省名老中醫'라는 영예로운 칭호를 받았다. 1987년에 위생부에서 수여한 榮譽證書를 받았다. 1958년 제1회 세계침구학술대회에서 「九鍼十二原鍼術彰」을 낭독하였다. 편저로는 ≪現代鍼灸資料選集≫, ≪刺法鍼灸學≫(부주편) 등 2종 약 20萬 字가 있다. 국내외 발표 논문으로는 30여 편이 있다.

賴新生, 張家維 主編, 岭南鍼灸經驗集, 中國 北京, 中國醫藥科技出版社, 1998 : 1, 162.

1) 개요

腰腿痛, 전립선염은 모두 濕, 血瘀 등과 관련이 있다. 脾兪는 健脾利濕行血의 공이 있고, 膀胱兪는 宣下焦氣機, 培補下元, 通利水道, 祛風利濕腰脊하는 작용이 있다. 司徒鈴은 脾兪에 膀胱兪를 배합하여 腰腿痛과 전립선염을 잘 치료하였다. 寒濕, 濕困, 腎虛로 인한 것은 灸를 하고, 濕熱, 血瘀로 인한 것은 鍼挑를 사용하고, 虛實이 혼재되어 있는 것은 鍼灸 모두 사용한다.

2) 임상례

(1) 例 1

① 일반적인 사항 : 1985년 봄에 戚某氏(남, 45세)를 치료하였다.

② 현 병력 및 증상 : 腰部捻挫로 인하여 左腰腿痛과 放射性疼痛이 있은 지 3개월이 되었고, 야간에 심하여 잠을 편안히 잘 수 없었다. 腰腿의 활동에 제한을 받고, 좌측 SLRT에서 45°로 양성이었고, 우측은 음성이었다. 第4腰椎左旁 및 좌골신경 통로를 따라 여러 곳에 壓痛이 있었다. 舌邊紅苔薄白, 脈弦數하였다.

③ 치료 및 경과 : 挑治하고 上方에 左陽陵泉을 추가하여 鍼刺瀉法을 하였다. 제1차 치료 후 腰腿痛이 즉시 경감하여 밤에 수면을 취할 수 있었다. 매 5일에 1회 치료, 모두 4회 치료하여 모든 증상이 소실된 것 같았다.

(2) 例 2

① 일반적인 사항 : 吳某氏(남, 30세), 결혼 3년차, 부부 동거.

② 병력 및 증상 : 성생활은 정상이나 불임으로, 외과검사에서 '전립선염' 진단을 받아 1987년 7월 10일 내원하였다. 환자는 항상 小便淋瀝을 경험하였고, 대변은 白色에 점액이 있고, 요통은 없었다. 舌淡紅苔白厚, 脈滑하였다. 정액검사량은 2.8ml, 활동률 30%, 1시간 경과 후 不完全液化하였고, 기형정자가 10%였다.

③ 치료 및 경과 : 脾兪 · 膀胱兪 위주로 하고, 命門 · 中樞를 배합하여 매주 挑治 1회, 2개월 치료 후 임상증상이 소실하였고, 정자 활동률이 60%로 상승하였으며, 정액이 1시간 내 완전 액화하였다. 지속적으로 2개월 치료한 후 다시 정액을 검사한 결과 정상으로 되었고, 후에 남자 아이 하나를 낳았다.

11. 師懷堂의 坐骨神經痛 치료

師懷堂(1922 ~)

男, 漢族, 山西省 長子縣 사람. 山西省鍼灸硏究所 소장, 주임의사, 中國鍼灸學會 理事, 山西省鍼灸學會 理事長, 山西中醫學會 副理事長. 1981년 위생부에 초빙되어 과학위원회 위원이 되었으며, 1976년 이래 山西省 政協 위원을 맡고 있으며, 1986년 위생부로부터 '全國衛生文明先進工作者'라는 칭호를 받았다. 다년간 '新九鍼療法'의 연구와 '九鍼' 鍼具의 발굴, 개조, 창조에 힘을 쏟았다. 「九鍼的改革和臨床使用」으로 山西省科學成果 3等奬을 받았다. '磁圓梅鍼'으로 1985년 국가특허국으로부터 발명특허를 받았다. '新九鍼' 鍼具로 1979년 全國鍼灸大會 鍼具改革奬을 받았으며 아울러 해외에까지 소개되었다. 주요 저작으로는 ≪實用鍼灸學≫이 있고, 논문으로는 〈九鍼的繼承發掘及臨床應用〉, 〈懷堂九鍼初探〉, 〈火鍼治療骨結核〉, 〈九鍼治療肩周炎〉 등 20여 편 총 약 75萬 字가 있다.

근 40년간 秩邊穴로 下肢疾患, 비뇨, 생식, 부인과질환, 직장 항문질환을 치료하여 치료 효과가 현저하였으며, 어떤 것들은 심지어 기이한 효과가 있었다.

呂景山 외 2인 주편 , 單穴治病選萃, 中國 북경시, 人民衛生出版社, 2002 : 161-2.

1) 조작

임상에서 사용하는 鍼具가 다르기 때문에 秩邊에 대한 2종의 다른 자극 방법이 있다.

① **毫鍼刺法** : 28호 3.5~5寸 毫鍼을 선택한다. 수직으로 3~4寸 刺入, 鍼感이 下肢·足趾에 도달되게 하여 下肢疾患을 치료하는 데 사용한다. 鍼身을 前方으로 경사지게 10° 정도로 3寸 刺入, 鍼感이 少腹·陰器·會陰部에 도달되게 하여 비뇨·생식·부인과 질병을 치료하는 데 사용한다. 鍼身을 후방으로 경사지게 10° 정도로 3寸 刺入, 鍼感이 肛門과 腸에 도달되게 하고 便意가 있게 한다. 경미하게 提插捻轉하여 得氣 후 신속하게 滯鍼手法을 사용하여 鍼感이 빠르게 病所에 도달되게 한다. 1~2분간 留鍼한 후 出鍼한다. 拔鍼 시 가볍게 옆으로 눕혀 몇 번 돌리고 다시 아래를 향하여 刺入하고 순조롭게 出鍼할 수도 있다. 滯鍼手法의 관건은 의사가 의식적으로 指上 內力을 사용하여 鍼尖과 주위 조직이 감겨 滯緊하게 한다. 그러나 결코 鍼體와 그 주위의 조직 및 表皮가 감기게 해서는 안 된다. 특히 表皮와 鍼根이 정체되어 막히게 해서도 안 된다.

② **火鍼의 조작 방법** : 가늘고(細)·중간(中)·굵은(粗) 3종 규격의 單頭·三頭火鍼을 선택한 다음 의사는 右手로 鍼을 잡고 左手로 알코올램프를 잡는다. 鍼尖을 달구어 백색으로 빛날 때 수직으로 刺入한 후 급속하게 出鍼한다(寒痺는 1~2분간 留鍼할 수 있다). 出鍼 후 즉시 힘을 주어 鍼孔을 막아 출혈과 감염을 막는 한편 통증을 경감한다. 주의할 점은 반드시 鍼을 달굴 때 백색으로 빛나게(약 800℃)

해야 하며, 淺刺하여 화끈거리고 진홍빛이 되도록 하면 된다. 深度는 일반적으로 2~2.5寸이며, 환자의 체형 및 체질 그리고 病情을 보고 深度를 정한다. 반드시 수직으로 刺入한다.

2) 전형적인 병례

① 일반적인 사항 : 薛○○, 여, 24세. 1988년 9월 5일 진료하였다.

② 진단 : 좌골신경통(寒痺).

③ 현 병력 : 환자는 右臀部 및 下肢痲木感, 찬 느낌, 痛感이 있은 지 1년여가 되었다. 某 病院에서 좌골신경통으로 진단하였다. 많은 처방과 치료에도 효과가 좋지 못하였으며, 최근 통증이 더욱 심하여 내원하였다.

④ 검사 : 舌淡紅, 苔薄白, 脈沈細하였다.

⑤ 치료 및 경과 : 먼저 火鍼으로 秩邊穴을 點刺하였다. 2회 鍼刺 후 동통이 분명하게 감소하였다. 후에 毫鍼과 火鍼을 배합하여 치료하였다(즉 먼저 火鍼으로 點刺한 후 毫鍼으로 시술하고 20분간 留鍼 하였다). 1療程 후(14일) 동통이 완전히 소실하였으며 약간의 痲木感 정도가 있었다. 또 수회 鍼治療 후 임상적으로 완전히 치유되었다. 1년 후 방문하였으나 재발하지 않았다.

12. 徐彬이 발견한 下閃電穴의 腰部捻挫 치료

徐彬(1928 ~)

男, 漢族, 遼寧省 綏中縣 사람. 綏中縣中醫院 主任中醫師. 일찍이 梁瑞延으로부터 배웠으며, 鍼灸에 장기가 있었다. 〈스트렙토마이신 중독성 耳聾의 鍼刺治療(鍼刺治療鏈霉素中毒性耳聾)〉 등 8편의 논문이 省과 市로부터 우수 논문으로 평가 받았다. 市中醫學會 副理事長, 省中醫學會 理事, 市縣人大常委를 역임하였다. 일찍이 省의 勞動模範, 對外援助先進作業者라는 호칭을 얻었다.

鍾起哲 編著, 鍼灸醫家治病妙法, 중국 북경, 中國醫藥科技出版社, 1994 : 146-7.

1) 개요

下閃電穴은 徐氏가 장기간 침구 임상을 실천하는 가운데 찾아낸 것으로 下肢에 위치하며, 치료효과는 현저하고, 鍼感은 閃電과 같으므로 下閃電穴이라 명명하였다.

2) 위치

第21椎 옆으로 6寸(尾薦4椎에서 옆으로 6寸) 떨어져 있으며, 足太陽膀胱經의 秩邊穴 외측 3寸處에 해당한다. 下閃電穴은 秩邊・環跳穴과 서로 삼각형을 이룬다. 즉 臀中筋(middle gluteal muscle), 臀小筋(least gluteal muscle), 坐骨大切痕(greater sciatic notch)의 가장자리에 있다.

3) 取穴體位

直立位를 취한다. 환자는 일어서 股關節과 같은 높이의 물체에 몸을 기대고 허리를 앞으로 굽힌다. 머리는 아래로 경사지게 하며, 양 발을 교차하여 벌리고, 거리는 30cm가 되게 하며, 양 장딴지는 뒤를 향하게 힘을 준다. 동시에 환자의 양손은 물체 위에 지탱하게 한다. 臀部의 근육은 느슨하게 힘을 뺀 채 편안하게 서 있게 하고, 정확한 穴位를 선택하여 施鍼한다. 이외 특수 상황하에서는 역시 俯臥位에서도 取穴할 수 있다.

4) 鍼刺手法

4~6寸 28~30호 毫鍼을 선택하고, 통상적인 소독을 한 다음 정확한 穴位를 취한다. 鍼法은 徐進, 深刺提挿(약간 내측을 향하여 斜刺) 重刺戟을 사용한다. 일반적으로 3~4寸 깊이로 하는 것이 적당하다. 痲感이 있는 鍼感이 足跟과 足尖 부위로 도달되어야 유효하다. 留鍼하지 않는다.

5) 주의사항

① 가장 먼저 鍼感으로 인하여 발생하는 환자의 정신적인 긴장과 공포 심리를 제거하여야 한다.

② 局部(患處)에 紅腫 변화가 있거나 骨折 및 근육 손상이 있는 자는 刺鍼하지 않는 것이 마땅하다.

③ 임신한 여자와 심한 심장병이 있는 환자는 刺鍼하지 않는 것이 마땅하다.

6) 임상운용

① 이 穴은 1967년 발견된 이래 1981년에 이르러서야 끝났다. 일찍이 腰部 捻挫 518례를 치료한 결과를 종합한바 절대다수의 환자가 刺鍼 2~3회 만에 치유되었거나 현저한 효과가 있었다. 이외 下肢癱瘓, 痲痺, 風濕症 및 坐骨神經痛 등에도 모두 현저한 효과가 있었다.

② 이 穴은 經外奇穴에 속하며, 足三陰과 足三陽經脈의 循行 經路上에 있고, 임상관찰에 근거하면 新環跳·環跳·秩邊에 刺鍼한

치료 효과는 모두 下閃電穴을 대신할 수 없다. 예를 들면 汪○○(남, 30세)은 한 포대의 식량 자루를 들다가 돌에 넘어져 허리가 참을 수 없이 아프고, 몸을 움직이지 못하였다. 곧장 거주하는 곳에서 가까운 병원에 4일간 입원하여 中西醫 치료를 하였으나 효과가 없어 1971년 9월 14일 이동침대로 병원에 와 外科를 경유하여 X-ray 검사를 하였다. 그 결과 腰椎間板脫出이나 骨折 등의 이상 소견은 없어 '腰部 捻挫'로 확진하였다. '下閃電' 一穴을 刺鍼하자 환자는 통증이 즉시 소실되었다. 이후 방문하였으나 10년이 지나도록 재발하지 않았다.

13. 石學敏의 腰痛 치료

石學敏(1938 ~)

男, 漢族, 天津市 사람. 1962년 天津中醫學院 졸업, 1965년 위생부에서 개최한 鍼灸研究班에 참가, 1968~1972년 알제리 중국의료팀에서 일하였다. 中風病, 膽絞痛, 無脈症 등 急重病證 방면에서 분명한 치료 효과를 거두었다. 醒神開竅鍼刺法을 제창하여 사용하였다. 모든 병의 근원이 모두 神에 있음을 인식하고 무릇 刺法도 먼저 醒神하여 神을 조절하면 氣가 順해지고 모든 병이 치유된다고 하였다. 醒神開竅鍼刺法은 中風病 치료에 장점이 있을 뿐만 아니라 여러 종류의 內科雜病 및 모든 통증에 사용하면 치료 효과가 현저하다. 鍼刺補瀉手法에서 刺絡手法에 역시 공적이 있다. 그가 구상한 '醒神開竅鍼刺法治療中風'은 1982년 天津市 정부가 내리는 과학 연구 성과 2等奬을 받았다. 그가 제출한 鍼刺手法量學 '四大要素'는 1986년 天津市 市級 과학 연구 成果奬, 國家中醫管理局 重大 科學 研究 成果奬으로 평가하였다. 그는 일찍이 여러 차례 國家中醫學術團體를 대표하여 일본·독일·프랑스·캐나다 등의 국가로 가 講義 및 학술교류를 하였다. 主編한 책으로는 ≪實用鍼灸學≫, ≪當代中國鍼灸臨證精要≫ 및 ≪中國鍼灸臨床治療學≫이 있다. 논문으로는 〈捻轉補瀉手法在臨床中的應用及其量學概念〉, 〈醒腦開竅鍼刺法治療腦梗塞 617例臨床觀察〉 등 10여 편이 있다. 현 天津中醫學院第一附屬病院 院長, 교수, 博士指導教授. 中國鍼灸學會 理事, 中國鍼灸臨床研究會 副會長, 西獨中國傳統醫學院 名譽院長 등 직무를 맡고 있다. 1988년 '전국우수병원장' 칭호를 받았다.

石學敏 主編, 石學敏鍼灸學, 중국 天津市, 天津科學技術出版社, 1996 : 311-3.

1. 腰背痛

1) 개요

腰背痛은 흔히 볼 수 있고 많이 발생하는 통증으로 급성과 만성 2 종류로 나눌 수 있다.

급성요배통은 대부분 腰部捻挫傷으로 인한 것으로 軟組織損傷 때문에 발생한 것이다. 이 병은 대부분 자세가 불량하거나, 과도한 힘을 쓰거나, 한계를 초과한 활동을 하거나, 외부의 물건에 부딪혀서 발생한다. 가벼운 것은 겨우 정도가 다르게 찢어지는 손상이 있지만 중한 것은 요추간판 탈출이 있거나 골절이 된다.

만성요배통의 원인은 매우 많다. 어떤 것은 急性腰部捻挫傷을 제때에 치료하지 않아 시간이 경과되어 오기도 하고, 어떤 것은 척추병변에 의해 오기도 한다. 이외에도 신장과 骨盤腔內의 생식계통 병변은 모두 만성요배통을 일으킬 수 있다.

2) 病因病機

中醫學에서는 '腰爲腎之府'라 하였다. 그러므로 대다수 만성요통은 모두 腎의 기능과 관계가 있다. '腎爲先天之本'이라 하여 그 생리기능은 藏精, 主水하므로 대부분 虛證에 속한다. 中醫學에서 '腎'은 生殖, 泌尿, 神經, 內分泌 등의 기능을 포괄하는 것으로 본다. 이런 계통의 질병은 모두 요통을 일으킬 수 있을 뿐만 아니라 腎과 膀胱은 서로 表裏 관계에 있어 膀胱經脈은 腰背部를 지나가고, 그 經筋은 腰部를 끼고 脊部로 올라간다. 그러므로 腎과 膀胱經氣의 失調가 일어나면 局部의 經筋이 손상될 뿐만 아니라 風寒濕 등 外邪가 침입하여 모두 經氣

不暢을 초래하고, 血脈不周하여 腰背部의 동통이 발생한다.

3) 辨證施治

(1) 急性腰部捻挫傷

① 主症 : 손상을 받은 즉시 동통이 발생, 활동에 제한을 받고, 허리를 굽히거나 펼 수 없으며, 움직일 때나 기침 및 재채기할 때 당기는 동통이 나타나며, 누르면 역시 통증이 있어 견딜 수 없고, 血腫이 보인다.

② 치료원칙 : 醒腦開竅, 暢通經脈

③ 體鍼療法과 附缸療法

가. 처방 : 阻力鍼法을 한다. 內關・人中・委中・大腸兪・腎兪를 取穴한다. 腰痛點에 濕式附缸을 한다.

나. 方解 : 人中・內關은 醒神開竅하므로 능히 '以神通經'하여 진통 효과를 거둘 수 있다. 委中은 요통을 치료하는 要穴로서 '腰背委中求'의 의미가 있다. 腎兪는 調益腎氣한다. 大腸兪는 足太陽膀胱經의 經氣를 소통하여 通經止痛의 목적을 달성한다. 배합한 腰痛點에 濕式附缸을 하면 活血化瘀하여 通經止痛의 효과를 강화한다. 阻力鍼法은 急性腰部捻挫傷에 유효한 치료법이다.

다. 조작 : 먼저 內關穴에 刺鍼하여 提揷捻轉瀉法을 실시하고, 다시 人中에 刺鍼하여 雀啄法을 실시한다. 동시에 환자에게 腰部를 움직이도록 한다. 활동 폭을 점차 증가하게 하면 동통이 분명하게 해소된다. 大腸兪에 4~5寸 刺鍼하여 鍼尖이 脊柱 방향을 향하게 提

捶瀉法을 하여 鍼感이 足部로 가게 한다. 委中에 刺鍼하고 의사는 左手로 환자의 左足踝部를 잡고 좌측 팔꿈치로 환자의 슬개골을 받치면서 아픈 다리를 들고 提捶瀉法을 실시하여 鍼感이 足部로 가게 한다. 腎兪에는 直刺 2寸하여 捻轉補法을 실시한다. 腰部의 壓通點을 찾는데 아픈 곳이 바로 兪穴이 된다. 三稜鍼을 사용하여 點刺 3~5點한 후 알코올 부항을 사용하여 5~10ml 정도 瀉血한다. 阻力鍼法이란 환자에게 腰部를 활동하게 한 후 가장 아픈 점, 즉 움직이면 통증이 발생하는 점을 찾아 재차 이 點에 雀啄法을 하면서 동시에 환자에게 腰部를 움직이게 하는 방법이다. 이렇게 하면 腰部의 통증이 즉시 감소한다. 매일 1회 20분간 留鍼한다.

④ 耳鍼療法

가. 常用穴 : 腰薦椎區・腰痛點・耳神門・皮質下・副腎.

나. 조작 : 잠시 捻轉한 다음 20분간 留鍼하며, 매일 1회 시술한다.

(2) 慢性腰背痛

慢性腰背痛의 원인은 매우 많다. 急性腰部捻挫傷이 오래되어 만성으로 전변된 것 이외에 中醫學의 변증에 따르면 寒濕腰痛과 腎虛腰痛 두 종류로 나눌 수 있다.

① 寒濕腰背痛

가. 主證 : 腰背部酸痛, 때로 輕하고 때로 重함, 어떤 때는 모

든 腰背部 혹은 臀部로 통증이 확산되고, 大腿部의 後側에 痛이 있다. 동통은 항상 날씨가 흐리거나 비가 오면 심해진다. 활동 후에는 통증이 줄어들고 가만히 있는 자세가 오래되면 뻣뻣해지는 감을 자각한다. 舌淡紅, 苔薄白, 脈沈緊.

나. 치료원칙 : 散寒濕, 通經絡.

다. 體鍼療法과 부항요법

ㄱ. 처방 : 腎兪・大腸兪・次髎・崑崙・腰部의 壓通點을 찾아 濕角法을 실시한다.

ㄴ. 조작 : 腎兪에 直刺 2寸하여 捻轉補法을 실시하고 나서 灸를 한다. 大腸兪에 直刺 2寸, 次髎에 直刺 1.5寸하여 提揷瀉法을 실시하여 鍼感이 足部에 도달되게 한다. 崑崙에 直刺 1寸하여 捻轉瀉法을 실시한다. 濕角法은 위와 같은 방법으로 한다. 매일 1회, 20분간 留鍼한다.

ㄷ. 方解 : 腎兪에 刺鍼 후 灸를 加하면 溫補腎陽한다. 大腸兪・次髎는 腰部의 止痛에 효과가 있는 穴이다. 崑崙은 循經遠端取穴法이 된다. 濕角法은 活血通絡止痛한다.

라. 耳鍼療法

ㄱ. 처방 : 腰薦椎區・腰痛點・副腎.

ㄴ. 조작 : 잠시 捻轉한 후 20분간 留鍼하며, 매일 1회 시술한다.

② 腎虛腰背痛

가. 主證 : 전신의 허약 증상이 분명하게 나타나고, 腰背痛이

약하게 있으며 끊어지지 않고, 피로가 누적되면 심하고, 남자는 遺精, 여자는 月經不調가 나타나며, 頻尿가 있고, 腰背部의 운동 기능 장애가 분명하게 나타나지 않는다.

나. 치료원칙 : 補腎, 益氣, 活絡, 止痛.

다. 처방 : 命門・志室・關元兪・太谿.

라. 方解 : 命門에 刺鍼 후 灸를 하면 腎陽을 補하는 데 좋다. 志室은 또 다른 이름으로 精宮이라 하며 精을 흡수하고, 陰陽을 보충하는 효과가 있다. 두 穴을 서로 配穴하면 補腎의 공이 더욱 강하게 된다. 太谿는 足少陰腎經의 原穴이 되며, 五臟에 질병이 있으면 당연히 十二原穴을 취해야 한다. 命門火가 심하게 衰弱한 증상이 나타나면 關元兪를 추가한다.

마. 조작 : 命門과 志室은 直刺 1.5寸하여 捻轉補法을 실시한다. 關元兪는 直刺 2寸, 太谿는 直刺 1寸하여 모두 捻轉補法을 실시한다. 매일 1회, 20분간 留鍼한다.

14. 盛燦若의 腰痛 치료

盛燦若(1933 ~)

男, 江蘇省 南通 사람. 1949년 의학의 길을 걸었다. 현재 南京中醫學院 침구과 鍼灸治療學教研室 부주임, 교수, 江蘇省 中醫院鍼灸科 부주임, 주임의사를 맡고 있다. 중국침구학회 이사, 全國高等中醫藥院校 鍼灸教材編審委員會 위원, ≪中國鍼灸≫編委, 中國鍼灸專門家 講師團 부단장, 國家 自然科學基金會 評審委員을 겸임하고 있다. ≪中國鍼灸薈萃・臨床治療學分卷≫上册, ≪實用鍼灸臨床手册≫, ≪臨床鍼灸學≫을 主編하였다. 협력하여 편찬한 책으로는 ≪新編中國鍼灸學≫, ≪鍼灸臨證指南≫, ≪實用鍼灸・推拿・氣功挂圖≫, ≪中國鍼灸名家醫案≫ 등이 있다. 발표한 논문은 40여 편이 있다. 이어서 일본・오스트레일리아・영국・이탈리아・홍콩・아일랜드 등의 국가와 地區의 초청을 받아 침구학 강의를 하였다. 일찍이 全國科技大會 科技成果奬, 中央衛生部科技成果 2等奬, 江蘇省 人民政府 科技成果奬 4等奬, 江蘇省 衛生廳 科技成果奬 2等奬을 획득하였다.

馬瑞寅 主編, 名醫鍼灸精華, 중국 상해시, 上海中醫藥大學出版社, 1994 : 192.

1) 일반적인 사항

田○○, 30세, 요리사.

2) 현 병력

청년 시절 농촌에 내려가 여러 해 농사일을 하였으며, 자주 비를 맞거나 물을 건너기도 하였고, 濕地에 누워 자기도 하였다. 8년 후 도시로 돌아와 일하였는데 주방에 취직하여 매일 서서 일을 하였다. 점차 腰痠이 나타나고, 神疲, 下肢無力한데 左下肢에 더욱 분명하게 나타났으며, 때로 頭昏을 동반하고 음식을 먹는 것이 왕성하지 못하였다. 苔膩, 質紅, 脈細弦帶滑 하였다. 검사에서 患肢에 紅腫이 없었다. 단 大腿의 肌肉이 마르고, 伏兎穴을 따라 大腿의 굵기를 측정하니 健側에 비교하여 2cm가 가늘었다. 일찍이 여러 방면으로 치료하였으나 효과가 없었다. 盛燦若의 명성을 듣고 찾아와 치료를 원하였다.

3) 盛燦若 생각과 치료

해당 환자의 병인이 젊어서 자주 비를 맞거나 물을 많이 건너 濕邪가 침입하여 經脈이 阻滯한 것과 관련이 있는 것으로 인식하였다. 濕邪는 陰邪이므로 오래되면 邪氣가 經絡에 머물러 鬱滯하여 熱로 변화하고, 陽明經을 蘊蒸하면 宗筋이 이완된다. 이러한 상태에서 오래 서 있으면 經筋이 손상을 받으며, 먹는 것이 적으므로 神疲하고 脾胃의 기능이 저하되어 건강을 잃는다. 병이 치유되지 않고 오래되면 반드시 腎에 영향을 미치므로 腰痠, 下肢無力 등의 증상이 나타난다. 이 환자는 痿證에 속한다. 古今에 痿證의 치료법은 매우 많다. 盛燦若은 '治痿

獨取陽明'의 교훈을 따랐다. ≪素問·痿論篇≫에서 "治痿者, 獨取陽明也"라고 하였으며, 岐伯은 "陽明者, 五臟六腑之海, 主潤宗筋, 宗筋主束骨而利機關也"라고 하였다. 그러므로 陽明經의 髀關·伏兎·梁丘·足三里 및 脾經의 三陰交穴 위주로 하였다. 그 뜻은 脾胃의 氣를 고무시키고, 陽明의 氣血을 通調하며, 아울러 益腎健脾의 효과가 있게 하는 데 있다. 조작 시 125mm(5寸) 長鍼을 運用하며, 一鍼으로 穴과 穴을 透刺할 수 있으며, 手技法을 사용하여 通經接氣하게 한다. 1療程 후 환자의 자각 증상이 개선되었으며, 4療程 후 환자의 肌肉이 거의 회복되었다. 다시 伏兎穴 주위 大腿部를 측정한 결과 정상과 비교하여 불과 0.5cm 차이가 났다.

이외 좌골신경통, 위하수, 중풍 후 偏癱, 腰腿痛 등과 같은 질병에 대하여 盛燦若은 모두 長鍼을 잘 사용하고, 手技를 하여 만족할 만한 효과를 거두었다.

15. 邵經明의 腰痛 치료

邵經明(1911 ~)

男, 河南省 西華縣 사람. 河南中醫學院 교수, 주임의사, 중국침구학회 임상연구회 고문, 하남성 침구학회 명예회장, 張仲景國醫大學 명예교수 등을 역임하였다. 50여 년간 中醫 教學, 30여 년간 과학 연구에 종사하여 독특한 학술 견해와 풍부한 임상 경험을 이루었다. 아울러 全國中醫學院校 통합 편찬 교재인 ≪鍼灸學≫ · ≪各家鍼灸學說≫의 編寫에 참여하였으며, ≪中國鍼灸大全≫ 副主編을 역임하였고, 저서로는 ≪鍼灸簡要≫ · ≪鍼灸防治哮喘≫ 등이 있다. 국내외 각급 간행물에 발표한 논문은 40여 편이 있다.

邵經明 편저, 鍼灸錦囊, 중국 河南省, 河南科學技術出版社, 1990 : 195, 246-7.

1. 좌골신경통

1) 개요

좌골신경통은 임상에서 흔히 보는 일종의 腰腿痛病이다. 中醫學에서는 대부분 外感風寒濕邪, 內傷勞損, 腎虧하기 때문에 발생하는 것으로 인식하였다. 동통은 좌골신경 노선을 따라 아래로 放散한다. 즉 臀部, 大腿 後側, 小腿로부터 발에 이르는 통증이다. 행동을 하거나 기침을 하면 통증은 곧 심해진다. 검사에서 SLRT는 양성이며, 腰$_{4,5}$夾脊·環跳·承扶·委中 등에 분명한 壓痛이 있다.

2) 治法

祛風活絡, 疏通經氣.

3) 主穴

環跳·委中·陽陵泉.

4) 증상에 따른 配穴

① 腰痛 : 腰陽關·腎兪·秩邊·腰$_{4,5}$夾脊.
② 大腿 後側에 통증이 심하면 : 承扶·殷門.
③ 小腿痛이 있으면 : 足三里·承山·崑崙.
④ 足痛이 있으면 : 丘墟.
⑤ 寒凉한 감이 있으면 : 모두 灸를 가하거나 火罐을 가한다.

5) 치료

이 병의 발생 초기에 침구치료를 하면 치료 효과가 좋다. 급성이면 침대에 누워 휴식을 하고, 매일 1회 침치료한다. 病情이 호전되면 마땅히 적당한 활동을 하면서 격일 1회 치료한다. 치료 과정 중 몸을 따뜻하게 하고 寒凉한 기운을 피한다. 腫瘤 혹은 腰椎 병변으로 일어난 좌골신경통은 原發病을 겸하여 치료해야 한다.

2. 急性腰部捻挫傷

1) 개요

急性腰部捻挫傷은 속칭 '閃腰'라 한다. 대부분 무거운 물건을 들고 운반하거나, 허리를 굽히고 일을 하거나, 혹은 힘을 과도하게 사용하여 요부 근육과 인대를 손상하였기 때문이다. 요통 환자는 굴신 활동에 제한을 받고, 국부에 분명한 압통과 腫脹 혹은 瘀血이 있고, 동통은 어떤 때는 下肢를 향하여 放散한다.

2) 治法

通經化瘀, 理氣活絡.

3) 主穴

水溝・腎兪・委中.

4) 증상에 따른 配穴

국부 압통이 분명하면 : 阿是穴 · 腰陽關.

5) 치료

急性腰部捻挫傷을 치료함에 침치료 후 火罐을 사용하고, 委中을 放血하면 이따금 즉시 효과를 볼 수 있다. 임상 관찰에 근거하면 手鍼의 '腰痛點'을 홀로 사용하거나 後谿를 深刺하여 비교적 강한 자극을 하고 아울러 留鍼 과정중의 환자에게 腰部를 屈伸하는 동작을 하게 하면 역시 비교적 치료 효과가 좋다.

3. 慢性腰痛

1) 개요

만성요통은 임상에서 많이 보이는 일종의 증상이다. 크게 外感, 內傷의 두 부류로 분류할 수 있다. 外感은 風寒濕邪가 침습하였기 때문이며, 요통은 酸沈하고, 범위가 비교적 넓으며, 따뜻한 것을 좋아하고 찬 것을 싫어한다. 아울러 기후 변화가 있으면 가중되는 특징이 있다. 內傷은 대부분 몸이 약하고 腎虧하기 때문이며, 腰部에 酸痛이 있으나酸感이 위주가 되고 오후 혹은 노동으로 피로하면 가중된다. 腰薦部의 연조직 손상 혹은 脊部 병변으로 일어난 요통은 모두 內傷의 범주에 속한다.

2) 治法

祛風濕, 補腎氣.

3) 主穴

腎兪・腰陽關・殷門.

4) 증상에 따른 配穴

① 따뜻한 것을 좋아하고, 찬 것을 싫어하면 : 命門을 배합하고 灸를 가한다.
② 脊柱에 壓痛이 있으면 : 상응하는 夾脊穴을 배합하고, 火罐을 가한다.
③ 腰上部痛이 있으면 : 志室(深刺는 금한다)을 배합한다.
④ 腰下部痛이 있으면 : 大腸兪를 배합한다.

5) 치료

만성요통을 침치료하는 데는 近取法 위주로 한다. 일반적으로 壓通點에 근거하여 穴位를 선택할 수 있다. 체질이 허약한 사람에게는 너무 강한 자극을 하지 않아야 한다. 風濕性腰痛에 대하여 溫鍼, 艾條 혹은 火罐을 가하여 사용한다.

16. 邵銘熙의 四指推에 長鍼斜刺法을 결합하여 急性腰痛 치료

邵銘熙(1939 ~)

男, 漢族, 江蘇省 无錫 출생. 중공 당원. 골절, 탈구, 急慢性軟組織損傷 치료에 장기가 있다. 頸椎病, 腰椎間板脫出症, 椎管狭窄 등과 같은 증상에 推拿治療 위주로 하고, 약물과 鍼刺를 보조로 하여 치료 효과가 현저하였다. 急性腰捻挫, 落枕, 갑자기 옆구리가 결리는 등의 증상에 대하여 그 효과가 독특하였으며, 만성 설사, 불면, 痛經, 嬰幼兒遺尿, 斜頸 등 內科・婦人科・小兒科 등의 질병에 역시 효과가 현저하였다. 1986~2002년 江蘇省中醫院 推拿科 主任을 맡았고, 현재는 江蘇省中醫院 推拿科 主任 中醫師, 南京中醫藥大學 教授, 박사원생 지도교수를 맡고 있으며, 1994년 '江蘇省名中醫'라는 평가를 받고, 정부의 보조금을 받았다. 中華全國推拿學會 副主任 委員, 全國小兒推拿專攻委員會 主任 委員, 江蘇省推拿專攻委員會 主任 委員, 江蘇省衛生廳高級職稱評審委員會 委員을 겸임하였다.

徐恒澤, 趙京生 主編, 名醫鍼刺經驗用典, 중국 북경, 科學技術出版社, 2005 : 473-4, 477-8.

1) 치료 방법

(1) 長鍼 斜刺

환자는 俯臥位를 하고, 시술자는 左手拇指와 食指로 阿是穴(즉 腰部 壓通點) 주위 피부를 꽉 잡고 右手拇指와 食指로 5~7寸 長鍼의 아래 1/3을 잡고 鍼體를 進鍼(鍼體와 피부는 약 30°가 되게 하고, 鍼體와 근육의 走行 방향을 같게)한다. 그 후에 小幅度의 提揷과 快速振顫을 하며, 동시에 환자가 全身을 느슨하게 이완하도록 하고, 힘을 써 기침을 수회 하도록 한다. 鍼下에 沈緊澁滯感이 시작되고, 시술 10~20초 후 점차 鍼下가 느슨하고 연한 것이 솜에 들어가는 것 같은 감이 느껴지면 즉시 長鍼을 빠르게 退出한다.

(2) 四指推法 推拿

환자는 俯臥位를 하고, 먼저 患側의 腰臀部에 四指推法을 시행하는데 조작을 8분간 한다. 아울러 拇指를 사용하여 阿是穴・夾脊・大腸兪・秩邊・環跳 등의 穴을 點按하는 방법을 배합한다. 腰薦部에는 掌柔法을 3분간 시술한다. 정황을 참작하여 腰椎後扳拔伸法을 시행한다. 手法은 가볍고 부드러우며 緩和해야 하며 큰 힘으로 하는 것은 금한다. 매회 치료는 10~15분간 하며, 매일 1회, 3회가 1療程이 된다.

참고 四指推法이란?

1. 개요

四指推法은 拇指指腹 혹은 偏峰과 示・中・環 3指 指腹을 일정한 부위 혹은 혈위상에 대고 힘을 주고, 前臂의 擺動을 통하여 腕關節을 屈伸

하며, 4指를 협동하여 직선으로 왕복 推動함과 동시에 힘을 주면서 提拿하는 일종의 수법이다.

2. 동작 요령

① 어깨를 늘어뜨리고, 肘關節을 약 150°로 하여 腕關節을 자연스럽게 掌屈한다.

② 前臂는 擺動을 능동적으로 하면서 腕關節 屈伸과 四指推動을 한다. 동시에 4指 掌指關節의 屈伸運動을 능동적으로 한다.

③ 4指의 힘은 모두 고르고 연하고 부드럽게 하며, 강하고 부드러운 것이 相濟하고, 手法의 동작은 연속적이며 리듬감 있게 시술하는데 횟수는 분당 약 150회로 한다.

④ 提拿하는 과정중 4指는 마땅히 직선으로 推動하면서 원위치로 돌아오는 동작을 왕복한다.

3. 임상 응용

四指推는 四指推法流派의 기본수법이 된다. 특징은 柔和滲透, 柔中有剛한 것이다. 그 접촉 면적이 클 수도 작을 수도 있으며, 자극량이 강할 수도 약할 수도 있다. 頸項腰背 및 四肢에 적용하는데 舒筋活絡・溫通氣血・活血止痛 등의 효능이 있다. 骨傷科와 推拿科에서 많이 보이는 頸・肩・腰腿痛 병증의 기본 치료 수법이 된다. 치료 부위의 大小 및 접촉면이 다르기 때문에 시술과정에 있어서 推와 拿의 구체적인 운용 시 각각 치중해야 할 부분이 있다. 일반적으로 말하면 부위가 비교적 크고, 접촉면이 평탄한 곳, 예를 들면 腰背・臀部에 四指推法을 운용할 때는 '推'力을 적당하게 증가하고, '拿'力을 그 다음으로 하는 것이 타당하다. 이와 반대로 부위가 작고, 접촉면이 弧形인 곳, 예를 들면 肩頸部 및 四肢에는 '拿'力을 증가하고, '推'力을 그 다음으로 한다.

4. 주의 사항

① 四指의 指腹은 시종 肌膚에 부착하여 떨어져서는 안 되며, 拇指도 돌아오는 과정 중 跳動해서는 안 된다.
② 拇指와 기타 3指를 推와 拿하는 동작을 할 때 주는 힘을 시종일관 고르게 하여야 한다.
③ 提拿할 때 중요한 것은 掌指關節의 屈伸이며, 모든 指間關節은 마땅히 곧게 펴는 자세를 유지하여야 한다.

2) 體驗

① 急性腰痛의 발생은 急性腰部捻挫, 慢性勞損(chronic strain) 혹은 찬 기운을 맞은 등이 원인이다. 그 병리 기전은 수로 氣血瘀滯되거나 風寒濕邪가 침범하여 經絡을 막으므로 氣血運行이 不暢하여 발생한 '不通則痛'이다. 이렇게 되면 局部의 筋肉, 韌帶, 筋膜 등 연조직이 긴장, 경련, 局部의 創傷性 염증, 水腫을 일으킨다.
② 急性腰痛을 치료하는 주요 원칙은 바로 '通'이니, '通則不痛'하게 한다. 長鍼을 사용하여 腰部 阿是穴에 斜刺함으로써 行氣通絡止痛하여 근육을 부드럽게 하고, 근육의 긴장과 경련을 풀어준다. 다시 가볍고 부드럽게 하는 四指推法을 운용하여 推拿를 하면 舒筋活血通絡한다. 정황을 참작하여 腰椎後扳拔伸法을 배합하면 理筋整復하여 '松・順・動'의 목적을 이룰 수 있다. 치료 과정중에 보통 推拿를 剛勁하게 하면 환자의 고통이 증가하는 폐단이 있는데 이와 같은 것을 피하고 진정 法에 따라 시술하여 환자가 그 고통을 느끼지 못하게 해야 한다. 鍼과 推拿를 결합하고, 動과 靜을 결합하고, 시술하는 시간을 살피고, 시술하

는 힘을 살피면 치료 효과가 매우 좋다.

③ 치료 과정중 長鍼 斜刺 시는 마땅히 통상적인 鍼灸의 酸脹麻 등 鍼感을 피하고, 당연히 그 반대되는 것을 얻는 것이 적당하다. 먼저 긴장되고 후에 느슨한 것이 이와 같아야 비로소 긴장되고 경련이 있는 근육을 느슨하게 할 수 있다. 그 사이에 보조적으로 환자가 기침을 하게 하여 行氣通絡의 효과를 증가하면 치료 효과를 높일 수 있다. 四指推法 推拿는 柔順하게 할 것을 강조하며, 쓰는 힘이 적당하게 도달하는 것이 장점이고, 손상된 국부에 重刺戟을 주지 말 것을 주장한다. 이렇게 함으로써 軟組織 손상을 방지한다.

④ 치료 결과로 알 수 있는 것은 단순하게 軟組織이 급성으로 손상받아 일어난 병증은 치료 효과가 비교적 좋고, 腰肌勞損(lumbar muscle strain), 腰椎의 퇴행성 변화로 일어난 것은 그 다음이며, 椎間板, 椎管 病變으로 인한 것은 치료 효과가 비교적 좋지 않다. 그러나 상술한 병변 역시 상호 영향을 주고, 상호 因果가 되므로 임상에서 우리들이 주장하는 바와 같이 腰部 병변은 예방위주로 해야 하며, 즉시 치료해야 한다. 또한 증상이 발전하여 腰椎의 퇴행성 병변, 椎間板脫出, 椎管狹窄 등 기질성 병변이 되어 반복 발작하여 고질이 되는 것을 피해야 한다.

참고 四對抗牽引下의 後扳拔伸法이란?

1. 개요

요통은 임상에서 많이 보이는 증상이다. 그 병인은 연부조직 손상과 골관절의 病變이 가장 흔하다. 추나치료는 본 증상에 대해서 그 치료효과가 현저하다. 扳法 또한 요통치료에 관건이 되는 수법 중의 하나이며 임상에서 널리 쓰이고 있다. 그러나 환자의 몸집이 크고, 비만, 요부 근육이 발달하거나 긴장이 되면 단순히 '斜扳法', '旋轉復位法'을 쓰면 성공하기 힘들다. 邵銘熙는 임상경험에 의거하여 對抗牽引下 後扳拔伸法을 채용하여 상술한 부족 부분을 보충하였다.

2. 조작방법

對抗牽引下 後扳拔伸法은 腰部에 일정한 힘으로 對抗牽引한 상태에서 後扳拔伸法을 행하는 하나의 수기법이다. 구체적인 조작법은 다음과 같다.

환자는 伏臥位를 취하여 몸의 긴장을 풀고 양손으로 침대 가장자리를 잘 잡도록 한다. 한명의 보조자는 환자의 건측 상단에 서서 양손바닥으로 환자의 양 腋下를 잘 받쳐서 앞으로 향하는 자세를 취하여 환자의 상반신을 고정한다. 다른 2명의 보조자는 침대의 맞은편에 서서 양손으로 각각 환자의 踝部를 잡고 後向으로 잡아당기는 자세를 취한다. 이때 상·하방에서 동시에 대항적으로 힘을 가하여 몇 분 동안 견인을 지속한다. 시술자는 환자의 환측에 서서 한 손의 拇指 指腹을 부착점으로 하고 棘旁의 압통점을 누르거나 後關節의 錯位된 棘突起를 누르고 동시에 건측을 향해 받치면서 민다. 다른 한 손의 아래팔 부분으로 건측 하지를 안아서 환자의 무릎이 시술자의 팔꿈치 안쪽에 부착되도록 하고 後上方으로 서서히 견인을 한다. 동시에 환자가 견딜 수 있는 정도까지 서서히 힘을 가하여 後上方으로 扳動을 하다가 後上方으로 조금의 힘을 더 가해서 갑자기 扳動을 한다. 이때 시술자의 大拇指 아래와 환자의 허리 부분에서 동시에 '삐걱' 하는 소리가 들리면 목적에 도달한 것이다.

3. 주의사항

① 시술 전에 시술자는 환자의 허리에 四指推, 揉, 點按 등의 수법을 가

하는데 허리의 근육이 이완될 수 있는 정도의 자극량이 적당하다.

② 본 시술법은 조작의 정도가 비교적 커서 환자의 정신적인 긴장을 초래하거나 공포심을 유발하기가 쉽다. 그러므로 시술 전에 환자한테 자세하게 설명을 하여 전신을 이완시키도록 해야 한다.

③ 한 명의 조수는 양손으로 환자의 양 腋下를 잘 받쳐서 위로 힘을 준다. 환자의 양손은 머리 쪽의 침대 가장자리를 세게 잡아 상반신이 고정되게 하여 하단의 상응되는 견인력과 대항이 되도록 한다.

④ 하단의 두 명의 조수는 後向으로 견인할 때 힘을 가하는 정도가 환자가 견딜 수 있을 만큼으로 하는 것이 적당하며 척추간격을 넓히는 데에 목적이 있다.

⑤ 시술자는 한 손의 大拇指 指腹으로 건측 棘突起를 향해 힘을 가하는 것이 하지 扳動하는 힘과 對抗이 되도록 한다. 힘은 지속적으로 일정하여야 하며, 절대로 강제로 강한 힘을 주지 않도록 해야 한다. 다른 한 손으로 後上方으로 건측 하지를 扳動하는 동시에 後向으로 拔伸한다. 힘은 모두 환자가 견딜 수 있을 만큼으로 한다. 그 후에 後上方으로 약간의 힘을 가해서 扳動을 하여 추간의 후관절의 상하면의 위치를 바르게 잡도록 한다.

⑥ 시술 후, 환자는 침대에 누워서 쉬도록 하여 치료효과를 공고히 한다.

4. 體驗

① 對抗牽引下 後扳拔神法은 가하는 힘이 비교적 크고, 응용범위가 광범위한 하나의 독특한 수법이다. 이는 먼저 對抗牽引의 방법으로 경련된, 혹은 긴장된 허리의 근육, 근막과 인대를 이완시키고 척추 간격과 각 후관절의 간격을 넓힌 연후에 後扳拔伸의 방법으로 착위된 요추 후관절을 정복하는 것으로 활막의 嵌頓을 해소한다. 동시에 상·하 추체와 국부의 위치를 미세하게 변화를 주어 신경근과 기타 조직의 위치 관계에 변화를 주게 된다. 그리하여 신경근이 눌리고, 당겨지고, 자극

받는 것을 감소시켜 요부 증상을 해소하는 목적에 이르게 된다.

임상에서 허리 연부조직의 손상과 골관절의 병변으로 일어나는 질환들인 급·만성 요부 손상, 요추퇴행성척추염, 추간판탈출증, 요추관협착증 등에 적용할 수 있다.

② 요부에 가하는 대항 견인력은 적당해야 한다. 너무 크면 정상 筋腱을 손상시킬 수 있고, 너무 작으면 치료 목적에 도달하기가 힘들다. 가하는 힘의 크기와 방식은 환자의 연령, 성별, 체형, 체질과 病程에 따라 다르다. 일반적으로 젊고 건장한 자는 견인력이 마땅히 커야 하며, 연로하고 허약한 자는 마땅히 가하는 힘이 적어야 한다. 작고 마른 자는 적은 힘을, 病程이 짧은 사람은 견인력이 커야 하며, 病程이 긴 사람은 견인력을 점차 높여야 하고 마지막에 견인력을 약간 높일 수 있다. 어쨌든 견인력의 크기는 환자가 견딜 수 있을 만큼으로 하는 것이 적당하며 척추 간격을 넓히는 데에 목적을 둔다.

③ 對抗牽引下 後扳拔伸法은 對抗牽引과 後扳拔伸의 복합수법이다. 생물역학적으로 對抗牽引은 하나의 탄성운동이다. 요부 연부조직은 비완전한 탄성체로 외부적으로 견인력을 가하면 요부 연부조직의 길이에 변화를 줄 수 있다. 척추 간격을 넓히기 위해서는 요부 연부조직을 늘릴 필요가 있다.

후크의 법칙에 따르면 견인력과 허리가 늘어나는 거리는 정비례가 되어 척추 간격을 넓히기 위해서 요부 연부조직은 일정한 길이로 늘어나야 하고 견인력은 일정한 정량에 도달해야 한다.

이 밖에 後扳動은 하나의 지렛대로 작용을 할 수 있다. 後扳하는 하지와 몸통은 지렛대가 되고, 拇指로 받쳐서 미는 부위가 支點이 되고, 시술자가 후상방으로 扳動하는 힘(F1)은 지렛대의 동력으로 연부 조직이 對抗牽引하는 힘(F2)과 하지의 중력은 지렛대의 저항력이 된다. 하지 중력과 각 힘의 모멘트(力矩)는 정량이고, F1과 F2는 변량이다. 그러므로 지렛대 원리를 근거로 F1의 크기는 F2의 크기에 따라 결정된다고 할 수 있다. 연구를 통하여 이완된 상태에서는 비교적 작은 힘으로 요부 연부조직의 위치를 이동시킬 수 있는 것을 발견하였다. 한편 요부 연부조직이 이완된 상태에서는 필요한 F1의 크기도 작으므로 쉽게 수법을 완성할 수 있다. 그러므로 扳法을 시술하기 전에는 요부 연부조직을 이완시켜야 한다.

④ 임상에서 對抗牽引下 後扳拔伸法은 응용범위가 넓고 부작용이 없고 성공률이 높으며 효과가 탁월하므로 추나하는 의사들은 거울로 삼을 수 있다.

17. 承淡安의 背痛, 背强, 腰痠痛 치료

承淡安(1898 ~ 1957)

男, 漢族, 江蘇省 江陰縣 華墅 사람. 그의 아버지는 醫業을 하였으며, 특히 鍼灸에 정통하였다. 그는 어려서 아버지로부터 의학을 배워 그 가르침을 모두 전수 받았다. 다시 같은 邑의 名醫인 瞿簡庄과 교유하여 배움에 깊이를 더하였다. 壯年이 되어 吳門에서 개업하였으며, 이어서 望亭으로 이사하였다가 다시 無錫으로 옮겨갔다. 鍼灸學術 일에 오랫동안 종사하여 수많은 인재를 培養하였으며, 국내외에 鍼灸를 보급하였다. 일찍이 全國政協 委員, 江蘇省人民代表, 中國科學院學部委員, 中華醫學會 부회장, 江蘇省中醫學校 교장 등의 직을 역임하였다. 著作으로는 ≪中國鍼灸學講義≫(新編本), ≪傷寒論新注-附鍼灸治療法≫, ≪銅人經穴圖考≫, ≪子午流注鍼法≫, ≪經絡之硏究≫, ≪經絡治療講話≫, ≪鍼灸眞髓≫, ≪經穴圖解≫, ≪十四經挂圖≫ 등 10여 종이 있다.

承爲奮 외 3인 정리, 承淡安鍼灸選集, 중국 상해시, 상해과학기술출판사, 1986 : 126.

1) 病因

背는 太陽經의 부분이 된다. 그 强하고 痛한 것은 모두 太陽經氣가 寒하거나 氣滯하기 때문이다. 腰는 腎이 주관하는 곳이다. 腰部가 痠痛한 것이 만약 跌仆打撲한 것이 아니라면 腎虛로 치료하는 것이 옳다.

2) 증상과 치료

① **肩背疼** : 手三里에 鍼을 5分 刺入하고, 2分間 留捻한다. 肩髃에 鍼을 5分 刺入하고, 2分間 留捻한다.

② **背에서 肩胛에 연결된 痛症이 있는 경우** : 崑崙에 鍼을 4分 刺入하고, 2分間 留捻한다. 絶骨에 鍼을 4分 刺入하고, 2分間 留捻한다. 肩中에 鍼을 4~5分 刺入하고, 3分間 留捻한다.

③ **背疼** : 膏肓兪에 鍼을 3分 刺入하고, 1分間 留捻한다. 다시 灸 5~7壯을 한다.

④ **背强** : 啞門에 鍼을 3分 刺入하고, 1分間 留捻한다. 水溝에 鍼을 2分 刺入하고, 1分間 留捻한다.

⑤ **背部 內側이 당기면서 痛症이 있고, 屈伸을 못 하는 경우** : 合谷에 鍼을 4分 刺入하고, 2分間 留捻한다. 復溜에 鍼을 4分 刺入하고, 2分間 留捻한다. 崑崙에 鍼을 3分 刺入하고, 2分間 留捻한다.

⑥ **背部 拘急으로 불편한 경우** : 經渠에 鍼을 3分 刺入하고, 1分間 留捻한다. 다시 灸 3壯을 한다.

⑦ **脊膂强痛한 경우** : 委中에 鍼을 1寸 刺入하고, 3分間 留捻한다. 水溝에 鍼을 2分 刺入하고, 1分間 留捻한다.

⑧ 腰痛 : 環跳에 鍼을 1寸 5分 刺入하고, 2分間 留捻한다. 委中에 鍼을 1寸 刺入하고, 3分間 留捻한다.

⑨ 腎弱腰痛인 경우 : 腎兪에 灸 5~15壯을 한다.

⑩ 腰痛으로 설 수 없는 경우 : 大都에 鍼을 2分 刺入하고 灸 3壯을 한다. 腎兪에 鍼을 5分 刺入하고 留捻 2分間, 灸 5壯 한다. 委中에 鍼을 1寸 刺入하고 留捻 2分間 한다. 復溜에 鍼을 3分 刺入하고 留捻 1分間 한다.

⑪ 腰部에서 脚部에 통증이 이어지는 경우 : 環跳에 鍼을 1寸 5分 刺入하고 2分間 留捻한다. 風市에 鍼을 5分 刺入하고 1分間 留捻한다. 行間에 鍼을 2分 刺入하고 2分間 留捻한다.

⑫ 腰痠疼하고 耳鳴이 있는 경우 : 腎兪에 灸 30壯 한다.

⑬. 보조치료로 補腎之劑를 복용한다.

3) 備考

(1) 古典治法

① ≪丹溪心法≫ : 腰屈不能伸, 鍼委中出血立愈.

② ≪得效方≫ : 腰背痛, 以鍼決膝腰勾划中青赤絡脈出血便瘥.

③ ≪醫學綱目≫ : 腰痛灸腎兪三七壯卽瘥. 腎虛腰疼 取腎兪·人中·委中·肩井. 挫閃腰疼 取尺澤(勿灸)·委中·人中·陽陵泉·束骨·崑崙·下髎·氣海. 腰强痛 命門·崑崙·志室·行間·復溜.

(2) 名醫驗案

① 竇材가 한 노인을 치료하였는데 腰脚痛으로 잘 걸을 수가 없어

關元에 灸를 300壯하고, 다시 金液丹을 복용하자 강건함이 전과 같았다(按 : 이 방법은 오직 沈寒痼冷한 사람에게 적당한 방법이다).

② 淡安이 성명을 이미 잊어버린 한 사람을 치료했는데 그는 세 사람의 부축을 받고 진료실로 들어왔다. 요통으로 허리를 굽히고 펴지 못하였으며, 허리를 굽히고 다니고, 누우면 배 아래에 솜을 깔아야 하고, 측면으로 돌릴 수 없으며, 背部를 누르면 劇痛이 있었다. 먼저 水溝를 瀉하고, 다음으로 環跳·委中·崑崙을 刺鍼하고 역시 瀉法을 사용하였으며, 동시에 出鍼하자 환자는 즉시 일어나 다녔다. 보는 사람들 모두 놀라지 않은 자가 없었다.

18. 楊甲三의 腰(脚)痛 치료

楊甲三(1919 ~)

男, 漢族, 江蘇省 武進縣 사람. 北京中醫學院 東直門醫院 교수, 주임의사. 1932년 常州 中醫 吳秉森 문하에서 수업하였으며, 마친 후 鍼灸大家 承淡安으로부터 中醫鍼灸를 전수 받았으며, 다음 해 無錫中國鍼灸專門學校를 졸업하였다. 그 후 다시 장인인 常州 名中醫 華慶云으로부터 친히 전수 받았다. 건국 초기 일찍이 武進縣 前黃聯合診療所 소장, 南京中醫學院 鍼灸敎師를 역임하였다. 1957년 北京中醫學院에 들어가 鍼灸敎硏室 주임, 東直門醫院 침구과 주임, 北京中醫學院鍼灸推拿科 주임을 맡았으며, 北京中醫學院 院務委員會 위원, 國家科委中醫專業組成員, 衛生部醫學科 위원회 위원, 中醫硏究院學術委員會 위원, 北京中醫學院 學術委員會 부주임위원, 光明函授大學 顧問, 健康刊授學院 고문, 仲景國醫大學 명예교수, 中日友好醫院 專家委員會 위원, 홍콩 中國鍼灸協會顧問委員會 顧問, 제3회 全國人民代表大會代表, 제5・6・7회 전국 政協委員會 위원을 역임하였다. 1963년 인도네시아로부터 4급 훈장을 받았다. 中醫鍼灸臨床, 敎學, 과학연구 일에 종사한 지 50년이 되었다. 각종 노년병, 偏癱, 심혈관질병, 만성기관지염, 骨質增殖性 질병 진단과 치료에 장기가 있었다. 아울러 많은 中醫師, 中醫碩・博士를 배출하였다. 뒤이어 일본・프랑스・스페인 등의 국가와 '毫鍼刺法', '鍼灸治療' 등의 학술 교류를 하였다. 그가 取穴法을 총결집하여 모은 經穴定位의 규율성은 이미 국내외에서 널리 응용되고 있다. 영화 『鍼灸取穴法』은 2급 과학연구 성과장을 받았다. 저서로는 ≪楊甲三取穴經驗≫, ≪鍼灸臨床取穴圖解≫ 등 8종 저작물 약 50萬余 字가 있다. 논문으로는 〈十四經經穴主治及其配伍〉, 〈毫鍼單手進鍼法〉 등 11편 약 2萬余 字가 있다. 후계자로는 楊天德이 있다.

楊甲三 主編, 鍼灸學, 중국 북경시, 인민위생출판사, 1989 : 622-5.

1. 腰痛

1) 개요

요통은 腰部의 동통을 말하며, 임상에서 흔히 접하는 일종의 증상이다. 足太陽經脈은 腰部의 夾脊을 끼고 있으며, 督脈은 脊部를 뚫고 腰部를 순행한다. 足少陰經은 '脊部를 뚫고 腎에 속한다' 하였으며, 또 腰는 腎의 府라 부른다는 것도 있다. 그러므로 요통은 대부분 足太陽經・督脈經 및 足少陰經脈, 經筋病이 변한 것과 관계가 있다. 임상에서 많은 질병이 모두 요통을 일으킬 수 있으나 여기서는 寒濕腰痛, 腰肌勞損(lumbar muscle strain) 및 腎虛腰痛을 하나로 하여 소개한다.

2) 證治

① 辨證 : 寒濕腰痛은 風寒濕邪가 經絡에 침입하면 氣血阻滯하여 발병하므로 腰部가 重痛 또는 痠麻하거나, 拘急하여 허리를 굽히고 펴지 못한다. 또한 腰脊痛이 臀部와 腿部로 이어지며, 오래도록 질질 끌고, 때때로 경하기도 하고, 중하기도 하며, 腰部에 서늘한 감이 나타나고, 비가 오거나 찬 바람을 만나면 더욱 심해진다. 腰肌勞損은 타박이나 삔 것이 완전히 회복되지 않았거나 누적되고 오래된 손상, 經筋・絡脈이 손상 받아 瘀血이 응체되어 발생한다. 그러므로 요통은 계속된 노동으로 피로가 누적되면 발작하고, 腰部를 만지면 딱딱하거나 당기는 감이 있으며, 그 痛處는 고정되어 있는데 허리를 옆으로 돌리면 통증이 심해진다. 腎虛腰痛은 대부분 과도한 일이나 노력으로 腎을 손상하

여 精氣를 소모하여 腰部의 筋脈에 濡養作用을 소실하므로 腰部에 은은한 통증이 나타나고, 痠軟無力하게 된다. 만약 神倦, 腰冷, 滑精, 脈沈을 겸하는 자는 腎陽虛이고, 虛煩, 尿黃, 脈細數, 舌紅한 자는 腎陰虛에 속한다.

② 治則 : 疏通經絡, 補益腎氣한다

③ 治法 : 足太陽・督脈經穴 위주로 취한다. 證候의 虛實에 근거하여 毫鍼補瀉 혹은 平補平瀉 혹은 鍼灸를 참작하여 병용한다.

④ 처방 : 腎兪・腰陽關・阿是穴・委中. 寒濕한 자는 命門・陰陵泉을 배합한다. 勞損한 자는 膈兪・水溝・次髎를 배합한다. 腎虛한 자는 命門・志室・飛揚・太谿를 배합한다.

⑤ 方義 : 腰는 腎의 府가 되고, 腎脈은 腰脊을 뚫고 지나가므로 腎兪를 취하여 補益腎氣하며, 灸를 하면 능히 祛除寒濕한다. 足太陽經은 腰部의 균형을 맞추고 腎에 연결된다. ≪靈樞・終始≫에서 "病在腰者取之膕"이라 하였으므로 委中穴을 취하여 足太陽經氣를 通調하면 祛邪通絡調經止痛한다. 督脈은 脊部를 뚫고 지나가 腰中을 순환하므로 그 經穴인 腰陽關을 취하여 督脈의 經氣를 소통하며, 다시 近位取穴法에 속하는 阿是穴을 배합하면 疏理筋脈, 通經止痛한다. 寒濕한 자는 命門・陰陵泉에 溫灸하여 溫經散寒利濕通絡한다. 노동으로 인하여 손상이 온 자는 水溝를 배합하면 通導陽氣, 行氣活血하며, 異名이 血會인 膈兪, 異名이 血郄인 委中에 次髎를 합하여 배합하면 活血祛瘀通絡止痛한다. 요통이 갑자기 발생하여 痛勢가 극렬한 자는 阿是穴을 취하여 濕附缸을 할 수 있으며, 委中을 취하여 三稜鍼으로 瀉血할 수도 있다.

3) 기타요법

(1) 耳鍼

① 取穴 : 腰椎・薦椎・腎・耳神門.

② 刺法 : 患側을 취하여 强刺戟, 進鍼 후 빠르게 捻鍼한다. 아울러 환자에게 腰部를 움직이게 하는데 다리를 들고, 허리를 굽히며, 옆으로 허리를 돌리는 등의 동작을 한다.

(2) 頭鍼

① 取穴 : 下肢感覺區・足運感區.

② 방법 : 1.5寸 長毫鍼을 사용하여 皮를 따라 刺入, 1~2분간 捻轉한 다음 電鍼으로 通電한다. 치료와 동시에 환자에게 腰部를 움직이라고 한다.

(3) 藥鍼

① 取穴 : 阿是穴.

② 방법 : 10% 포도당 10~20ml 혹은 2% 염산브로카인 2ml를 壓通點에 주입한다.

(4) 濕式附缸

① 取穴 : 阿是穴.

② 방법 : 皮膚鍼으로 두드려 출혈시킨 다음 다시 火罐으로 빨아낸다.

4) 古今治法

(1) 古典治法

① ≪素問・刺腰痛論篇≫ : 足太陽令人腰痛, 引項脊尻, 背如重狀, 刺其郄中. 太陽正經出血, 春无見血. 少陽令人腰痛, 如以鍼刺其皮中, 循循然, 不可以俯仰, 不可以顧, 刺少陽成骨之端出血, 成骨在膝外廉之骨獨起者, 夏無見血. 陽明令人腰痛, 不可以顧, 顧如有見者, 善悲, 刺陽明于䯒前三痏, 上下和之出血, 秋无見血. 足少陰令人腰痛, 痛引脊內廉, 刺少陰于內踝上二痏, 春无見血, 出血太多不可復也. 厥陰之脈令人腰痛, 腰中如張弓弩弦, 刺厥陰之脈, 在腨踵魚腹之外, 循之累累然, 乃刺之.

② ≪摘英集≫ : 寒濕腰痛, 灸腰兪; 閃着腰痛及本臟氣虛, 鍼氣海.

③ ≪神應經≫ : 挫閃腰脇痛, 取尺澤・曲池・合谷・手三里・陰陵泉・陰交・行間・足三里.

④ ≪大全≫ : 腎虛腰痛, 擧動艱難, 取足臨泣・腎兪・脊中・委中.

⑤ ≪丹溪心法≫ : 腰痛, 血滯于下, 委中刺出血, 仍灸腎兪・崑崙.

(2) 現代治法

① 黑龍江中醫藥. 1981 ; 3 : 33 ㅡ 치유 42례, 顯效 25례, 進步 43례

鍼灸로 요통을 치료한 116례에서 辨證取穴과 經驗取穴을 서로 결합한 방법을 사용하였다. 急性腰痛은 疏通經氣, 活血止痛하기 위하여 人中・養老・百勞・齦交・異常點 등을 취하였다. 매회 2~3穴에 鍼治療하였다. 慢性腰痛은 補腎健脾, 活血止痛하기 위하여 腎兪・關元・次髎・殷門・委中・太谿・三陰交 등을 취

하여 치료하였다. 腿痛이 있으면 環跳·陽陵泉·崑崙을 가하였다. 몸을 뒤집기가 곤란하면 絶骨을 가하였다. 熱補手法을 사용하거나 平補平瀉法을 사용하였다.

② 中醫藥學報. 1981 ; (2) : 31.

'以痛爲腧'하는 鍼刺 방법으로 腰捻挫傷(lumbar sprain) 56례를 치료하였다. 치료 시 먼저 환자에게 腰部를 운동하도록 시켜 최고 壓通點을 지명하게 한 다음 1.5寸 鍼을 痛點에 刺入하여 1~1.2寸 進鍼한다. 得氣 후 鍼을 皮下 3~5分處로 들어 올린 다음 시계 방향으로 鍼을 捻轉하여 鍼이 皮下에서 둘둘 말리게 한다. 그런 다음 鍼柄을 꽉 잡고 雀啄手法을 2~3분간하고 다시 鍼身을 돌려 1.0~1.2寸 진입하여, 得氣 후 신속하게 出鍼한다. 일반적으로 1회 치료면 치료할 수 있다.

③ 中醫雜志. 1983 ; 24(9) : 53.

鍼刺로 腰捻挫傷(lumbar sprain) 300례를 치료하였다. 병이 足太陽經 脊柱 양측에 있는 요통은 後谿穴을 刺鍼하였더니 효과가 가장 좋았다. 刺鍼 후 증상이 즉각 소실된 자가 40/49례(81.6%), 병이 督脈에 있어 腰部의 正中痛이 있는 자는 人中穴을 刺鍼하였더니 효과가 가장 좋았다. 병이 足太陽과 足少陽膽經에 있는 자는 요통이 患側 脊柱 外側에서 臀部 및 大腿로 이어졌는데 腰痛穴(手背指總伸筋腱 양측, 腕背橫紋下 1寸處에 있다)을 刺鍼하였더니 효과가 가장 좋았다. 뒤의 2組를 刺鍼한 후 증상이 즉각 소실된 자는 평균 49/63(77.8%)였다.

④ 雲南中醫雜志. 1984 ; 5(1) : 31 — 치유 61례, 유효 8례, 무효 1례. 다수의 환자가 1~2회 치료로 치유

天柱穴을 刺鍼하여 急性腰捻挫傷 70례를 치료하였다. 28호 1寸 毫鍼을 사용하여 신속하게 0.8寸 정도 刺入하는데 鍼尖이 椎

體 방향을 향하게 하고, 進鍼 2~3분 후 腰部를 활동하라고 환자에게 부탁한다. 10~15분간 留鍼하며, 매일 1회 치료한다.

2. 좌골신경통

1) 개요

좌골신경통은 좌골신경 통로 및 그 분포 구역 내에 발생하는 동통을 말하며, 흔히 보이는 말초신경질병이다. 임상에서 원발성과 속발성으로 분류한다. 風濕으로 인하여 발생한 좌골신경염은 원발성좌골신경통으로 부른다. 좌골신경 통로의 인근 부위에 조직 병변이 발생하여 기계적인 압박 혹은 유착성으로 일어난 것을 속발성좌골신경통으로 부른다. 그 손상 부위에 따라 또 根性坐骨神經痛과 幹性坐骨神經痛으로 분류할 수 있다. 이 병은 대부분 風寒濕邪가 經脈을 痺阻하거나 혹은 노동으로 筋脈을 손상하기 때문에 발생한 것이다.

2) 證治

① 辨證 : 동통은 腰薦部로부터 臀部를 경과하여 下肢를 향하여 放散하는데 放射性, 燒灼하는 것 같거나 바늘로 찌르는 것과 같은 동통이며, 행동 시 가중된다. 허리 굽히기, 기침, 재채기할 때 동통이 극렬해진다. 患側의 腰, 薦, 髂, 臀, 膕, 腓, 踝, 蹠 중에 분명한 壓通點이 있을 수 있다. 舌苔白, 脈弦緊하다. 동통은 大腿後側을 따라 放射하는 足太陽經病이 되는 것도 있고, 동통이 大腿外側을 따라 放射

하는 足少陽經病이 되는 것도 있다.

② 治則 : 散風祛寒, 利濕通絡한다.

③ 치법 : 足太陽 · 少陽經穴 위주로 取穴한다. 鍼刺瀉法을 사용하며, 역시 灸法과 火罐을 배합할 수도 있다.

④ 처방 : 大腸兪 · 環跳 · 委中 · 陽陵泉 · 絶骨 · 崑崙.

⑤ 辨證選穴 : 기침할 때 통증이 있거나 腰椎旁에 壓痛이 있는 자는 華陀夾脊穴(腰$_{2\sim5}$) · 阿是穴을 배합한다. 腰薦部에 동통이 있는 자는 次髎 · 殷門을 가한다. 太陽經에 동통이 있는 자는 秩邊 · 承山을 가한다. 足少陽經에 동통이 있는 자는 風市 · 陽交를 가한다.

3) 기타요법

(1) 耳鍼

① 取穴 : 下脚端 · 臀 · 腰椎 · 腦.

② 방법 : 매회 2~4穴을 選穴하여 사용하며, 强刺戟을 5~10분간 주며, 매일 1회 치료한다.

(2) 藥鍼

① 取穴 : 腰$_{2\sim4}$夾脊穴 · 腎兪 · 大腸兪 · 環跳 · 秩邊.

② 방법 : 10% 포도당 10~20ml를 주사하고, 비타민 B_1 100mg을 가하거나 비타민 B_{12} 100μg 혼합액을 가하여 상술한 2~3穴에 주사하는데 매 穴마다 5~10ml 주사한다. 하지를 향하여 鍼感이 放射되는 것이 나타나면 약간 위를 향하여 들어 올리고, 다시 藥液을 신속하게 주입한다. 격일 1회 치료한다. 동통이 극렬할 때는 역시 1% 브로카인주사액

5~10ml를 阿是穴 혹은 環跳穴에 주사할 수 있다.

(3) 電鍼

① 取穴 : 根性은 腰4, 5夾脊穴・陽陵泉 혹은 委中을 취한다. 幹性은 秩邊 혹은 環跳・陽陵泉・委中을 취한다.

② 방법 : 進鍼하여 得氣 후 通電하는데 密派 혹은 疏密波를 사용하고, 자극량은 中度로부터 점차 强度로 한다. 매일 1회, 매회 10~15분간, 10일을 1療程으로 한다.

(4) 刺血法

① 取穴 : 腰兪・八髎・環跳・承扶・殷門・委中・懸鍾・丘墟・崑崙 등.

② 방법 : 매회 1~4穴 選穴하여 사용하는데 穴位處에 있는 분명한 靜脈을 취하여 소독 후 三稜鍼을 사용하여 點刺 출혈하고, 출혈이 그치면 부항을 사용하여 2~3분간 붙여 두었다가 제거한다. 제1회 瀉血은 약 40~50ml, 제2회 후에는 매회 10~30ml 정도 瀉血한다. 제1회 침치료 후 증상이 경감하였다면 7~10일 사이를 두고 다시 침치료한다. 증상이 경감하지 않았다면 2~3일 사이를 두고 다시 제2회 침치료할 수 있다.

19. 楊介賓의 坐骨神經痛 치료

楊介賓(1929 ~)

男, 漢族, 四川省 金堂縣 사람. 成都中醫學院 敎授. 1949년 부친으로부터 中醫를 배우고, 1958년 成都中醫學院 敎師班에서 학습하였다. 鍼灸學에 장기가 있으며, '飛騰八法'에 관하여 쓴 것이 1986년 四川省 人體科學硏究會 一等獎을 받았다.

劉冠軍 등 主編, 中國當代名醫鍼方鍼術集成, 中國 長春市, 吉林科學技術出版社, 1999 : 217-8.

1) 處方

① 1조 : 腎兪・環跳・陽陵泉・腰陽關.
② 1조 : 環跳・殷門・崑崙・腰眼.

2) 操作

위 두 처방을 격일 1회, 患側을 번갈아 돌아가면서 取穴한다. 28호鍼으로 鍼刺하는데 瀉法을 사용하며, 留鍼은 30분으로, 5분마다 捻轉提揷을 1회한다. 腎兪・腰眼에는 刺鍼 후 火罐을 사용하고, 腰陽關에는 艾條灸, 環跳에는 溫鍼을 하였다. 그 나머지 穴位에는 단지 鍼만 놓고, 灸를 하지 않는다.

3) 치료 경험

서○, 남, 40세. 특별한 원인 없이 우측 腰腿痛이 발생하여 放散痛이 足小趾에 이르고, 기후변화에 따라 가중되었다. 3회 치료 후 치유되었고, 후에 방문하였으나 재발하지 않았다.

4) 按語

이 병은 中醫에서 '痺證', 痛痺의 범주에 속하며 치료 원칙은 祛寒行濕, 溫經通絡한다. 腎兪・腰眼・腰陽關에 刺鍼 후 부항을 사용하면 腎・督・膀胱 經脈을 調理하고, 溫寒散邪 疏通經絡함으로써 强壯腰膝한다. 環跳・陽陵泉은 관절을 부드럽고 원활하게 한다. 殷門・崑崙은 通經調氣한다. 環中은 腰腿痛의 經驗穴이다. 鍼刺, 艾灸 및 부항을 종합하여 치료하면 양호한 효과를 얻을 수 있다.

編譯者 註 : 環中穴은 치료혈로 응용하지 않았는데 按에서 설명하는 것은 이상하다. 그러나 腰腿痛을 주치로 하는 혈이므로 配穴로 응용할 수 있을 것 같아 아래에 설명한다.

참고 環中穴이란?

1. 혈위
   ① 체표 부위 : 臀部 尾臗骨부터 股骨大轉子까지 선을 연결한다. 연결선 중점에서 위로 2寸 부위.
   ② 取穴 방법 : 環跳와 腰兪를 연결하여 두 혈의 중점을 취한다.
2. 主治 : 腰腿痛
3. 刺鍼 深度 : 1.5寸.
4. 刺鍼 방향 : 직자.
5. 灸法 : 灸 15壯. 溫灸 30~40分.

常得新 編著, 經外奇穴纂要, 중국 북경, 인민위생출판사, 1987 : 188.

20. 楊永璇의 腰痛 치료

楊永璇(1901 ~ 1981)

男, 上海市 南匯縣 사람. 어려서 詩書를 읽고, 장성하여 의학을 배웠다. 17세에 浦東唐家花園 鍼灸名醫 王誦愚에게 수업을 받았다. 20세에 학업을 이루고 고향 마을인 周浦로 돌아가 '鍼灸瘋科方脈'으로 개업을 하였으며, 1937년 上海로 이사하여 의업을 이어갔다. 鍼灸에 장기가 있었으며, 내과에도 아울러 정통하였고, 의술은 精湛하고, 醫德은 高尙하였다.

해방 후 그는 가장 먼저 國家에서 경영하는 醫院 일에 참가하였다. 1952년 中醫 外來診療部에 特約醫師로 義務擔任하였으며, 일찍이 上海市 제11인민의원 침구과 주임, 상해중의학원 부속 曙光醫院 침구과 주임의사, 고문. 상해중의학원 鍼灸敎硏組 副主任, 침구과 副主任. 上海市 침구연구소 부소장. 上海市 中醫學會 상무이사, 鍼灸科學會 주임위원, 고문. 中華全國鍼灸學會 위원. ≪上海中医藥雜志≫ 編委會 고문. 上海市科學技術協會 常務理事 등의 직을 역임하였다. 아울러 盧灣區 제4・5・6회 인민대표, 上海市 제3・4・5회 政協委員에 피선되었다. 中醫鍼灸 사업에 필생의 노력을 다하였으며, 중국의학 遺産을 계승 發揚하였고, 중의 인재를 배양하는 데 공헌하였다. 遺著에는 ≪鍼灸治驗錄≫ 등이 있다.

楊依方 외 3인 편찬, 楊永璇中醫鍼灸經驗選, 중국 上海市, 上海科學技術出版社, 1984 : 55-6, 60.

1. 좌골신경통

1) 일반적인 사항

滕某, 여, 38세, 노동자.

2) 진료

(1) 첫 번째 진료

① 증상 : 右腰腿部에 痠痛, 腓腨部에 麻脹感, 肌肉이 마르고, 다른 사람이 腋窩部를 부축하여야만 걸을 수 있었다. 몸과 사지가 寒冷하고, 통증은 밤에 더욱 심하였으며, 胸悶이 있고, 음식을 먹는 것이 좋지 못하였다. 外院에서 좌골신경통으로 진단하였다. 일찍이 滋陰養血藥으로 치료하였으나 증상이 오히려 가중되었다. 脈은 濡細하고, 舌苔는 白膩하였다. 먼저 疏風理氣化濁하는 약제로 치료하였으며, 아울러 침구치료를 하였다.

② 內服 湯煎藥 : 炒桑枝 15g, 藿香・佩蘭・炒蘇梗・谷麥芽 각 9g, 炒廣皮・薑半夏・薑竹茹・焦茅朮 각 6g, 西砂殼 2.4g, 越鞠丸 6g(2회로 나누어 복용) 15첩.

③ 침자방법 : 右上髎・右小腸兪・右秩邊・右環跳 이상 4개 穴을 침치료한 후 右陽陵泉에 火罐을 붙이고, 右飛揚에 溫鍼을 한다.

(2) 두 번째 진료

① 증상 : 약 복용 후 음식을 먹는 것이 점차 좋아졌으며, 능히 자유

로운 활동을 할 수가 있었다. 이어서 活血和營舒絡法을 사용하였다.

② 內服 湯煎藥 : 狗脊・桑枝 각 15g, 川斷・當歸・巴戟肉・木瓜・補骨脂 각 9g, 木香 3g, 肉桂 2.4g(후에 넣는다), 胡桃帶殼 1개(함께 두드린다) 15帖.

③ 침자방법 : 右白環兪・右環跳 刺鍼 후 火罐을 가한다. 右風市・右陽陵泉・右足三里・右絶骨・右崑崙 이상 5穴에 溫鍼을 가한다.

(3) 세 번째 진료

① 증상 : 우측의 腿痠痛이 현저하게 호전되었으며, 이제 능히 100여 보를 걸을 수 있었으나 오래 걸을 수는 없었다. 음식을 먹는 것은 정상이었다. 小腿의 肌肉은 여전히 말라 있었으며, 손가락으로 누르면 脹痛이 나타났고, 脈緩滑, 舌苔薄膩하였다. 이것은 下虛未實한 것으로 原氣가 부족한 증상이다. ≪內經≫에서 "下虛未實, 肝腎居多"한 것으로 活血舒筋攝下하는 방법을 사용하였다.

② 內服 湯煎藥 : 炒桑枝 15g, 炒當歸・川斷・宣木瓜・炒牛膝・炒杜仲・原紅花・五加皮・巴戟肉 각 9g 補骨脂・鹿角霜 각 6g 15帖.

③ 침구처방 : 위 두 번째 진료와 동일하게 사용하였다.

(4) 네 번째 진료

① 증상 : 腰腿는 이미 느슨해졌고, 膝脛은 여전히 무력감이 있었으며, 음식을 먹는 것은 정상이었다. 脈緩, 苔薄하였다. 다시 앞의 鍼法을 고수하였으며, 白環兪를 제거하고, 右飛揚을

추가하였다. 한약의 복용은 중지하고, 熏洗外治法을 사용하였다.

② 中藥熏洗方 : 生香附·絡石藤 각 15g, 川草烏(各) 9g, 生薑 4편을 煎湯한 다음 患處를 熏洗한다. 7帖.

모두 28회의 침구치료와 40여 제의 한약 복용 후 치유되어 일을 할 수 있다고 하였다.

3) 按語

좌골신경통은 좌골신경통로 및 그 분포 구역 내의 동통을 말하는 것으로 臀部로부터 大腿後面을 따라 小腿 후 외측 遠端을 향하여 放射한다. 中醫學에서는 그것을 '痺證'의 범주에 넣는다. 이 병은 '風寒濕邪가 分肉 사이에 머물러 있다', '寒邪가 脊膂 사이에 머물러 있으므로 深邪 遠痺가 된다'고 한 것으로부터 脈道가 閉塞하여 통하지 못하므로 갑자기 痠痛脹麻가 일어나 행동에 장애를 주는 것으로 인식하였다. 楊永璇은 寒濕이 陰邪가 되어 속으로 침입하였는데 滋陰養血藥 같은 것을 복용시켜 속에서 더욱 응결되고, 막힌 채 풀리지 않아 병세가 가중되어 치유가 어렵게 된 것으로 인식하였다. 그러므로 疏風理氣化濁한 약제를 사용하여 中都의 濕濁한 기운을 몰아내고, 아울러 침구로 經氣를 疏導하고, 이어서 活血和營舒絡한 방법을 사용함으로써 營衛를 조화하고, 다시 活血舒筋攝下法을 사용하며, 아울러 外治藥으로 熏洗하여 祛邪散寒하며, 舒筋通絡하여 병의 치유를 촉진하였다.

2. 急性腰部捻挫傷

1) 일반적인 사항

梅某, 남, 46세.

2) 진료

① 증상 : 勞損한 지 1년 되었고, 최근 허리를 삐끗한 후 요통이 있었다. 먼저 모 병원에서 진단과 치료를 받았으며, 傷科에서 中藥을 복용하고, 피부에 붙이는 약을 사용한 지가 이미 1주가 되어도 효과가 없어 진료 받으러 왔다. 환자는 神色이 생기를 잃고, 옆으로 돌리는 행동을 하면 모두 곤란한 감이 있었고, 기침을 하면 당기는 통증이 더욱 심하였다. 脈細滑, 苔薄膩하였다. 병은 督脈에 있으며, 陽脈之海를 손상한 것이 있었다. 宣通散瘀法을 사용한다.

② 침구방법 : 水溝 · 兩委中 · 兩氣海兪(모두 瀉法). 捻旋補瀉法을 사용한다. 氣海兪는 刺鍼 후 火罐을 추가한다.
原方을 격일마다 매번 1회 침치료한다. 증상은 점차 감소하였으며, 모두 4회 침치료 후 치유되었다.

3) 按語

急性腰部捻挫傷은 또 閃腰痛으로도 부른다. 이것은 침구과에서 많이 보이는 다발병의 하나로서 침구치료로 비교적 효과가 좋다. 지난해 急性腰部捻挫傷이 있어 요통으로 잘 움직일 수 없고, 멀리 수십 리 밖에 있었으므로 다른 사람을 불러 문짝에 엎혀서 환자를 병원에 데리고 왔다. 자침 후 통증이 치유되어 기쁘게 스스로 문짝을 지고 걸어서 집에 돌아갔으므로 한때의 미담이 되었다. 요통의 원인을 조사하면 원인은 같지 않고, 증상도 각자 다르다. 痛勢는 輕重이 있고, 病程도 오래되거나 잠깐으로, 치료 효과 역시 遲速이 있다. 이 例와 같은 急性腰部捻挫傷은 督脈에 손상이 있어 氣逆損血하여 脊背에 搏하며, 氣滯血瘀하므로 通하지 않아 痛症이 나타난 것이다. 치료는 水溝를 취하여 督脈의 氣逆을 通調하고, 委中을 사용하여 膀胱經氣를 疏泄하며, 氣海兪에 침을 놓고 火罐을 가하여 국부의 氣血을 溫通함으로써 通하게 하여 痛症을 제거하므로 신속한 효과를 얻게 된다. 이것을 ≪鍼灸大成·玉龍歌≫의 "强痛脊背瀉人中, 挫閃腰痠亦可攻, 更有委中之一穴, 腰間諸疾任君攻"을 근거로 辨證하여 침으로 치료하면 효과를 거둘 수 있다.

21. 楊元德의 腰(脚)痛 치료

楊元德(1937 ~)

1937년 10월 2일 山東省 文登市의 中醫 집안에서 출생하였다. 中醫鍼灸 臨床, 과학 연구 및 教學 일에 40여 년간 종사하였으며, 외국유학생 및 연구생의 임상 지도와 학술 이론을 강의하였다. 일찍이 遼寧中醫學院附屬醫院鍼灸教研室 副主任, 科主任, 主任醫師, 교수를 역임하였다. 현재는 遼寧中醫學院 龍江中醫院 鍼灸科 主任, 中國遼寧省鍼灸學會 理事, ≪鍼灸臨床雜志≫의 편집위원을 맡고 있다. 침구와 약물치료를 사용하여 각종 疑難雜症을 치료하는 데 장기가 있고, '新醒腦開竅法'을 창시하여 중풍 및 그 후유증을 치료하였으며, 穴位注射療法으로 小兒厭食症 및 비만증을 치료하는 법을 발명하였다. 主編 및 編纂에 참가한 圖書 3부가 있으며, 국내외 전문 잡지에 발표한 논문이 100여 편이 된다.

楊元德 主編, 實用鍼灸經驗處方手册, 중국 심양시, 遼寧科學技術出版社, 2003 : 244-5, 309-12, 315-6.

1. 腰痛

1) 개요

요통은 많이 발생하는 하나의 병이다. 주로 요통은 근육, 근막, 인대, 관절낭, 골막 및 결체조직 등의 손상으로 일어나는데, 急性損傷과 慢性勞損 두 종류로 나눌 수 있다. 동통의 부위는 脊中에 있고, 혹은 一側에 있거나 혹 兩側 모두에 통증이 있으며 기능에 제한을 받는다. 中醫 관점에서 요통은 하나의 증상에 대하여 범위가 매우 넓은 것으로 인식하는데 급성과 만성 두 부류로 나누어 개술하면 다음과 같다.

급성요통은 대부분 腰部捻挫를 당한 것으로 활동 시 혹은 일하는 중에 몸을 비트는 자세가 불안정하기 때문에 일어난 것이다. 나타나는 증상은 허리를 곧게 펴지 못하고, 허리를 굽히고 펴기가 곤란하며, 돌리기가 어렵고, 局部의 동통이 극렬하다. 항상 腫脹 및 壓痛을 동반하며, 아울러 걷기에 영향을 준다. 급성요통은 急性腰部捻挫 이외에도 비뇨계통에 結石이 있는 경우도 역시 나타날 수 있다. 단 후자는 腰部捻挫의 병력이 없다. 증상과 검사로 역시 감별할 수 있다.

만성요통은 원인이 매우 많다. 急性腰部捻挫傷을 제때에 철저하게 치료하지 않아 만성으로 전변된 것 이외에 腰部 軟組織에 만성적인 勞損이 있으며, 局部 腫脹 壓痛을 동반한 것도 있다. 腰部에 風·寒·濕邪가 침범하고 腎虛하면 역시 요통이 나타날 수 있다.

2) 治法

益氣補腎通經止痛에 근거하여 局部穴 및 腎·膀胱經穴을 取穴한다.

3) 치료

(1) 毫鍼法

① 처방

가. 腎兪補, 大腸兪・委中平補平瀉.

나. 次髎補, 膀胱兪・承山平補平瀉.

다. 阿是補, 夾脊・承筋平補平瀉.

라. 腎兪補, 天柱・夾脊・陽陵泉平補平瀉.

마. 腎兪・志室補, 命門・委中平補平瀉.

바. 關元・大赫・腎兪補, 三陰交・太谿平補平瀉.

② 방법 : 病情, 辨證에 의거하여 1組 처방을 선택한다. 急性疼痛時는 매일 1회, 留鍼 30분간, 電鍼法을 배합할 수 있으며, 10회가 1療程이 된다. 緩解 후 격일 1회 치료하면 바로 치유될 수 있다.

(2) 耳鍼法

① 처방 : 耳神門・腎・腰・內分泌.

② 방법 : 中等度의 자극을 주고, 20~30분간 留鍼, 혹은 약물의 씨앗을 貼敷, 隔日 1회, 10회가 1療程이 된다.

(3) 藥鍼法

① 처방

가. 夾脊・承山.

나. 阿是・承筋.

② 방법 : 위 두 처방 중 한 처방을 선택하거나 두 처방을 교대로 사용한다. 비타민 B_1 혹은 B_{12} 주사액을 每穴마다 1ml 注入

한다. 隔日 1회, 10회가 1療程이 된다.

2. 第3腰椎橫突綜合徵

1) 개요

第3腰椎橫突綜合徵은 第3腰椎橫突起에 부착되어 있는 인대, 근육, 근막 등 연조직이 손상 받아 일어난 腰部疼痛의 綜合徵이다. 一側의 腰臀部에 酸痛 혹은 鈍痛이 많이 보이며, 동통은 때때로 가볍기도 하고 중하기도 하다. 심한 것은 대퇴의 後外側으로 放散된다. 환자는 오래 앉아 있거나 서 있을 수가 없다. 노동으로 피로가 누적된 후에는 동통이 가중된다. 휴식 후에는 증상이 분명하게 경감한다. 第3腰椎橫突起處에 분명한 壓通點이 있으며, 局部에는 條索狀物, 硬結 혹은 結節이 만져지기도 한다. 이 병은 中醫에서 '腰痛', '痺證'의 범주에 속한다.

2) 치법

通經止痛.

3) 치료

(1) 毫鍼法

① 처방

가. 阿是穴平補平瀉(局部壓通點), 委中瀉.

나. 大腸兪・腎兪・志室平補平瀉, 承山・陽陵泉瀉.

다. 居髎・次髎・風市平補平瀉, 陽陵泉・懸鍾瀉.

라. 大腸兪・環跳・承扶平補平瀉, 承筋・崑崙瀉.

② 방법 : 위 처방 중 한 처방을 선택하여 매일 1회, 留鍼 30~40분, 10회를 1療程으로 한다. 그 가운데 阿是穴은 '揚刺法'을 사용한다. 환자에게 仆臥位를 취하도록 하며, 시술자는 환자의 우측에 위치하여 兩手 拇指를 사용하여 第3要樞橫突起處를 按壓한다. 만약 분명한 壓痛이 있으면 그곳이 바로 그 穴位가 된다. 먼저 穴位의 正中에 1鍼을 하는데 깊이는 1.5~2.0寸으로 한 후에 上下左右에 각 1鍼을 刺入하는데 深度는 1.0~1.5寸으로 하며, 平補平瀉法을 사용하여 得氣가 되게 하고, 30~ 40분간 留鍼한다. 매일 1회 시술한다.

(2) 耳鍼法

① 처방 : 耳神門・腎・骨盤腔・內分泌.

② 방법 : 매일 1회 혹은 격일 1회, 20~30분 留鍼, 10회를 1療程으로 한다.

(3) 藥鍼法

① 처방

가. 阿是穴・承山.

나. 大腸兪・委中.

다. 次髎・陽陵泉.

② 방법 : 위 처방 중 한 처방을 선택하고 비타민 B_1 혹은 B_{12}주사액을 사용하여 每穴에 1ml 藥液을 매일 1회 시술한다. 10회를 1療程으로 한다.

3. 梨狀筋(piriformis muscle)綜合徵

1) 개요

梨狀筋綜合徵은 梨狀筋이 充血, 水腫, 痙攣, 肥厚 등의 자극 혹은 좌골신경 압박으로 일어나는 綜合徵이다. 대부분 외상력이 있으며, 臀部疼痛과 좌골신경통이 주요 증상이 된다. 腰部에는 분명한 壓痛이 없고, 활동은 정상이다. 梨狀筋處에 분명한 압통과 放射痛, 梨狀筋痙攣, 腫脹 혹은 肥厚가 있으며, 條索狀物이 만져지기도 하고, 좌골신경을 따라 압통이 있을 수 있다. SLRT에서는 양성이다.

이 병은 中醫學의 '痺證'·'腰腿痛'의 범주에 속한다.

2) 치법

通經止痛.

3) 치료

(1) 毫鍼法

① 처방

가. 居髎·風市平補平瀉, 足三里瀉.

나. 環跳·陽陵泉平補平瀉, 崑崙瀉.

다. 次髎·阿是穴平補平瀉, 委中瀉.

라. 秩邊·中髎平補平瀉, 承山瀉.

② 방법 : 위 처방 중 한 처방을 선택하고, 30~40분간 留鍼, 매일 1회, 10회가 1療程이 된다.

(2) 艾灸法

① 처방

가. 阿是穴・足三里.

나. 居髎・風市.

다. 環跳・陽陵泉.

② 방법 : 위 처방 중 한 처방을 선택하거나 세 처방을 교대로 응용한다. 매일 혹은 격일 艾條灸, 每穴 5~10분간, 艾炷灸 7~9壯한다. 10회가 1療程이 된다.

(3) 藥鍼法

① 처방

가. 居髎・陽陵泉.

나. 阿是穴・風市.

② 방법 : 위 두 처방을 교대로 사용한다. 비타민 B_1주사액을 每穴 2ml 주입, 격일 1회, 10회가 1療程이 된다.

4. 腰椎後關節紊亂症

1) 개요

腰椎後關節紊亂症은 腰椎後關節滑膜嵌頓(嵌頓 : 헤르니아), 腰椎後關節異常, 腰椎後關節炎의 통칭이다. 임상에서 가장 많이 보이는 요통을 일으키는 병인의 하나가 된다. 환자는 腰部捻挫傷의 병력 혹은 찬 기운에 접촉한 병력이 있고, 腰痛 以下部 위주 혹은 單(兩)側 腰筋酸痛, 심하면 臀部・大腿 혹은 薦尾部放散痛이 있다. 일반적으로 腰腿를 돌아다니는 통증은 없다. 침대에서 몸을 뒤척일 때 동통이 더욱 극렬해지며, 새벽에 일어날 때 분명해진다. 신경근 자극 증상은 없다. X선 검사에서 분명한 양성반응이 나타나지 않는다.

中醫에서는 正氣虛損, 風·寒·濕邪 혹은 勞損(strain)이 과도하여 經筋에 氣血의 濡養作用이 불능하여 발병한 것으로 인식하였으며, '痺證', '腰痛'의 범주에 속한다.

2) 치법

通經止痛.

3) 치료

(1) 毫鍼法

① 처방

가. 百會·大腸兪·腎兪·志室·委中平補平瀉, 崑崙瀉.

나. 後頂·次髎·居髎·風市平補平瀉, 承筋瀉.

다. 風市·身柱·命門·腎兪·上髎平補平瀉, 承山瀉.

라. 天樞·氣海·血海平補平瀉, 三陰交·太谿瀉.

마. 阿是穴·夾脊(腰$_{1\sim5}$)·委陽平補平瀉, 陽陵泉·懸鍾瀉.

② 방법 : 위 처방 중 한 처방을 선택하여, 매일 혹은 격일 1회 치료, 30분 留鍼, 10회를 1療程으로 한다.

(2) 藥鍼法

① 처방

가. 次髎・承山.

나. 大腸兪・委中.

다. 阿是穴・陽陵泉.

② 방법 : 위 처방 중 한 처방을 선택하거나 세 처방을 교대로 응용, 리도카인 1ml, dexamethasone(5mg) 1ml와 주사액 2ml를 혼합하여 每穴마다 1ml 藥液을 주입, 격일 1회, 6회가 1療程이 된다.

5. 腰椎小關節紊亂綜合徵

1) 개요

腰椎小關節紊亂綜合徵은 관절이 퇴행성 변화를 일으켜 미끄럽지 못하고, 근육 피로로 腰部 운동에 갑자기 不調和가 발생하여 腰椎小關節에 嵌頓이 발생하면 돌발성요통이 나타난다. 극소수의 환자에서 下肢放散痛이 나타난다. 中老年 비만체질자는 쉽게 이 병에 이환된다. 급성발작 이외에 간혹 반복 발작도 하며 腰部疼痛이 있다. 대부분 한쪽에 나타나나, 가끔 양쪽에 나타나기도 하고, 허리를 굽힐 때 가중된다.

中國醫學에서 이 병은 年老하여 氣血虛衰하고, 風・寒・濕邪 혹은 과로하여 발생한 것으로 '痺證', '腰痛'의 범주에 속하는 것으로 인식한다.

2) 치법

補腎益氣, 通經活絡.

3) 치료

(1) 毫鍼法

① 처방

가. 腎兪・志室平補平瀉, 承山瀉.

나. 脾兪・大腸兪平補平瀉, 承筋補.

다. 次髎・志室・陽陵泉平補平瀉, 懸鍾補.

라. 命門・腰陽關・上髎・風市平補平瀉, 崑崙補.

마. 阿是穴・夾脊(腰$_{1\sim5}$)・陽陵泉平補平瀉, 三陰交・太谿補.

② 방법 : 위 처방 중 한 처방을 선택하고, 매일 혹은 격일 1회 치료, 30~40분간 留鍼, 10회가 1療程이 된다.

(2) 艾灸法

① 처방

가. 命門・腰陽關・腎兪.

나. 志室・次髎.

다. 腎兪・大腸兪・神闕.

라. 夾脊(腰$_{2\sim4}$)・志室・陽陵泉.

② 방법 : 위 처방 중 한두 처방을 선택하여 격일 1회, 艾條灸 5~10분 혹은 艾炷灸 5~7장, 局部 피부가 紅潤할 정도로 한다. 10회가 1療程이 된다.

(3) 藥鍼法

① 처방

가. 夾脊(腰$_{2\sim4}$)・承山.

나. 大腸兪・陽陵泉.

다. 次髎・承筋.

라. 命門・腰陽關・委中.

② 방법 : 위 처방 중 한 처방을 선택, 매일 1회 치료, 비타민 B_1 혹은 B_{12} 주사액을 사용하여 每穴마다 1ml 藥液을 주입, 10회가 1療程이 된다.

6. 腰部捻挫傷

1) 개요

腰部捻挫傷은 대부분 활동 시 자세가 부정확하거나, 지나친 힘을 쓰거나, 과도하게 무거운 물건을 지거나, 극렬한 운동을 하거나, 외력에 충격을 받아서 발생한다. 이로써 局部의 연조직에 동통이 나타나며, 활동 시 심해지는 특징이 있다. 일반적으로 손상을 받은 즉시 동통을 느끼며, 활동에 제한을 받는다. 그러나 때로는 손상을 입고 반일 혹은 하루, 여러 날이 지난 후에 동통이 나타나기도 한다. 환자를 검사해 보면 局部에 壓痛(壓通點이 있을 수 있다)을 볼 수 있고, 근육에도 긴장이 있다.

중국의학은 그 증상에 근거하여 '痺證', '腰痛'의 범주에 속하는 것으로 본다.

이 병은 1996년 11월 이탈리아 밀라노에서 열린 WHO 회의에서

64종 鍼灸適應症의 하나로 통과되었다.

2) 치법

通經止痛.

3) 치료

(1) 毫鍼法

① 처방

가. 水溝・外關瀉.

나. 印堂・支溝瀉.

다. 天柱・百會・合谷瀉.

라. 素髎・曲池瀉.

마. 攢竹・後谿瀉.

바. 阿是穴・合谷瀉.

② 방법 : 위 처방 중 한 처방을 선택하여 시술하고, 30~40분간 留鍼, 疼痛의 경감에 따라 환자에게 허리를 전후좌우로 움직이도록 하고, 운동 범위는 작은 동작에서 큰 동작을 하게 하여, 매일 1회 시술한다. 3회를 1療程으로 한다.

(2) 耳鍼法

① 처방

가. 耳神門・腰・內分泌.

나. 骨盤腔・腎・耳神門.

② 방법 : 위 두 처방을 교대로 운용한다. 捻挫를 입은 동측의 耳穴

을 선택하면 좋다. 留鍼은 20분간하며, 환자에게 허리를 경미하게 전후좌우로 운동하게 하고, 운동 범위는 작은 데서 크게 하도록 시킨다. 매일 1회, 2~5회가 1療程이 된다.

참고

1996년 11월 이탈리아 밀라노에서 열린 WHO 회의에서 통과된 64종 鍼灸適應症은 다음과 같다.

1. 유사 鍼灸法 또는 전통요법으로 무작위 대조 시험을 통하여 밝혀진 鍼灸適應症

금주, 알레르기, 비염, 스포츠 종합증, 안면마비, 담교통(膽絞痛), 기관지천식, 심신경증, 경추병(頸椎病), 운동계통 만성통증(頸, 肩, 脊柱, 膝 等), 우울, 마약중독, 생리통, 두통, 편마비 혹은 기타 뇌병 후유증, 대상포진, 고혈압, 원발성 저혈압, 양위(陽痿), 인공유산, 불면증, 혈구감소, 요통(腰痛), 편두통(偏頭痛), 임신반응(妊娠反應), 오심구토(惡心嘔吐), 견주염(肩周炎 : 일명 凍結肩), 수술 후 통증, 생리 전 긴장증, 신경근동통종합증(神經根疼痛綜合症), 신교통(腎絞痛), 류머티스 관절염(類風濕性關節炎), sprain(捻挫傷)과 strain(勞損), 하악관절기능문란(下顎關節機能紊亂), 긴장성두통, 금연, 삼차신경통, 요도결석.

2. 무작위 대조 시험 없이 충분한 양의 환자 수를 표본으로 정한 鍼灸適應症

급성편도선염, 급성인후염(急性咽喉炎), 배통(背痛), 담도회충증(膽道蛔虫症), 만성인염(慢性咽炎), 태위부정(胎位不正), 소아유뇨(小兒遺尿), 주관절염(tennis elbow), 담결석(膽結石), 과민성장증후군, 메니에르병, 근근막염(筋筋膜炎), 아동근시(兒童近視), 단순성비만(單純性肥滿), 편도선 절제술 후의 통증, 정신분열증(精神分裂症), 좌골신경통(坐骨神經痛).

3. 반복되는 임상보도가 있고, 효과가 빠르거나 여러 번 시험에 의거하여 정한 鍼灸適應症

변비, 유즙부족, 설사, 불임증, 위하수, 애역(呃逆), 요실금(尿失禁), 남성불육(男性不育; 정자결핍, 정자활동력결핍), 무통분만(無痛分娩), 요저류(尿潴留), 축농증.

22. 楊醫亞의 腰痛 치료

楊醫亞(1914 ~)

男, 漢族, 河南省 溫縣 사람으로 中共黨員, 河北中醫學院 教授이다. 1938년 북경 華北國醫學院을 졸업하였다. 일찍이 학교에 다니는 기간 동안 名醫인 施今墨이 주최한 ≪文醫半月刊≫에 초빙되어 주편을 맡았으며, 아울러 1937년 ≪國醫砥柱≫를 주최하여 월마다 간행하였다. 졸업 후 1939년 북경에서 中國國醫專科函授學校 및 中國鍼灸研究所函授部學習班을 만들었다. 1943년 北京華北國醫學院에 초빙되어 교수를 맡았으며, 당시 북경의 네 사람의 작은 명의 가운데 한 사람으로 불렸다. 1949년 해당 院의 원장이 되었다.

해방 후 연이어 保定中醫進修學校, 河北省中醫進修學校, 河北中醫研究院, 天津中醫學院, 河北醫學院, 河北中醫學院에서 교편을 잡았다. 高等醫學院校醫學專業教材編審委員會 委員, 高等醫學院 ≪中醫學≫ 教材 副主編, ≪中醫大辭典≫ 編審委員會 委員, ≪中國醫學百科全書≫ 編輯委員會 委員, ≪中國醫學百科全書≫ 方劑學分册 主編, 中華全國中醫學會 理事, 河北省中醫學會 副理事長, 全國中醫理論整理委員會 委員, 河北省科學技術委員會 顧問, 河北省高等學校 教授, 副教授評定委員會 中醫 평가 심사 責任人, 河北省醫學衛生科學 普及 및 工作委員會 顧問, ≪河北醫學院學報≫ 副主編, 河北中醫學院 學位評定委員會 主席, ≪河北中醫雜志≫ 副主編 등의 40여 개 직무를 수행하였다. 다년간 ≪傷寒論≫을 연구하여 독자적인 견해를 제출하였다. 이어서 ≪中醫治療學≫, ≪近世鍼灸全書≫ 등을 편찬하였으며, 동시에 ≪清太醫院配方≫, ≪醫學衷中參書彔≫ 등의 저작을 수정하였다. 출판한 책은 모두 50여 종, 1,540余 萬 字가 된다.

楊醫亞 원저 : 楊醫亞鍼灸學, 중국 북경, 중국의약과기출판사, 1998 : 314-6.

1. 좌골신경통

1) 취혈

環中・承扶・殷門・委中・承山.

2) 방법

環中穴은 環跳穴과 교대로 돌려가며 사용할 수 있다. 鍼搗術을 사용할 때는 반드시 環中(혹은 環跳)의 痲木感이 足根까지 도달되도록 한다. 일반적으로 留鍼은 30분하면 된다.

참고 環中穴이란?

1. 위치 : 環跳와 腰兪穴의 중간.
2. 주치 : 腰痛, 腿痛.
3. 刺灸法 : 直刺 1.5~2寸, 可灸.

程華農 編, 中國鍼灸學, 中國 北京, 人民衛生出版社, 2005 : 319-20.

2. 腰痛

1) 취혈

① 大都・腎兪・委中・志室・承山.
捻轉하면서 進鍼하며, 鍼을 3分 刺入한다.

② 腰陽關 · 腎兪 · 命門 · 委中.

③ 腰部 後方으로부터 大腿 後部로 이어지는 痛 : 環跳 · 環中 · 委中 · 殷門 · 承山 · 崑崙.

2) 방법

(1) 一般鍼法

신체가 장성하고, 맥박이 强實有力한 환자에 대하여 鍼施術 후에 灸를 하지 않는다. 체질허약하고 무력한 환자에 대하여 鍼施術 후 灸를 한다. 극렬한 동통이 있으면 强刺戟手法을 사용한다.

(2) 搗鍼法

구체적인 조작 방법은 2종류로 나눌 수 있다.

① 감각을 찾으려면 반드시 進鍼을 일정한 深度까지 도달하게 하거나 반복하여 進退한다. 환자 역시 감각이 없으면 시험 삼아 搗動을 할 수 있다. 감각을 찾으면 즉시 그 기회를 잡고 搗動 방향을 따라 경미하게 捻進하면 나타난 감각을 유지하거나 증강할 수 있다.

② 强刺戟을 가하기 위한 搗鍼 방법은 3종으로 분류할 수 있다. 첫째는 上下捻動을 直搗로 한다. 둘째는 左右前後搗捻轉動을 斜鍼으로 하여 搗한다. 셋째는 이상의 搗法을 동시에 진행하며 또 搗動 범위를 확대한다. 즉 혼합 搗法을 사용한다. 단 年老體弱 및 과민한 환자에 대해서는 민첩하게 하여 酸脹한 감각이 있을 정도로 한다.

23. 楊長森의 鍼灸藥物 병용으로 腰腿痛 치료

楊長森(1928 ~)

男, 漢族, 江蘇省 阜寧縣 사람. 南京中醫學院鍼灸科 主任, 교수, 附屬醫院鍼灸科 主任醫師. 1944년 부친과 스승에게서 中醫 內科 가르침을 받았다. 1948년 개업하였으며, 內科疑難雜證 치료에 장기가 있었다. 1956년 江蘇省中醫硏修學校를 졸업하였다. 中國鍼灸學會 常務理事, 中國鍼灸學會 臨床硏究會 理事長, 江蘇省鍼灸學會 副會長, 高等醫藥院校鍼灸專門敎材編審委員會 委員, ≪江蘇中醫雜志≫ 編輯委員會 委員 등의 職을 역임하였다. 鍼刺手法의 연구에 진력을 다하였다. 상용하는 鍼刺補瀉手法의 기본 원리, 조작방법과 자극량의 문제에 대하여 문헌정리와 실험연구를 통하여 광범위하고, 깊이 있는 탐구 토론을 진행하였으며, 古今의 문헌을 헤아려 精髓를 취하고 널리 사용하였으며, 새로운 견해를 제시하고, 시책의 시행을 개진하였으며, 간단한 것을 고집하고 번잡한 것을 통제하여 배운 다음에는 사용하는 데 목적을 두었다. 編寫한 교재에 鍼灸處方의 方義, 사용되는 腧穴의 主治 특징 및 그 配伍 작용을 해석한 것을 수록하는 방법을 창시하였다. 따라서 鍼灸辨證 이론의 규율을 闡明하여 初學者가 따르도록 하였다. 編寫한 책으로는 高等醫藥院校 鍼灸專門敎材인 ≪鍼灸學≫, ≪鍼灸治療學≫ 등 4종 저작 약 100萬 字가 있다. 발표 논문으로는 〈鍼刺放血在臨床上之應用〉, 〈談鍼刺補瀉手法初步體會〉 등 13편, 약 8萬 字가 있다.

徐恒澤, 趙京生 主編, 名醫鍼刺經驗用典, 중국 북경, 科學技術出版社, 2005 : 144-7.

腰腿痛의 病因은 매우 많다. 본문은 腰腿痛을 일으키는 坐骨神經痛에 국한한다. 치료방법은 鍼灸를 위주로 하며, 약물은 보조치료로 하여 辨證論治한다.

1) 치료방법

(1) 鍼灸處方

腎兪・氣海兪・秩邊・環跳・風市・委中・飛揚・承山・崑崙.

① **操作** : 寒熱虛實로 나누어 鍼灸補瀉를 시행하며, 留鍼은 30분간 하고, 격일 1회, 10회를 1療程으로 한다.

② **方義** : 이 병은 腰椎病變이다. 腰椎는 督脈이 循行하는 곳이므로 임상적으로는 督脈病候가 나타난다. 예를 들면 腰脊部가 强直하며 疼痛이 있고, 허리를 펴고 돌리는데 제한을 받고, 脊柱를 옆으로 기울이는 등의 증상이 있다. 督脈의 氣血이 막히고 쌓이는 것이 足太陽・足少陽筋脈에 미치므로 腰, 薦, 臀, 股, 膕, 腓, 足酸痛, 痲木, 拘急 등의 증상이 나타난다. 이 方은 局部取穴과 循經取穴에 壓痛敏感點을 가하여 조합한 것을 결합하여 만든 것으로 調氣活血, 舒筋通脈, 解痙止痛의 효과가 있다.

(2) 藥物處方(筋骨痺痛湯)

茵陳 15g, 白灼藥 12g, 透骨草・毛狗脊・伸筋草・釣鉤藤・茜草・香附子・元胡索・當歸 各 10g, 紅花・甘草 5g.

① **加減** : 風이 勝하여 行痺가 된 자는 防風・防己를 加한다. 寒이 勝하여 痛痺가 된 자는 桂枝・附片을 加한다. 濕이 勝하여 着痺가 된 자는 蒼朮・薏苡仁을 加한다. 火熱하여 熱

痺가 된 자는 黃柏・懷牛膝을 加한다. 趺仆損傷한 자는 骨碎補・自然銅・制乳香과 沒藥을 加한다. 月經이 앞당겨지고 量이 많으면 香附子를 減한다. 久病으로 虛弱한 자는 鹿角片・黃芪・熟地黃・枸杞子・肉從蓉 등을 參酌하여 加한다.

② 方義 : 본 方의 茵蔯・釣鉤藤은 化濕舒筋, 甘草・白灼藥은 治攣急, 當歸・紅花는 活血化瘀, 香附子・元胡索은 理氣止痛, 茜草・狗脊은 通利腰脊, 透骨草・伸筋草는 善治筋骨痺痛한다. 모든 藥性과 味는 평화로우며, 大寒大熱하고 偏膩偏燥의 폐해가 없는 약으로 구성되어 있으며, 隨證加減을 하면 더욱 효과가 빠르다.

2) 疑難病例

腰腿痛은 보통 볼 수 있는 多發하는 병이다. 鍼灸 한 가지만 쓰거나 藥物 한 가지만 사용해도 어느 정도 치료 효과가 있다. 그러나 역시 오래도록 치유되지 않은 病例에서는 여러 종류의 療法을 사용한다. 鍼灸와 藥物을 병용하여야 만족할 만한 효과를 거둘 수 있다. 아래와 같이 간략하게 예를 든다.

(1) 例 1

① 일반적인 사항 : 范○○, 여, 58세, 교수.

② 현 병력 : 어느 날 학교에서 우연히 나를 찾아와 病歷을 알게 되었다. 10여 년 전 腰椎間板脫出證으로 鍼灸, 推拿, 牽引, 藥物 등으로 치료하였으나 病情이 반복하여 증가하였으며, 나중에는 수술로써 치유되었다. 예상치 못하게 3년 전

腰腿疼痛이 다시 발생하여 여러 종류의 치료를 해도 효과가 없었다. 잠시 환자를 진찰해보니 허리를 굽히고 跛行하며, 몇 걸음을 걷다간 멈추는데, 통증을 말로 표현할 수 없어했다. 요통이 있는데 누르면 좋아하고, 舌質淡, 苔薄白, 脈象弦緩하였다. 치료를 부탁하는 마음이 매우 정성스러웠다.

③ 치료 및 경과 : 鍼灸處方을 사용하여 1회 치료하자 疼痛이 약간 감소하였다. 계속하여 '筋骨痺痛湯'에 鹿角片·黃芪를 加하여 매일 1劑를 사용하였다. 1주 후 疼痛이 크게 감소하였고, 2주 후 모든 증상이 거의 소실하였고, 上海·北京 等地에서 열리는 회의에 능히 갈 수 있었다. 계속 한 달여 치료하자 회복되었다. 2년여 관찰하였으나 재발하지 않았다.

(2) 例 2

① 일반적인 사항 : 華○○, 여, 43세, 도서관 간부.

② 현 병력 : 腰腿痛이 있은 지 半年이 되었고, 骨科에서 根性坐骨神經痛으로 진단 받았으며, 辛溫散寒 活血絡蠲痺한 약을 투여하였으나 효과가 없었다. 또 일찍이 咽痛, 月經過多 등의 증상이 있어 婦科와 喉科에서 진료하여 病情에 호전이 있었으나 腰腿痛은 전과 다름없이 감소하지 않았다. 잠시 환자를 진단해보니 腿痛으로 오래 서 있지 못하고, 요통으로 허리를 잘 굽히고 펼 수 없으며, 기침을 해도 역시 震痛이 있었다. 또한 患肢가 찬바람을 싫어하여 寒邪가 偏勝한 것과 같은 상태였다. 그러나 第4~5腰椎 周圍疼痛으로 누르기를 거부하고, 咽乾하고 미세한 통증이 있으며, 局部에 輕度의 充血이 있었다. 月經은 예정일보다

빨리 나오고 量은 많으며, 脈象은 沈弦하고 數했다. 舌苔膩하며 浮黃하였다.

③ 변증 : 이것은 濕邪가 筋骨에 붙어 蘊結化熱한 형상이다.

④ 치료 및 경과 : 鍼灸處方에 陰陵泉을 加하고, 鍼은 瀉法을 사용하였으며, 委中은 出鍼 시 穴을 누르지 않고 약간 혈액이 흐르도록 두어 '血實決之'하는 뜻의 형상을 본받았다. 계속하여 筋骨痺痛湯에 黃柏·知母·地楡炭·通草·薏苡仁 등을 加하여 사용하였다. 鍼과 藥을 겸용하여 치료한 지 2개월 만에 모든 증상이 평정되었다. 1년 만에 방문해 보니 재발하지 않았다.

(3) 例 3

① 일반적인 사항 : 麒麟○○, 남, 61세.

② 현 병력 : 제4~5요추 퇴행성 변화와 骨質 增殖이 있으며, 요통이 있은 지 수년이 되었다. 어떤 때는 右腿部에 酸痛이 있으며, 약간 휴식하면 증상이 소실되었다. 3개월 전 무거운 것을 들다가 捻挫傷을 입었고, 다시 바람을 맞고 찬 기운을 쐰 다음 결국 腿疼이 크게 나타났다. 누차 鍼灸, 火罐, 穴位封閉, 牽引, 貼敷 등의 방법으로 치료하였으나 증상이 때로는 輕減되고 때로는 重하였다. 진단하니 腰腿痛이 여전히 빈번하고, 痛勢는 격렬하여 걷거나 오래 서 있지 못하고, 그 통증이 腰薦部로부터 太陽·少陽經線을 따라 아래로 내려가 腓足에 이르며, 찬바람을 싫어하고, 땀이 있으나 많이 있는 것은 아니며, 脈浮緩, 舌苔白膩하였다.

③ 변증 : 증상은 督脈血氣가 痺阻하고, 風寒이 束表하기 때문에 나타난 것이다.

④ 치료 및 경과 : 鍼灸處方에 外關·後谿·合谷을 加하여 瀉法을 사용하고, 腰部의 모든 穴은 溫鍼法을 사용한다. 筋骨痺痛湯에 桂枝·防風·羌活을 加하여 병용한다. 鍼灸 10회, 服藥 20劑(역자 주 : 1劑는 1일 복용 분량임)하자 증상이 소실되었다. 1개월여 관찰하였는데 치료 효과에 변화가 없었다.

(4) 例 4

① 일반적인 사항 : 南京市 ○○, 남, 62세, 퇴직한 간부.

② 현 병력 : 腰部에 酸痛이 있고, 痛勢가 면면히 이어져 나타나며, 최근 점점 가중되었다. 某 病院에서 腰椎間板膨出로 진단받고 물리치료, 牽引을 하였으나 증상을 제압할 수 없었다. 요통으로 인하여 허리를 돌릴 수 없고, 허리를 펴고 굽히기가 곤란하며, 좌측 다리로는 서 있지 못하고, 서 있을 때 요통이 가중되며, 땀이 나고, 苔와 脈에서는 異常이 보이지 않았다. 鍼灸處方으로 5회 치료하자 동통을 거의 제압할 수 있었고, 능히 외출하여 산보할 수 있었으나 노동으로 피로가 쌓이면 다시 발생하였다. 다시 진찰할 때 그 面色 白色이고 少華한 것이 관찰 되었고, 自汗이 끊이지 않아 잠재성 병변이 있는지 걱정되었다. 骨科 진료를 건의하였다.

③ 진단 : 물리화학적인 검사를 하여 骨結核으로 併發한 腫瘤로 확진하였다.

(5) 上述 病例의 辨證論治

① 例 1 : 病情의 반복 발작이 10여 년 되었으면 오래된 병이므로

반드시 虛하다. 血虛하면 筋脈에 영양을 공급하지 못하고, 氣虛하면 血을 이끌어 갈 힘이 없다. 그러므로 筋骨痺痛湯 가운데 鹿角片·生黃芪를 加하여 溫通督脈, 益氣行血한다. 黃芪에 當歸를 배합하면 補血의 名方이 된다. 처방의 모든 약물을 종합하여 보면 通補를 겸한 것이다. 氣血을 충족하게 하면 虛痛을 경감할 수 있다.

② 例 2 : 이 例의 病機는 濕熱이 督脈을 痺阻한 것이므로 요통이 있는데 만지기를 거부한다. 이것은 그 本을 나타낸 것이다. 血의 운행에 막힘이 있으면 患肢에 혈액의 공급이 부족하므로 찬바람을 싫어한다. 이것은 그 標를 나타낸 것이다. 지금 脈과 證이 이미 熱을 따라 化하였으므로 筋骨痺痛湯에 黃柏·知母를 가하여 清濕熱하고 降虛火하여 咽痛을 겸하여 치료한 것이다. 地榆炭은 清濕熱하며 止血하고, 아울러 月經過多를 치료한다. 이것은 標本을 겸한 치료 방법이다. 즉 病機를 總攬하여 全局을 통괄한 의미가 있다.

③ 例 3 : 이 例는 慢性腰痛이 급성으로 발작한 것이다. 風寒이 筋骨에 침습하여 血氣가 痺阻하여 그렇게 된 것이다. 鍼灸處方에 外關·合谷·後谿를 加하고 모두 瀉法을 사용하였으며, 腰部에는 溫鍼灸를 하였다. 격일 1회 치료하였다. 筋骨痺痛湯에 防風·羌活·桂枝를 가하였다. 鍼灸 및 藥物 모두 祛風散寒, 溫經通絡의 효과를 거둘 수 있다.

④ 例 4 : 根性坐骨神經痛은 骨質增殖, 腰椎間板脫出 등으로 인하여 일어난다. 일반검사 및 X-ray 사진을 운용하면 진단할 수 있다. 이 예는 骨結核에 腫瘤가 合倂된 것으로 가장 나중에는 화학적인 검사와 핵자기공명 등의 검사를 통하

여 비로소 확인할 수 있었다. 현대의학적인 진단 방법으로 '四診'의 부족을 보완할 수 있다.

3) 體驗

鍼灸學은 중국의학의 한 부분이며, 기본이론과 辨證論治의 법칙과 기타 각과는 一脈相通하는 것이다. 그러나 사용되는 의료 기구는 다르다. 하나는 鍼灸를 사용하고, 또 하나는 藥物을 사용한다. 두 분야는 각자 장점이 있다. 그러므로 필요시 연합하여 응용하면 두 가지의 장점을 발휘하여 相輔 相成하므로 왕왕 놀라운 효과를 얻을 수 있다. 다음과 같은 것들 : 갑상선기능항진증, 갑상선기능저하증, 레이노우증, 삼차신경통, 완고한 불면, 편두통, 重症筋無力眼瞼下垂, 녹내장, 腦外傷 수술 후 동측 偏盲 등은 모두 비교적 좋은 치료 효과가 있었다.

鍼灸 및 藥物 倂用의 관점에 관하여 앞서간 현인들의 논술이 자못 많다. 예를 들면 孫思邈은 "鍼而不灸, 灸而不鍼, 皆非良醫也; 鍼灸不藥, 藥不鍼灸, 尤非良醫也"라고 하였다. 또 ≪名醫類案≫, ≪續名醫類案≫ 같은 곳에서는 많은 鍼灸 및 藥物 倂用의 范例가 있는데 충분히 참고로 할 만하다.

鍼灸 및 藥物 倂用의 목적은 疑難病症의 치료 효과를 높이는 데 목적이 있다. 모든 의학의 성쇠는 그 자신 치료효과의 높고 낮음에 따라 결정된다. 이것이 의학 발전의 객관적인 규율이다. 이 때문에 鍼灸와 藥을 倂用하는 것이 중국의학을 계승 발양하는 중요한 수단 가운데 하나가 되는 것이다.

鍼灸學의 면에서 보면 전통적인 鍼灸를 계승 발굴하여야 하며, 이에 근거한 鍼灸의 조작과 응용은 매우 중요하다. 辨證立法과 配穴 모두 정확하게 했는데 補瀉操作이 부당하면 치료 효과가 떨어진다. 이것을 예를 들면 藥量에도 輕重이 중요한 것처럼 鍼灸補瀉 역시 用量 輕重의 문제가 있다.

근래 의학 잡지를 보면 鍼灸로 疑難雜症을 치료하는 보도가 雨後竹筍과 같아 끝이 없고, 치료 범위는 날로 확대되고, 치료효과는 날로 높아지는 형세가 사람을 기쁘게 한다.

우리들 鍼灸學의 先祖는 수천 년 전에 고질병과 싸워 이긴다는 信心과 決心이 있었다. ≪靈樞·九鍼十二原篇≫에서 "病雖久, 猶可治也, 言不可治者, 未得其術也"라 하였다. 이것은 하나의 진보적인 의학사상으로 疑難病症을 정복하기 위한 연구에 대하여 격려와 채찍 작용을 하는 것이다.

24. 呂景山의 腰痛 치료

呂景山(1934 ~)

男, 漢族, 河南省 偃師縣 사람. 山西中醫學院 主任中醫師. 일찍이 施金墨과 祝諶予로부터 배웠으며, 1962년 北京中醫學院을 졸업하였다. 1964~1965년 中央衛生部에서 개최한 海外援助鍼灸班을 연수하였다. 1975~1979년 海外援助醫療隊에 참가하였으며, 현재 鍼灸教研室 主任을 맡고 있으며, 中國腧穴研究會 副理事長을 겸임하고 있다. 鍼灸와 中醫內科에 대하여 비교적 깊은 조예와 풍부한 임상 경험이 있다. 학술상 '施氏對藥'을 계승하고, '鍼灸對穴' 學說을 창시하였다. 서서로는 ≪實有鍼灸手册≫, ≪鍼灸對穴臨床經驗集≫ 등 5부 저작 약 100萬 字가 있으며, ≪施金墨臨床經驗集≫으로 1982년도 全國優秀科技圖書一等奬을 받았다. 저술로는 〈同步行鍼, 對穴配伍〉, 〈從 '施氏對藥' 看相反相成之妙用〉 등 30편의 논문 약 20萬 字가 있다.

呂玉娥・呂運權・呂運東 編著, 呂景山對穴, 중국 북경, 人民軍醫出版社, 2003 : 3-4, 17-8, 20, 35, 49, 80-2, 92-3, 95, 175-6, 184-5, 269, 279, 281, 283-6, 288-96, 299, 310.

1. 寒濕으로 인한 腰痛 치료

1) 취혈

大腸兪・陰陵泉.

2) 單穴로 쓸 때 기능

① **大腸兪** : 第4腰椎棘突起下에서 옆으로 1.5寸에 있다. 足太陽膀胱經의 腧穴이다. 이곳은 大腸의 氣가 轉輸, 轉注되는 곳이며, 또 大腸病症을 主治하는 중요 穴位가 되므로 大腸兪라 한다. 이 穴은 調理腸胃, 泄熱通便, 理氣化滯, 强健腰膝하는 효과가 있다. 腹脹, 腹痛, 腸鳴, 泄瀉, 痢疾, 便秘, 小兒泄瀉, 腰脊强痛을 치료한다.

② **陰陵泉** : 陰之陵泉이라고도 부른다. 小腿內側, 脛骨內側髁後下方 오목한 곳에 있다. 足太陰脾經의 腧穴이 되며, 本經의 經氣가 들어오는 곳이므로 合水穴이 된다. 泉은 水源이며, 內는 陰이 되고, 膝突은 陵과 같고, 泉은 아래로 出하므로 陰陵泉이라 명명하였다. 本穴은 建中宮, 促運化, 調水液, 利水濕, 消水腫, 止泄瀉하는 효과가 있다. 食慾不振, 腹脹, 泄瀉, 水腫, 小便不利, 小便失禁, 陰莖疼痛, 遺精, 膝關節痛, 帶下, 陰挺, 月經不調, 不眠, 喘逆으로 눕지 못하는 증상을 치료한다.

3) 배합할 때 기능

① **大腸兪** : 大腸은 傳導之腑가 되어 능히 수분을 흡수하여 傳導, 排泄, 糟粕을 주관한다. 大腸兪는 大腸經氣를 背部의 특정 부위로 轉注하는 곳이므로 調理腸胃, 泄熱通便, 理氣化滯, 强健腰膝하는 효능이 있다.

② **陰陵泉** : 足太陰脾經의 合水穴이 되며, 脾主運化하므로 능히 制水한다. 그러므로 本穴은 建中宮, 促運化, 調水液, 利水濕, 消水腫, 降逆氣, 止泄瀉하는 능력이 있다.

大腸兪는 通泄 위주이며, 陰陵泉은 滲利 위주이다. 두 穴을 합하면 협동작용을 하여 淸熱化滯, 消脹除滿, 利水消腫, 止泄止痢의 효과가 더욱 강하다.

4) 조작법

大腸兪는 엎드린 상태에서 腰陽關穴 양방 1.5寸에서 取穴하고, 直刺 0.5~1寸 刺入한다.

陰陵泉은 正坐하여 무릎을 굽히거나 바로 누워 무릎의 내측, 脛骨內側髁下緣, 脛骨粗隆下緣과 수평인 곳에서 取穴한다. 내측으로부터 외측을 향하여 1~1.5寸 直刺한다.

5) 경험

大腸兪와 陰陵泉을 배합하면 병증의 치료가 더욱 광범하다. 水腫, 急性泄瀉 시에 小腸兪와 三陰交를 배합하면 利水의 효과를 증강시켜 利小便하므로 大便을 實하게 한다. 急性細菌性痢疾을 치료하려면 天

樞와 足三里를 교대로 사용한다. 寒濕腰痛을 치료하려면 命門과 腰陽關을 합하여 사용하며, 刺鍼 후에 灸를 가하거나 혹자는 重灸하여 寒散除濕의 효과를 증강시킨다.

2. 氣滯로 인한 腰痛 치료

1) 취혈

橫骨・大都.

2) 單穴로 쓸 때 기능

① **橫骨** : 下極, 屈骨, 屈骨端, 曲骨로도 부른다. 하복부, 臍中에서 아래로 5寸, 前正中線 兩傍 0.5寸에 있다. 橫骨은 陰部上에 橫으로 놓여 있는 골(치골 결합)이며, 橫上은 小腹이 되고, 橫下는 즉 交骨이 되므로 橫骨이라 명명하였다. 足少陰腎經의 腧穴이며, 이곳은 本經과 衝脈이 交會하는 곳이다. 本穴은 下焦氣機를 소통하고 조절하며, 緩急止痛, 縮尿澁精, 利水消腫의 효과가 있다. 腹脹, 小便難, 陰器下縱, 前陰疼痛, 遺精, 陽痿, 遺尿, 目赤, 五臟虛竭 등의 증상을 치료한다.

② **大都** : 足內側緣, 足大趾本節(第1跖趾關節) 前下方 赤白肉際 오목한 곳에 있다. 足太陰脾經의 腧穴이며, 本經의 經氣가 溜하는 곳이며, 滎火穴이 된다. ≪難經・六十八難≫에서 "滎主身熱"이라 한 것은 本穴이 淸熱退熱의 작용이 있다

는 것을 말한다. ≪靈樞·順氣一日分爲四時篇≫에서는 "病變于色者取之滎"하므로 本穴을 刺鍼하면 淸熱退熱, 回陽救逆, 健脾補中의 효과가 있다. 熱病에 汗不出, 身重骨痛, 煩熱悶亂, 胸腹脹滿, 呃逆, 嘔吐, 胃脘疼痛, 소화불량, 요통으로 허리를 굽히고 펴지 못하고, 手足逆冷한 증상을 치료한다.

3) 배합할 때의 기능

① **橫骨** : 足少陰腎經의 腧穴로서 下焦氣機를 소통하고 조절하며, 緩急止痛, 縮尿澁精, 利水消腫의 효과가 있다.

② **大都** : 足太陰脾經의 腧穴이며, 健脾和中, 回陽救逆의 효과가 있다. 腎은 水臟이 되어 氣化를 주로 하며, 脾는 中土가 되어 運化를 주로 한다.

두 穴을 합하여 사용하면 溫陽化氣, 行氣消脹, 利水消腫의 효과를 더욱 강하게 한다.

4) 조작법

① **橫骨** : 바로 누운 상태에서 먼저 복부의 白線 위 恥骨結合 上緣의 曲骨을 취하고, 다시 그 옆으로 0.5寸處에서 取穴한다. 0.3~0.8寸으로 直刺한다.

② **大都** : 正坐하여 발을 늘어뜨리거나 바로 눕는다. 足大趾內側緣, 第1跖趾關節前緣에 있는 오목한 부위 赤白肉際에서 取穴한다. 0.2~0.3寸으로 直刺한다.

5) 경험

橫骨과 大都를 배합하여 사용한 것은 ≪鍼灸大全・席弘賦≫에서 "氣滯腰疼不能立, 橫骨大都宜救急"이라 한 것으로부터 나왔다. 소위 氣滯腰痛은 대부분 失志忿怒, 鬱悶憂思, 혹은 閃挫跌撲, 筋脈氣滯하였기 때문이다. 腰痛脹痛하며 아픈 것이 腹脇部로 이어지는 형태가 마치 氣가 流注하는 것과 같다. 통증이 갑자기 모이고 갑자기 흩어지며, 오래 서 있거나 멀리 가는 것이 불가능하며 脈沈弦 혹은 伏 등의 증상이 나타난다. 橫骨을 취하는 것은 後部에 병이 있는 경우 前을 취하는 뜻이 있을 뿐만 아니라 溫腎化氣의 뜻도 있다. 大都를 佐로 삼으면 溫脾化滯, 消脹止痛의 작용을 더욱 강하게 한다.

3. 風寒入絡 혹은 閃挫傷絡한 腰痛 치료

1) 취혈

水溝・委中.

2) 單穴로 쓸 때 기능

① **水溝** : 人中, 鼻人中, 鬼宮, 鬼市, 鬼客廳이라고도 부른다. 얼굴에서 人中溝의 上 1/3과 中 1/3이 만나는 곳에 있다. 督脈經의 腧穴이다. 이 穴은 口鼻 사이에 있으므로 天之下, 地之上 사이에 인간이 있으므로 人中이라는 이름을 얻었다. 鼻는 天氣(자연계의 大氣, 영양의 기운이 풍부)가 통하

며, 口는 地氣(五穀의 氣, 즉 음식이 입으로 들어와 정화로운 기운이 흡수되며, 糟粕한 것은 배출되어 땅으로 돌아가 水谷의 생장을 돕고, 다시 인체에 영양을 공급하는 순환관계)가 통한다. 養生家들은 입을 닫고 혀를 감추어 혀를 上顎에 대고 발생한 진액을 아래로 삼켜 喉嚨을 滋潤하고, 臟腑를 通滲한다. 人中은 입이 水液을 삼킬 때 위를 향한 翻轉의 길이 되므로 水溝라 부른다. 本穴은 祛風淸熱, 調和陰陽, 醒腦開竅, 回陽救逆, 鎭靜安神, 活絡止痛의 효과가 있다. 暈厥, 昏迷, 癲, 狂, 癎症, 子癎, 臟躁(히스테리), 急驚風, 中風口噤, 人事不省, 口眼喎斜, 産後血暈, 鼻衄不得息, 香臭를 알지 못하고, 心腹脹滿, 絞痛, 氣衝心胸, 消渴, 水腫, 黃疸, 寒熱頭痛, 崩漏, 丹毒 등이 증상을 치료한다.

② 委中 : 또 血郄, 委中央, 郄中, 中郄, 腿凹, 曲瞅內 등으로 부른다. 오금 횡문 중점에서 股二頭筋腱과 半腱筋筋腱의 중간에 있다. 그 穴이 오금의 중간 오목한 곳 委曲之處에 있으므로 委中이라 부른다. 이곳 오금 부위는 다른 부위에 비해 혈락을 잘 볼 수 있어 임상에서 放血 치료를 하므로 血郄이라 부른다. 本穴은 足太陽膀胱經의 腧穴, 下合穴이 된다. 또 本經 脈氣가 들어가는 곳이므로 合土穴이 되고, 또 四總穴의 하나가 된다. 이 穴은 舒筋活絡, 强健腰膝, 凉血活血, 淸熱解毒의 효과가 있다. 腰脊强痛, 下肢屈伸不利, 丹毒, 痧症, 霍亂(급성위장염과 유사), 中暑, 小腿頭轉筋(腓腸筋痙攣), 中風昏迷, 半身不遂, 風濕痿痺, 熱病汗不出, 疔瘡, 發背, 濕疹, 肛門瘙痒, 乳癰, 遺溺, 小便難, 虛汗盜汗을 치료한다.

3) 배합할 때의 기능

① 水溝 : 督脈의 腧穴이 되고, 口鼻 사이에 위치하며, 祛風邪, 消內熱, 通竅絡, 淸神志, 安心神, 蘇厥逆, 調陰陽, 止疼痛의 효과가 있다.

② 委中 : 足太陽膀胱經의 腧穴이며, 本經의 脈氣가 들어오는 곳이며, 合土穴, 下合穴이 된다. 舒筋活絡, 行氣活血, 淸熱解毒, 調和陰陽의 효과가 있다.

水溝는 위로 가므로 升을 위주로 하고, 委中은 아래로 가므로 降을 위주로 한다. 두 穴을 서로 배합하면 一上一下, 一升一降하여 調和陰陽, 舒筋活絡, 理氣止痛의 효과가 더욱 증대된다.

4) 조작법

① 水溝 : 正坐하여 턱을 들거나 바로 누운 상태에서 人中溝 중앙선의 上中 1/3이 교차하는 곳에서 取穴한다. 아래로부터 위를 향하여 0.3~0.5寸 斜刺한다.

② 委中 : 엎드린 자세에서 膕窩橫紋中點, 두 근육 사이에서 取穴한다. 1~1.5寸 直刺하거나 三稜鍼으로 点刺 瀉血하는데 瀉血의 정도는 紫黑色이 紅色으로 변할 정도로 한다.

5) 경험

水溝와 委中을 배합하는 것은 ≪鍼灸聚英·玉龍賦≫ "人中委中, 除腰脊痛閃之難制"로부터 왔고, 〈臥岩凌先生得效應穴鍼法賦〉의 "人

中除脊膂之强痛"은 委中과 상응한다. 필자가 경험한 바로 水溝와 委中을 합하면 각종 요통을 잘 치료할 수 있다. 급성에 속하는 것은 鍼刺 시 모두 瀉法을 사용하며, 만성에 속하는 것은 水溝는 毫鍼을 사용하여 瀉法을 사용하고, 委中은 三稜鍼을 사용하여 点刺放血한다. 그 병이 오래되어 入絡하여 血脈이 살아 있지 못하면 放血하는 방법으로 치료하는데 그 목적은 祛瘀活血, 活絡止痛하는 데 있다.

呂景山이 1965년 51세 되는 남자를 만났는데 그는 허리를 삐끗한 이후 2개월 정도 치료하였으나 치유되지 않고 疼痛이 있으며, 활동에 제한을 받고, 새벽에 일어나면 더욱 심해지는 증상이 있었다. 검사하니 命門·大腸兪穴處에 분명한 壓痛이 있고, 舌質淡暗, 苔薄白, 脈弦滯하게 하였다. 脈證合參하니 證은 氣血不活, 絡脈瘀阻였다. 치료는 마땅히 活血祛瘀, 通絡止痛하게 하였다. 처방은 水溝(鍼刺 시 瀉法을 사용), 委中(三稜鍼으로 点刺放血)으로 하였다. 法에 따라 1회 침치료하자 疼痛이 緩解되었고, 또 2회 鍼治療하자 치유되었다.

中風으로 인한 半身不遂 치료 시에는 水溝穴에 0.2~0.3寸 刺入한 후 360° 捻轉, 守氣, 留鍼하며, 捻轉 시에는 눈물이 날 정도로 한다. 委中穴은 누운 상태에서 무릎을 굽히고 다리를 들고 取穴한 다음 鍼을 刺入하고 하지를 抽動하기를 3회 정도 하는 것이 좋다.

4. 腰背疼痛 치료

1) 취혈

白環兪·委中.

2) 單穴로 쓸 때 기능

① 委中 : 위의 3번 참고.

② 白環兪 : 또 玉環兪, 玉房兪라고도 부른다. 薦部에서 薦正中嵴(median sacral crest)으로부터 옆으로 1.5寸, 第4薦後孔과 평행한 곳에 있다. 足太陽膀胱經의 腧穴이다. 膀胱經支脈은 腰部挾脊柱外側으로부터 바로 아래로 내려가 臀部를 관통하여 이 穴에 이른 후 다시 되돌아 올라가 上髎穴에 도달한다. 주로 白濁, 白帶症을 치료하므로 白環兪라 부른다. 本穴은 疏調經氣, 通絡止痛, 固精止帶하는 효과가 있다. 遺精, 帶下, 月經不調, 腰脊急痛, 脚膝不遂, 疝痛, 大·小便不利를 치료한다.

3) 배합할 때의 기능

① 白環兪 : 足太陽膀胱經의 兪穴이며, 이 穴은 第4薦後孔에서 督脈經과 1.5寸 떨어진 곳에 있다. 精室, 女子胞와 상응하며, 下焦의 氣機를 조정하고, 固精, 止二帶의 효과가 있다.

② 委中 : 足太陽膀胱經의 腧穴이자 下合穴이 된다. 또 本經 脈氣가 들어가는 곳이므로 合土穴이 되고, 舒筋活絡, 祛風濕, 利腰脊, 淸暑熱, 解熱毒, 調陰陽, 止吐瀉의 효과가 있다. 白環兪는 病所를 取穴하는 것이 되며, 委中은 循經遠道配穴한 것이 된다. 두 穴을 配穴하면 膀胱經의 經氣를 疏調하며, 宣通氣血하고, 通絡止痛하는 효과를 더욱 강하게 할 수 있다.

4) 조작법

① **白環兪** : 엎드린 자세에서 第4薦椎下間正中線 옆으로 1.5寸 되는 곳에서 取穴한다. 2~3寸 直刺한다.

② **委中** : 오금 橫紋 中點, 두 筋腱 사이에서 取穴한다. 0.8~1.2寸 直刺한다.

5) 경험

白環兪와 委中을 서로 배합한 것은 ≪鍼灸聚英・百症賦≫의 "背連腰痛, 白環・委中曾經"으로부터 나왔다. 필자가 경험한 바로 腰背疼痛을 치료할 때는 白環兪를 直刺하는 것이 좋고, 비뇨생식계통의 질병을 치료힐 때는 前陰部位를 향하여 斜刺하여 鍼感이 病所를 향하여 바로 도달되게 하는 것이 효과가 더욱 현저하였다.

5. 腰背疼痛이 있고 痛引下肢 혹은 坐骨神經痛 치료

1) 취혈

後谿・環跳.

2) 單穴로 쓸 때 기능

① **後谿** : 手掌尺側에 있는데, 주먹을 조금 쥐었을 때 小指本節(第5掌指關節) 後의 遠側掌橫紋頭赤白肉際에 있다. 手太陽小

腸經의 腧穴이 되며, 本經의 脈氣가 注하므로 兪木穴이 된다. 八脈交會穴의 하나가 되며, 督脈과 通하고 陽蹻脈, 申脈穴과 서로 交會(즉 溝通의 뜻이다)한다. 本穴은 手小指外側(尺側), 本節(掌指關節) 후의 오목한 곳에 있다. 주먹을 쥘 때 穴處의 근육이 隆起한 것이 산봉우리와 같고 누르면 小溪의 曲處와 같으므로 後谿라 부른다. 本穴은 宣通陽氣, 寧心安神, 淸利濕熱, 通絡止痛하는 효과가 있다. 頭項强痛, 落枕, 頸部捻挫傷, 目赤腫痛, 面筋瞤動(역자 주 : 원문에는 '潤'으로 되어 있으나 '瞤'이 옳은 것으로 판단됨), 耳鳴, 耳聾, 熱性病證, 瘧疾, 癲癎, 小便赤澁, 時疫病症, 黃疸, 肘臂手指攣急을 치료하는 데 사용한다.

② 環跳 : 또 環谷, 髖骨, 髀樞, 分中, 臏骨, 髀壓, 樞合中, 樞中이라 부른다. 股外側部에 있는데 側臥하여 다리를 굽히고, 股骨大轉子에서 가장 볼록한 곳과 薦骨裂孔連結線의 外 1/3 되는 곳과 中 1/3 되는 곳이 만나는 곳에 있다. 足少陽膽經의 腧穴이며, 또 足少陽과 足太陽經의 交會穴이다. 本穴은 髀樞에 있으며 髀樞骨이 環과 같고, 사람이 다리를 굽히고 뛰는데 오로지 中樞가 되는 이 骨에 의지한다. 또한 이 穴은 腿股風痹 등의 증상을 주로 치료하여 기능을 정상으로 회복시키므로 이름을 環跳라 하였다. 本穴은 通經活絡, 祛風除濕, 宣利腰髀, 强健腰腿의 효능이 있다. 腰胯疼痛, 下肢痿痺, 半身不遂, 膝不得伸, 風疹, 脚氣를 치료하는 데 사용한다.

3) 배합할 때의 기능

① **後谿** : 手太陽小腸經의 腧穴이며, 本經의 脈氣가 注하는 곳이므로 兪木穴이 된다. 또 八脈交會穴의 하나가 되며, 督脈과 通하고 陽蹻脈, 申脈穴과 서로 溝通한다. 本穴은 宣通陽氣, 寧心安神, 淸利濕熱, 通絡止痛하는 효과가 있다.

② **環跳** : 足少陽膽經의 腧穴이며, 本經의 脈氣가 發하는 곳으로 通經活絡, 祛風除濕, 宣利腰髀, 强健腰腿, 宣痺止痛의 효능이 있다.

後谿는 太陽經氣(手足太陽이 同氣相應하는 이치에 따라 後背・下肢太陽經의 經氣를 소통할 수 있다)를 소통하는 것이 위주가 되며, 環跳는 少陽經氣를 소통하는 것이 위주가 된다. 두 穴을 배합하면 舒筋活絡, 通痺止痛의 효과가 더욱 강하게 된다.

4) 조작법

① **後谿** : 주먹을 쥐고, 第5掌指關節後緣, 手掌橫紋頭赤白肉際處에서 取穴하고, 0.5~1寸 直刺한다.

② **環跳**

가. 側臥하여, 다리를 펴고, 上腿를 굽히고(90°를 이룬다), 拇指關節橫紋을 大轉子頭위에 놓고, 拇指가 脊柱를 향하게 하면 拇指가 끝나는 부위가 바로 이 穴이다.

나. 側臥하여, 大轉子 後方 오목한 곳, 股骨大轉子와 薦管裂孔(sacral hiatus)連結線의 外中 1/3이 교차하는 점에서 取穴하고, 2~3寸 直刺한다.

5) 경험

後谿와 環跳를 배합하는 것은 ≪鍼灸聚英·百症賦≫ "後谿·環跳, 腿疼刺而卽輕"으로부터 나왔다.

按 : 環跳는 腰腿痛을 치료하려는 사람이면 모두 아는 것이나, 後谿가 양호한 효과가 있는 줄은 어떻게 알고 취하였을까? 그 메커니즘은 둘인데, 첫 번째는 後谿가 督脈과 통하므로 腰脊病으로 인한 통증을 치료하고, 두 번째는 太陽膀胱氣의 기능을 疏調할 수 있으므로 舒筋活絡함으로써 行氣止痛하기 때문이다.

2001년 8월 중순 한 친구가 3일 전 갑자기 腰腿部가 아파 허리를 돌리지도 못하고, 활동을 못해 먼저 腎兪·大腸兪·環跳 등의 穴을 刺鍼하였으나 치유되지 않고, 疼痛이 경감되지 않았다. 다시 兩 後谿穴을 刺鍼하고, 步行과 鍼法을 동시에 하자 조작한 지 1분도 되지 않아 통증이 소실되고, 행동이 자유로웠다.

6. 急性腰部捻挫傷과 腰背脊間疼痛의 치료

1) 취혈

後谿, 崑崙.

2) 單穴로 쓸 때 기능

① **後谿** : 위의 5번 참고.

② **崑崙** : 下崑崙이라고도 부른다. 足外踝後方에서 外踝尖과 筋腱

사이 오목한 곳에 있다. 足太陽膀胱經의 脈氣가 行하는 곳으로 經火穴에 속한다. 옛날 사람들은 眼界가 넓지 못하여 崑崙山이 가장 높은 산봉우리라 보았으므로 本穴을 산의 기슭에 비유하여 經氣가 가장 높이 올라가 陽을 촉진하고 되돌아 내려오는 것에 비유하여 崑崙이라 불렀다. 本穴은 疏通經絡, 消腫止痛, 理胞宮, 散厥滯, 强腰膝하는 효과가 있다. 頭痛, 項强, 目眩, 鼻衄, 肩臂拘急, 腰痛, 足跟痛, 小兒陰腫, 小兒驚癎, 難産, 胞衣不下를 치료한다.

3) 배합할 때의 기능

① 後谿 : 手太陽小腸經의 腧穴이며, 本經이 脈氣가 注하는 곳이므로 兪木穴이 된다. 또 八脈交會穴의 하나가 되며, 督脈과 通하고 陽蹻脈, 申脈穴과 서로 溝通한다. 本穴은 宣通陽氣, 寧心安神, 淸利濕熱, 通絡止痛하는 효과가 있다.

② 崑崙 : 足太陽膀胱經의 腧穴이 되며, 通經絡, 散瘀滯, 行氣血, 止疼痛, 調下焦, 理胞宮, 壯筋骨, 强腰膝하는 효능이 있다.

後谿는 通督脈하는 것이 위주가 되고, 崑崙은 太陽의 經氣를 宣通하는 것이 위주가 된다. 두 穴을 배합하면 同經상응하여 상호 촉진하는 것이 되므로 腰背部의 經氣를 宣通하여 散瘀定痛의 효과를 증강시킨다.

4) 조작법

① 後谿 : 주먹을 쥐고, 第5掌指關節後緣, 手掌橫紋頭赤白肉際處에서 取穴하고, 0.5~1寸 直刺한다.

② **崑崙** : 正坐하여 발을 땅에 늘어뜨리거나 엎드린다. 外踝尖과 筋腱을 수평으로 연결한 中點處에서 取穴한다. 0.5~1寸 直刺한다.

5) 경험

後谿와 崑崙을 배합하면 腰背疼痛을 統治한다. 그 치료 원리는 後谿가 通調督脈하기 때문이다. 督脈은 一身의 陽氣를 총 감독하고, 一身의 陽經을 인솔하므로 宣通하는 힘이 크고 무궁하다. 崑崙을 佐로 삼으면 崑崙이 太陽의 氣를 잘 조절하여 腰背의 氣機를 宣通하므로 通絡止痛의 효과를 더욱 증강시킨다. 합하여 사용하면 直通腰背하므로 止痛의 효과가 더욱 증강된다.

7. 房勞傷腎으로 腰脊疼痛, 下肢軟弱無力 치료

1) 취혈

命門・太谿.

2) 單穴로 쓸 때 기능

① **命門** : 屬累, 竹杖, 精宮으로도 부른다. 腰部에서 後正中線上, 第2腰椎棘突起 아래 오목한 곳에 있다. 督脈의 穴이 되며, 本經의 經氣가 發하는 곳이다. 本穴은 兩腎 중간에 있으며, 인체 생명의 중요 門戶가 되므로 命門이라 하였

다. 本穴은 培元補腎, 壯陽固精, 止帶止瀉, 舒筋活絡, 强健腰膝하는 효능이 있다. 脊强, 腰痛, 帶下, 陽痿, 遺精, 泄瀉, 子宮內膜炎을 치료한다.

② 太谿 : 또 呂細라고도 한다. 足內側에서 內踝後方, 內踝尖과 筋腱 사이의 오목한 곳에 있다. 足少陰腎經의 腧穴이며, 本經의 脈氣가 注하며, 兪土穴・原穴이 된다. 또 回陽九鍼穴의 하나이다. 太谿의 太字는 '크다'라는 의미이며, 谿는 '시내'라는 의미이다. 腎水는 涌泉에서 나오며, 然谷을 통과하여 가는 시내가 모여 큰 시내를 이루며, 이곳으로부터 바다로 흘러들어가므로 이름을 太谿라 하였다. 本穴은 滋腎陰, 退虛熱, 壯元陽, 利三焦, 補命火, 理胞宮, 補肝腎, 强腰膝의 효능이 있다. 咽喉腫痛, 牙根酸痛, 耳鳴, 耳聾, 咳嗽, 氣喘, 消渴, 月經不調, 不眠, 遺精, 陽痿, 胸悶心痛, 手足逆冷, 小便頻數, 腰脊疼痛, 下肢無力 등을 치료한다.

3) 배합할 때의 기능

① 命門 : 培元補腎, 壯陽固精, 止帶止瀉, 舒筋活絡, 强健腰膝하는 효능이 있다.

② 太谿 : 滋腎陰, 退虛熱, 壯元陽, 通利三焦, 理胞宮, 强健腰膝의 효능이 있다.

命門은 補腎陽 위주이며, 太谿는 滋腎陰 위주이다. 두 穴을 합하여 사용하면 一陰一陽이 서로 의존하고, 서로 촉진하여 溫腎健脾, 止瀉止帶, 壯陽滋陰, 强健腰膝의 효과를 더욱 강하게 한다.

4) 조작법

① 命門 : 엎드리거나 정좌하여 먼저 後正中線에서 髂嵴(iliac crest)과 수평인 腰陽關을 취하고, 腰陽關에서 위로 올라가 두 개 棘突起 상방의 오목한 곳이다. 0.5~1寸 直刺한다. 艾條灸 10~20分, 艾炷灸 5~15壯한다.

② 太谿 : 正坐하거나 바로 누운 상태에서 內踝後緣과 跟腱前緣의 중간, 內踝尖과 수평인 곳에서 取穴한다. 0.3~0.5寸 直刺한다.

5) 경험

命門과 太谿를 배합하면 치료할 수 있는 병증은 더욱 광범하다. 陰虛 위주인 것은 腎兪·復溜를 배합하고, 陽虛 위주인 것은 腎兪·氣海兪를 배합하며, 아울러 灸法을 重用한다. 鍼刺는 모두 補法을 사용한다.

8. 腰脊疼痛과 肩背痛 등의 치료

1) 취혈

腎兪·三間.

2) 單穴로 쓸 때 기능

① 腎兪 : 일명 高盖라고도 한다. 허리에서 第2腰椎棘突起下, 옆으

로 1.5寸 되는 곳에 있다. 足太陽膀胱經의 腧穴이다. 穴이 第2腰椎下 兩傍 각 1.5寸處에 있는데 이곳은 腎氣가 轉輸, 輸注되는 곳이며, 또 腎을 치료하는 중요 腧穴이 되므로 腎兪라 하였다. 本穴은 益水壯火, 滋補腦髓, 明目聰耳, 强健腰膝, 溫陽化氣, 利水滲濕의 효능이 있다. 遺精, 陽痿, 頻尿, 尿閉, 月經不調, 帶下, 腰酸腰痛, 眩暈, 耳鳴, 水腫, 洞泄, 食不消化, 肚腹脹滿을 치료한다.

② 三間 : 일명 小谷, 少谷이라고 한다. 주먹을 약하게 쥐고, 示指本節(第2掌指關節)後에서, 橈側으로 오목한 곳이다. 手陽明大腸經의 腧穴이 되며, 本經의 脈氣가 注하는 곳으로 兪木穴이 된다. 穴은 示指의 拇指側(橈側)에서 本節後 오목한 곳에 있으며, 大腸經의 3번째 穴位가 되므로 三間이라 명명하였다. 本穴은 大腸腑氣를 疏調하고, 宣泄邪熱, 淸利咽喉, 消腫止痛의 효능이 있다. 目痛, 牙痛, 咽喉腫痛, 肩背疼痛, 手指 및 手背紅腫, 身熱, 胸滿腸鳴, 氣喘, 大便不通, 多臥善睡를 치료한다.

3) 배합할 때의 기능

① 腎兪 : 足太陽膀胱經의 腧穴로서 腎臟의 經氣가 輸注되는 곳이며, 滋補腎陰, 强健腦髓, 明目聰耳, 壯腎陽, 氣化 촉진, 利水濕, 强腰脊하는 효능이 있다.

② 三間 : 手陽明大腸經의 腧穴이 되며, 本經의 脈氣가 注하는 곳으로 兪木穴이 되며, 調腑氣, 泄邪熱, 利咽喉, 止疼痛의 효능이 있다. 腎兪는 滋陰이 위주가 되며, 三間은 泄火 위주가 된다. 두 穴을 배합하면 一補一瀉하고, 상호 제약하

므로 서로 작용하여 滋陰降火, 消腫止痛의 효과가 더욱 증가한다.

4) 조작법

① 腎兪 : 엎드린 자세에서 먼저 배꼽과 거의 마주보는 命門穴을 취하고 다시 命門穴에서 옆으로 1.5寸處에 있는 穴을 취한다. 1~ 1.2寸 直刺한다.

② 三間 : 側掌, 손을 가볍게 쥐고, 示指掌指關節後方橈側, 第2掌骨小頭의 후방, 赤白肉際處가 바로 이 穴이다. 0.2~0.3寸 直刺한다.

5) 경험

腎兪와 三間을 배합하는 것은 ≪鍼灸大全·席弘賦≫의 "更有三間·腎兪妙, 善除肩背浮風勞"로부터 왔다. 필자가 경험한 바로 風勞는 外感病 치료시기를 놓쳤거나 잘못 치료하여 오래도록 낫지 않은 것으로 소위 '傷風不醒便成勞'라고 한 것은 바로 이 뜻이다. 背浮風勞라는 것은 風勞症에 肩背酸困 등의 증상을 겸한 것이다. 치료 시 身柱穴을 참고하여 사용하면 그 효과가 더욱 빠르다.

9. 각종 腰痛과 腿痛의 증상

1) 취혈

腎兪・委中.

2) 單穴로 쓸 때 기능

① 委中 : 위의 3번 참고.
② 腎兪 : 위의 8번 참고.

3) 배합할 때의 기능

① 腎兪 : 足太陽膀胱經의 腧穴로서 腎臟의 經氣가 輸注되는 곳이며, 補腎陰, 壯腎陽, 氣化 촉진, 利水濕, 補腦髓, 强腰脊, 明目聰耳의 효능이 있다.

② 委中 : 足太陽膀胱經의 腧穴이며 本經 脈氣가 들어가는 곳이므로 合土穴이 되고, 또 四總穴의 하나가 된다. 그러므로 腰背病에는 委中을 사용한다고 하였다. 舒筋活絡, 强健腰膝, 凉血活血, 淸熱解毒의 효과가 있다.

腎兪는 滋補가 위주가 되며, 委中은 疏瀉가 위주가 된다. 腎兪는 腎臟의 經氣를 조정하는 것이 위주이며, 委中은 膀胱腑氣를 조정하는 것이 위주가 된다. 腎兪는 病所 取穴하는 것이며, 委中은 循經遠道 배혈하는 것이다. 두 穴을 배합하면 一臟一腑, 一表一裏, 一補一瀉하므로 상호 제약하고 상호 효용을 발휘하여 表裏를 조화하고, 經絡을 통하며, 肝腎을 補하고, 利腰脊하고, 동통을 멈추게 하는 효능을 더욱 강하게 한다.

4) 조작법

① 腎兪 : 엎드린 자세에서 먼저 배꼽과 거의 마주보는 命門穴을 취하고 다시 命門穴에서 옆으로 1.5寸處에 있는 穴을 취한다. 1~1.2寸 直刺한다.

② 委中 : 엎드린 자세에서 오금 橫紋 中點, 두 筋腱 사이에서 取穴한다. 0.5~1寸 直刺한다. 역시 三稜鍼으로 點刺放血도 가능하다.

5) 경험

腎兪와 委中을 배합하는 것은 〈臥岩凌先生得效應穴鍼法賦〉의 "腎兪把腰疼而瀉盡"으로부터 왔으며, 委中과 상응한다. 또 "腰脚疼在委中而已矣"라고 한 것은 腎兪와 상응한다. 필자가 경험한 바로는 腎兪와 委中을 배합하면 능히 일체의 요통을 잘 치료할 수 있다. 급성병증은 단지 鍼으로 하며, 灸를 하지 않는다. 만성병증은 鍼과 灸를 병용한다. 脈絡이 瘀阻하여 오래도록 치유되지 않으면 委中穴에 三稜鍼으로 刺絡放血할 수 있다. 放血量의 다소는 마땅히 출혈되는 혈액의 색을 보고 정한다. 즉 흑자색으로부터 홍색으로 변할 정도로 한다.

10. 腰腿疼痛, 痺症에 속하는 것, 坐骨神經痛 치료

1) 취혈

環跳·委中.

2) 單穴로 쓸 때 기능

① 環跳 : 위의 5번 참고.
② 委中 : 위의 3번 참고.

3) 배합할 때의 기능

① 環跳 : 足少陽膽經의 腧穴이며, 本經의 脈氣가 發하는 곳으로 通經活絡, 祛風除濕, 强健腰膝, 宣痺止痛의 효능이 있다.
② 委中 : 足太陽膀胱經의 腧穴이며 本經 脈氣가 들어가는 곳이므로 合土穴이 되고, 또 四總穴의 하나가 된다. 그러므로 腰背病에는 委中으로 치료한다고 하였다. 舒筋活絡, 强健腰膝, 凉血活血, 淸熱解毒의 효과가 있다. 少陽經은 下肢의 외측으로 순행하고, 太陽經은 하지의 후방으로 순행한다.
環跳는 股와 下肢의 氣機를 疏하는 것이 위주이며, 委中은 腰背의 氣機를 조절하는 것이 위주가 된다. 두 穴을 배합하면 두 經의 經氣를 소통하며, 行氣活血, 宣痺止痛의 효과를 더욱 증대시킨다.

4) 조작법

① 環跳

가. 側臥하여, 下腿를 펴고, 上腿를 굽히고(90°를 이룬다), 拇指關節橫紋을 大轉子頭 위에 놓고, 拇指가 脊柱를 향하게 하면 拇指가 끝나는 부위가 바로 이 穴이다.

나. 側臥하여, 大轉子後方 오목한 곳, 股骨大轉子와 薦管裂孔(sacral hiatus)連結線의 外中 1/3이 교차하는 점에서 取穴하고, 2~3寸 直刺한다.

② 委中 : 엎드린 자세에서 오금 橫紋 中點, 두 筋腱 사이에서 取穴한다. 1~1.2寸 直刺한다.

5) 경험

環跳와 委中을 배합하는 것은 ≪鍼灸大全・雜病穴法歌≫의 "腰痛環跳・委中神"으로부터 왔다. 필자가 인식하기로 소위 神이라는 것은 止痛하는데 신기하게 빠르다는 것이다. 어떻게 하면 빠른 효과를 볼 수 있는가? 관건은 바로 鍼感을 병소로 곧바로 도달시키는 것이다. 이와 같이 하면 鍼을 찌르자 바로 止痛이 된다. 坐骨神經痛을 치료할 때 鍼感이 下肢를 따라 도망가듯이 가면 좋다. 이것은 바로 通經活絡한 것이다. 시술자가 항상 주의하여야 할 것은 鍼刺手法이 너무 重하지 않아야 하는데 그렇지 않으면 후유증이 오래도록 제거되지 않는다.

11. 急性腰部捻挫傷, 坐骨神經痛

1) 취혈

手三里・太谿.

2) 單穴로 쓸 때 기능

① **手三里** : 上三里, 鬼邪라고도 부른다. 前臂背面橈側, 陽谿와 曲池 연결선상에서 肘橫紋下 2寸에 있다. 手陽明大腸經의 腧穴이다. 里는 머무르다(居)는 뜻이다. 穴이 肘髎와 3寸 떨어져 있으므로 手三里라 하였다. 本穴은 通經活絡, 祛風散邪, 消腫止痛 및 和胃利腸의 효과가 있다. 牙痛, 頰頷腫, 肩膊疼痛, 上肢不遂, 手臂頑痲, 急性腰部捻挫傷, 落枕, 坐骨神經痛, 腹痛吐瀉, 傷風感冒를 치료한다.

② **太谿** : 위의 7번 참고.

3) 배합할 때의 기능

① **手三里** : 手陽明大腸經의 腧穴이며, 陽明은 多氣多血한 經이다. 刺鍼하면 通經活絡, 祛風散邪, 消腫止痛 및 和胃利腸의 효과가 있다.

② **太谿** : 足少陰腎經의 脈氣가 注하며, 兪土穴이 된다. 滋腎陰, 退虛熱, 壯元陽, 利三焦, 强腰膝, 理胞宮하는 힘이 있다.
手三里는 淸熱祛邪 위주가 되고, 太谿는 滋補扶正 위주가 된다. 두 穴을 합하여 사용하면 一補一瀉하고, 相輔相

成하여 通經活絡과 消腫止痛의 효과를 더욱 강하게 한다.

4) 조작법

① 手三里 : 손목을 옆으로 하여 팔꿈치를 굽히면 陽谿와 曲池 연결선상에서 상부로부터 1/6과 하부로부터 5/6가 만나는 부위에 있다. 0.5~1.5寸 直刺한다.

② 太谿 : 太谿는 正坐하거나 바로 누운 상태에서 內踝後緣과 跟腱前緣의 중간, 內踝尖과 수평인 곳에서 取穴한다. 0.3~0.5寸 直刺한다.

5) 경험

手三里와 太谿를 배합하면 耳痛, 牙痛과 같은 증상을 치료한다. 耳痛과 牙痛은 腎과 大腸의 氣가 上逆하여 발생한 것이므로 手三里로써 淸泄陽明하여 降逆하며, 太谿로써 滋腎淸熱하여 降逆하는데 합하여 사용하니 그 효과가 더욱 증대하였다.

12. 坐骨神經痛, 下肢不遂, 痿躄, 瘓瘲 치료

1) 취혈

環跳 · 陽陵泉.

2) 單穴로 쓸 때 기능

① **環跳** : 위의 5번 참고.

② **陽陵泉** : 陽陵, 陽之陵泉이라고도 부른다. 小腿外側에서 腓骨頭 前下方 오목한 곳에 있다. 足少陽膽經의 腧穴이 되며, 本經의 脈氣가 들어가는 곳이므로 合土穴이 된다. 腿의 外部는 陽에 속하고, 腓骨小頭가 융기 된 것이 언덕(陵)과 같고, 그 穴이 陵의 前下方에 있으므로 陽陵이라 이름붙였다. 筋病을 잘 치료한다. 그러므로 筋의 會穴이 된다. 本穴은 和解少陽, 疏泄肝膽, 清瀉濕熱, 祛除風邪, 舒筋活絡, 緩急止痛의 효과가 있다. 口苦咽乾, 頭暈目眩, 嘔吐呑酸, 寒熱頭痛, 脇肋脹痛, 經筋受損, 肩關節・膝關節疼痛, 半身不遂, 下肢冷痺不仁, 脚冷無血色, 坐骨神經痛, 癲症, 癇症, 急驚風, 不眠 등을 치료한다.

3) 배합할 때의 기능

① **環跳** : 足少陽膽經의 腧穴이며, 本經의 脈氣가 發하는 곳으로 通經活絡, 祛風除濕, 强健腰膝, 宣痺止痛의 효능이 있다.

② **陽陵泉** : 足少陽膽經의 腧穴이 되며, 本經의 脈氣가 들어가는 곳이므로 合土穴이 되고, 疏泄肝膽, 清熱除濕, 祛風散邪, 舒筋活絡, 緩急止痛의 효과가 있다. 두 穴은 모두 膽經의 腧穴에 속하므로 합하여 사용하면 通經接氣, 調和氣血, 驅風除濕, 舒筋利節, 緩急止痛의 효과가 더욱 증대된다.

4) 조작법

① 環跳

가. 側臥하여, 下腿를 펴고, 上腿를 굽히고(90°를 이룬다), 拇指關節橫紋을 大轉子頭 위에 놓고, 拇指가 脊柱를 향하게 하면 拇指가 끝나는 부위가 바로 이 穴이다.

나. 側臥하여, 大轉子 後方 오목한 곳, 股骨大轉子와 薦管裂孔(sacral hiatus)連結線의 外中 1/3이 교차하는 점에서 取穴하고, 2~3寸 直刺한다. 鍼感이 下肢를 향하여 放散되어 바로 足趾까지 도달하게 하면 좋다.

② 陽陵泉 : 正坐하여 무릎을 굽히고 발을 늘어뜨리고, 小腿外側에서 腓骨頭前下方 오목한 곳에서 취혈한다. 1~1.5寸 直刺한다. 역시 陰陵泉 방향을 향하여 透刺하는 것도 가능하다.

5) 경험

環跳와 陽陵泉을 배합하는 것은 ≪鍼灸大全·長桑君天星秘訣歌≫에서 "風冷濕痺鍼何處? 先取環跳次陽陵"이라 한 것과 ≪鍼灸大全·雜病穴法歌≫에서 "脚連脇腋痛難當, 環跳·陽陵泉內杵, 冷風濕痺鍼環跳, 陽陵·三里燒鍼尾(燒三五壯知痛卽止)"로부터 왔다. 필자가 경험한 바로 環跳와 陽陵泉을 배합하면 下肢痿躄諸症을 잘 치료한다. 초진 환자에게 오직 環跳에만 刺鍼할 때 鍼刺手法은 마땅히 너무 重하지 않아야 한다. 그렇지 않으면 疼痛이 加重될 염려가 있다. 呂景山은 1977년 5월 카메룬에 있을 때 한 독일인 친구를 만났는데 그가 10여일 동안 右臀部·大腿後面·小腿外側의 疼痛이 지속되어 걷기가 불편하고, 患肢의 屈伸不利, 바지를 벗고 입는 것이 매우 곤란하였다.

SLRT에서 양성, 외과 진료에서 '坐骨神經痛'으로 진단 받았다. 面色少華, 舌淡, 苔薄白, 脈弦緊하였다. 病歷을 상세하게 보니 밤에 누워 잘 때 찬 기운을 받아 經氣閉阻하여 통하지 못하므로 통증이 발생한 것이다. 環跳・陽陵泉을 처방하여 平補平瀉 手法을 행하고, 留鍼은 30분 하였다. 拔鍼 후 환자가 반 정도는 동통이 경감된 것 같다고 하였다. 효과가 있으므로 처방을 바꾸지 않고 2회 鍼治療하자 통증이 제거되고 병이 치료되었다.

13. 腰部捻挫傷, 坐骨神經痛(邪氣가 太陽經에 머물러 小腿肚 동통 위주인 者)

1) 취혈

委中・承山.

2) 單穴로 쓸 때 기능

① 委中 : 위의 3번 참고.

② 承山 : 腸山, 魚腹, 肉柱, 魚腰, 傷山으로도 부른다. 小腿後面의 정중에서, 委中과 崑崙 사이에 있다. 小腿를 곧게 펼 때, 혹은 足跟을 위로 들 때, 腓腸筋(gastrocnemius muscle)筋腹下에 尖角이 나타나고, 바로 그 오목한 곳에 取穴한다. 足太陽膀胱經의 腧穴이다. 穴은 小腿肚豊肉(腓腸筋)이 아래로 벌어져 나누어지는 곳에 있다. 豊肉은 산이 높게 솟아 있는 것과 같은 것을 뜻하는데, 穴이 그 아래에 있어

위의 나누어진 근육을 이어 받은 형태가 마치 산을 이어 받은 것과 같다하여 承山이라는 이름을 얻었다. 本穴은 舒筋活絡, 通調腑氣, 凉血止血, 消腫止痛의 효능이 있다. 腰背疼痛, 腿痛轉筋, 膝下腫, 脚跟痛, 便秘, 痔瘡, 脚氣, 小兒驚厥을 치료한다.

3) 배합할 때의 기능

① 委中 : 足太陽膀胱經의 腧穴, 下合穴이 된다. ≪內經≫ "合治內腑"의 원칙에 의하여 해당 經穴은 足太陽膀胱經의 經氣를 조정하는 기능이 있으므로 舒筋活絡, 强健腰膝, 凉血活血, 淸熱解毒, 消腫止痛의 효과가 있다.

② 承山 : 足太陽膀胱經의 腧穴이며, 本經의 經別은 또 항문으로도 통하므로 通調腑氣, 舒筋活絡, 凉血止血, 消腫止痛의 효능이 있다.

두 穴을 서로 배합하면 舒筋活絡, 消腫止痛의 효과가 더욱 증가한다.

4) 조작법

① 委中 : 엎드린 자세에서 오금 橫紋 中點, 두 筋腱 사이에서 取穴한다. 0.5~1寸 直刺, 혹은 三稜鍼으로 點刺 출혈한다.

② 承山

가. 엎드린 자세에서 하지를 곧게 펴고, 발바닥을 곧게 펴 위를 향하게 하면 腓腸筋 부위에 '人'字 모양의 함몰된 부위가 나타나는데 그 尖部 아래 부위에서 取穴한다.

나. 바로 서서 양손을 들고 벽면에 접착시키고, 발가락 끝으로 바닥에 서면 腓腸筋 筋下部에 '人'字가 나타나는데 그 '人'字 尖部 아래에서 取穴한다. 0.5~1寸 直刺한다. 혹은 三稜鍼으로 點刺 出血한다.

5) 경험

委中과 承山을 배합하는 것은 ≪鍼灸大成・馬丹陽天星十二穴治雜病歌≫ "委中配承山…"으로부터 왔다. 필자가 경험한 바로 두 穴을 배합하면 병을 치료하는 범위가 더욱 광범위하고, 치료 효과가 자못 현저하다. 그 이유를 상세히 보면 두 穴은 모두 膝下에 있어 합하여 사용하면 同心協力하고 선동하여 通經接氣의 妙用이 있다. 急性病症에 속하는 것은 鍼刺하여 瀉法을 다용하거나 三稜鍼으로 點刺出血한다. 寒症에 속하는 것은 鍼과 灸를 같이 사용하며, 承山穴에는 重灸, 艾條灸 20~30분간 한다. 고인들이 말하기를 "委中穴은 禁灸한다"고 했는데 어떤 연유에서 인가? 世人들은 委中穴이 혈관이 풍부하고 크므로 灸를 하면 혈관을 손상할 위험이 있기 때문으로 인식하였다. 이외 다른 이유로는 火의 성질은 위로 올라가므로 陰을 쉽게 손상하여 심하면 火逆이 발생할까 해서이다. 내 생각으론 寒症에 속하는 것은 溫和灸를 시행하는 것이 불가하다고 할 수 없다. 사용 시 주의 할 것은 灸瘡을 발생시키지 않는 것이며, 이런 전제하에서라면 마음 놓고 사용할 수 있다. 두 穴은 배합하면 어떤 항문 질환도 능히 치료할 수 있지 않겠는가? 이것은 足太陽膀胱經 經別의 한 支脈이 항문에 분포되어 있기 때문으로 이것은 正經 主治上의 부족을 보충하여 치료의 범위를 확대한 것이다.

14. 急性腰部捻挫傷

1) 취혈

水溝・啞門.

2) 單穴로 쓸 때 기능

① 水溝 : 위의 3번 참고.

② 啞門 : 舌根, 瘖門, 舌厭, 厭舌, 橫舌, 舌橫, 舌腫으로도 부른다. 頸部에서 後發際 正中直上 0.5寸, 第1頸椎下에 있다. 督脈의 經穴이며, 督脈과 陽維脈의 交會穴, 回陽九鍼穴의 하나이다. 穴이 舌本과 연계되어 발음을 하므로 啞門이라 부른다. 本穴은 疏通經絡, 醒腦開竅하는 작용이 있으며, 발음을 유리하게 하는 기능이 있다. 暴喑, 中風, 舌强不語, 聲音嘶啞, 두통, 頸項强急, 癲狂, 癎症, 瘈瘲, 尸厥, 鼻衄을 치료한다.

3) 배합할 때의 기능

① 水溝 : 督脈經의 腧穴이며, 口鼻 사이에 있다. 祛風淸熱, 調和陰陽, 醒腦開竅, 回陽救逆, 鎭靜安神, 活絡止痛의 효과가 있다.

② 啞門 : 督脈의 腧穴이며, 穴은 腦後에 있다. 通經絡, 利機關, 淸神志, 暢竅絡하며 失語를 치료하는 데 효과가 있다.
두 穴을 배합하면 하나는 앞에서, 하나는 뒤에서 서로 대응하여 通調督脈, 宣導經氣하므로 散瘀定痛의 효과가 더

욱 증대된다.

4) 조작법

① 水溝 : 正坐하여 턱을 들거나 바로 누운 상태에서 人中溝 중앙선의 上中 1/3이 교차하는 곳에서 取穴한다. 아래로부터 위를 향하여 0.3~0.5寸 斜刺한다.

② 啞門 : 正坐하여 머리를 약간 앞으로 경사지게 하고, 後正中線에서 發際로 0.5寸 들어간 부위에서 取穴한다. 0.3~0.5寸 直刺한다.

5) 경험

水溝와 啞門을 배합하면 急性腰部捻挫傷을 주로 치료한다. 鍼刺手法은 모두 快速進鍼하여 得氣가 있으면 兩手를 사용하여 동시에 行鍼하고, 아울러 환자에게 허리를 움직이도록 하는데 활동 범위를 작은 데서 큰 데로 넓혀가며, 절대 힘을 강하게 쓰지 않게 해야 한다.

6) 임상례

① 일반적인 사항 : ○○○, 남, 51세, 카메룬공화국에 주재하는 그리스 외교관, 1976년 7월 15일 初診.

② 주소 : 요통이 있은 지 3일 되었다.

③ 병력 : 환자는 3일 전 배드민턴을 치던 중 허리를 삐끗하여 통증을 참을 수 없고, 허리를 굽히고 펼 수도 없으며, 허리를

바로 펴고 걷지도 못하고, 스스로 신과 양말을 벗고 신을 수도 없으며, 기침을 하면 통증이 가중되어 부인이 부축하여 내원하였다.

④ 검사 : 命門穴 주위에 분명한 壓痛, 허리를 앞뒤로 굴신하지 못하고, 좌우로 側彎하지도 못하며, 웅크려 앉을 수 없고, 기침을 하면 더욱 통증이 심해졌다. 외과 진단에서 기질성변화는 없었다. 舌淡, 苔薄白, 脈弦하였다.

⑤ 진단 : 腰痛(急性腰部捻挫)

⑥ 치료 원칙 : 通經活絡, 散瘀止痛.

⑦ 처방 : 水溝・啞門.

⑧ 조작 : 위의 穴에 모두 快速進鍼하여 3~5分 깊이로 刺鍼, 동시에 捻轉과 雀啄術을 시행하고, 아울러 환자에게 허리를 움직이도록 하는데 작은 데서 큰 데로 넓혀가며, 절대 힘을 강하게 쓰지 않게 하였다.

行鍼 1분 후 동통이 반으로 감소하였으며, 잠시 휴식한 후 또 법에 따라 2차 行鍼하고, 30분간 留鍼하자 치유되어 허리의 활동이 전과 같았다.

⑨ 按語 : 水溝와 啞門을 배합하여 사용하면 急性腰部捻挫傷(捻挫傷)과 急性腰部打撲傷(挫傷)을 치료한다. 水溝는 督脈經의 腧穴이다. 이 穴은 口鼻 사이에 있고, 祛風淸熱, 調和陰陽, 醒腦開竅, 回陽救逆, 鎭靜安神, 活絡止痛의 효과가 있다. 啞門은 督脈의 腧穴이며, 穴은 腦後에 있다. 通經絡, 利機關, 淸神志, 暢竅絡하며 失語를 치료하는 데 효과가 있다. 두 穴을 배합하면 하나는 앞에서 하나는 뒤에서 서로 대응하고, 下病은 上取하여 通調督脈, 宣導經氣하므로 散瘀定痛의 효과가 더욱 증대된다.

急性腰部捻挫傷을 鍼刺로 치료한 것은 임상보고가 비교적 많고 그 치료한 穴位는 한결같지 않지만 모두 치료효과를 얻을 수 있었음을 볼 수 있다. 捻挫로 인하여 생성된 瘀血, 水腫에 대하여 鍼刺治療인 毫鍼·三稜鍼으로 點刺出血 한 이외에도 磁療로써 血腫과 水腫의 흡수와 消散을 빠르게 할 수 있다. 瘀血과 水腫이 매우 심한 환자에 대하여 鍼刺 후 부항치료를 해도 역시 만족할 만한 효과를 거둘 수 있다.

15. 脊膂疼痛, 風濕性脊柱炎, 脊柱增殖性 病變 치료

1) 취혈

水溝·曲池.

2) 單穴로 쓸 때 기능

① 水溝 : 위의 3번 참고.

② 曲池 : 鬼臣, 陽澤이라고도 부른다. 肘橫紋外側端, 팔꿈치를 굽히고, 尺澤과 肱骨外上髁 연결선의 중점이다. 手陽明大腸經의 脈氣가 들어가는 곳으로 물이 못으로 注하는 것과 같다. 또 取穴 시 그 팔꿈치를 굽혀야만 취할 수 있으므로 曲池라 부른다. 五行에 배속되고, 合土穴에 속하며, 또 十三鬼穴의 하나이다. 本穴은 疏風解表, 淸熱退熱, 調和氣血, 通經活絡, 利水除濕의 효과가 있다. 傷寒으로 인한 餘

熱이 未盡하고, 熱病(時行感冒), 目赤腫痛, 咽喉腫痛, 咳嗽, 哮喘, 上肢不遂, 屈臂無力, 頭痛, 眩暈, 吐瀉, 便秘, 痢疾, 腸癰, 消渴, 浮腫, 月經不調, 瘰癧, 癮疹, 丹毒, 濕疹, 疔瘡을 치료한다.

(3) 배합할 때의 기능

① 水溝 : 督脈經의 腧穴이다. 祛風清熱, 調和陰陽, 醒腦開竅, 回陽救逆, 鎭靜安神, 活絡止痛의 효과가 있다.

② 曲池 : 手陽明大腸經의 腧穴, 合穴이며, 疏風解表, 清熱退熱, 調和氣血, 通經活絡, 利水除濕의 효과가 있다.

水溝는 開泄行散하여 脊膂의 强痛을 제거한다. 曲池는 走而不守하며, 調氣血하고 利關節의 기능을 더욱 강하게 한다. 두 穴을 배합하면 相互促進하여 舒筋止痛의 효능을 더욱 강하게 한다.

4) 조작법

① 水溝 : 正坐하여 턱을 들거나 바로 누운 상태에서 人中溝 중앙선의 上中 1/3이 교차하는 곳에서 取穴한다. 아래로부터 위를 향하여 0.3~0.5寸 斜刺한다.

② 曲池 : 팔꿈치를 직각으로 굽히고 팔꿈치의 橫紋이 끝나는 곳에 있다. 팔꿈치를 굽히고, 尺澤과 肱骨外上髁 연결선의 중점에서 取穴하며, 0.5~1.2寸 直刺한다.

5) 경험

水溝와 曲池를 배합하여 응용하는 것은 ≪鍼灸大成 · 玉龍歌≫ “凡患偏者, 補曲池, 瀉人中”으로부터 왔다. 필자가 경험한 바로 모든 脊膂疼痛은 風濕性과 退行性病變을 막론하고 모두 양호한 효과가 있었다. 이외 각종 痺症에 이용할 수 있으며, 四肢關節에 동통이 보이는 자도 마땅히 陽陵泉을 참고하여 사용하면 舒筋止痛의 효과를 더욱 증강할 수 있다. 脊椎의 병변을 치료하는 데는 역시 華陀夾脊穴을 참고하여 사용할 수 있다.

25. 閻潤茗의 腰部捻挫傷 치료

閻潤茗(1921 ~)

女, 漢族, 北京市 사람. 西苑醫院 主任醫師. 1942년 華北國醫學院 졸업, 趙樹屏과 李春萱에게서 가르침을 받았다. 1947년 南京考試院考試에 합격하고 진료하였다. 1952년 北京醫學院(현 中國醫科大學)醫療系 入學, 1957년 졸업 후 中國中醫研究院에서 근무, 임상 진료에서 鍼과 藥의 결합을 중요시하였다. 일찍이 ≪靈樞經≫·≪鍼灸學≫·≪婦科學≫ 교재를 편찬하였다. 1980년 대학원생 지도교수를 맡아 국내외 대학원생을 지도하였다. 프랑스·독일·일본·인도 등의 국가에 초청 받아 강의와 의료 활동을 하였다. 국내외 발표 논문은 40여 편이 있다. 1991년 國務院으로부터 뛰어난 공적이 있는 國家級 전문가라는 영예를 수여 받았다. 衛生部 中醫藥管理局에 초빙되어 전국 500명 中醫藥 전문가 학술 계승 작업의 指導師로 임명되었다. 현재 中國中醫研究院 자문위원과 학위위원회 위원, 專門家委員會, 高級專業技術評價審査委員會 委員, 中國中醫研究院 大學院生部 客座教授, 中國鍼灸學會 理事로 있다.

閻潤茗 著, 鍼灸臨證精要, 中國 북경, 人民軍醫出版社, 1995 : 190.

1) 일반적인 사항

黃○○, 여, 66세, 幹部. 1990년 8월 22일 초진하였다.

2) 현 병력

10일 前 차를 타고 산길을 가면서 너무 과도하게 몸이 넘어지고 요동쳤는데 허리와 발목을 삐어 활동이 어려워 按摩와 붙이는 약으로 치료하여 요통은 약간 감소하였다. 그러나 오래 앉아 있으면 일어서서 바로 걸어갈 수 없을 뿐만 아니라 양 다리와 발목에 腫脹이 오고 동통이 있어 다니기가 곤란하였으며, 左足趾에 근육이 실룩거리는 감이 동반되었다.

3) 검사

胸椎$_{10}$에서 腰椎$_{3}$까지 脊柱 양측에 분명한 壓痛이 있었으며, 몸을 전후로 굽히고 펴기 및 左右側彎에 제한이 있고, 양 足外踝에 腫脹과 紅潮를 띠었다. 舌苔薄白, 脈沈小하였다.

4) 辨證

經絡이 外傷을 입어 氣血이 壅滯되고 經氣가 막혀 局部에 腫脹과 동통이 발생한 것으로 보았다.

5) 치료원칙

溫經通絡, 活血止痛.

6) 取穴

夾脊穴 胸椎$_{11,12}$, 腰椎 1쌍・丘墟雙・崑崙左・申脈右.

7) 手法

捻轉提插補瀉. 夾脊穴은 瀉法을 하고 留鍼하지 않는다. 나머지 穴은 25분간 留鍼하고, 足踝部에 艾條溫灸를 25분간 한다.

8) 경과

(1) 1990년 8월 24일 두 번째 진료

① 증상 : 鍼治療 후 腰部와 兩踝의 疼痛은 모두 감소하였으며, 足踝部의 腫脹은 약간 감소하였고, 腰部 활동 범위는 증가하였다. 舌苔薄白, 脈沈小하였다.

② 取穴 : 胸椎$_{12}$・夾脊雙・上髎雙・丘墟雙・申脈左・解谿右.

③ 手法 : 위와 같다. 夾脊穴과 上髎穴은 灸를 加하고, 나머지 穴은 25분간 留鍼한다.

(2) 1990년 8월 26일 세 번째 진료

① 증상 : 腰部의 疼痛이 많이 감소하였으며, 활동은 자유로웠다. 右踝의 浮腫은 소실, 左踝는 輕減, 足趾의 실룩거리는 감은

이미 없어졌으나, 舌脈은 여전하였다.

② 取穴 : 腎兪雙 · 上髎雙 · 丘墟雙 · 崑崙左 · 解谿右.

③ 手法 : 위와 같다. 補腎兪하고 瀉上髎하며 留鍼하지 않는다. 足踝部는 灸를 加하고, 留鍼은 20분간 한다.

(3) 1990년 8월 28일 네 번째 진료

① 증상 : 요통이 없어졌고, 踝部의 부종도 소실되었으며, 활동도 자유로웠다.

② 치료 : 치료효과를 확실하게 하기 위하여 위의 방법과 같이 계속하여 2회 침치료하였다. 모두 5회 치료하여 병이 치료되었으므로 침치료를 중단하였다.

9) 按語

이 예는 經絡이 외상을 입고, 經氣가 막혀 국부에 腫脹이 발생한 것이다. '經絡所過, 主治所及'과 '以痛爲兪'의 이론에 근거하여 經에 따른 取穴과 局部取穴 위주로 하며, 患處에 灸를 하여 溫通經脈, 活血祛瘀, 消腫止痛하는 치료 원칙을 사용하였다. 두 번째 진료 후 經絡瘀滯가 점차 소실되었으며, 동통도 緩解되었다. 腎兪穴을 가하여 補한 것은 腎脈이 脊을 貫通하므로 益腎壯腰의 효과가 있기 때문이다.

26. 吳濂清의 陽合穴로 挫閃腰痛 치료

吳濂清(1932 ~)

男, 漢族, 河北省 薊縣 사람. 北京天壇醫院鍼灸科 부주임 의사. 1962년 北京宣武紅旗業余大學醫療系를 졸업하였다. 현재 北京鍼灸學會 常務理事를 맡고 있다. 각종 雜病에 대한 鍼灸治療에 장기가 있다.

呂景山 외 2인 주편, 單穴治病選萃, 中國 북경시, 人民衛生出版社, 2002 : 458-9.

1) 개요

陽合穴(肘前外側尺骨橈側緣 2~6寸 사이의 壓通點상에 있으며, 좌우 팔을 구속하지 않고 가만히 두고 누르면 壓痛이 있다)은 急性挫閃腰痛 치료에 효과가 극히 좋다. 1963년부터 楊濟生이 전수해준 이래 急性坐骨神經痛을 치료할 때 이 穴을 사용하면 즉시 효과를 볼 수 있다. 현재 이미 치유한 것은 200여 例가 되며, 효과를 보지 않은 자가 없다.

2) 조작

28호 1.5寸 毫鍼을 사용하며, 切法을 사용하여 穴位를 정확하게 취하고, 피부를 따라 아래를 향하여 1.2寸 수직으로 刺入하고, 得氣와 아울러 아래를 향하여 傳導되는 痠沈脹重感이 있게 한 후에 呼氣 시 捻轉과 提揷을 결합하여 2~3분간 운용한다. 手技法을 마친 후 提鍼하여 天部로 들어 올리며, 환자에게 일어서도록 시켜 허리를 굽히고 펴기, 옆으로 돌리기 동작을 하여 즉각 효과를 얻을 수 있게 한 후, 다시 앉기, 혹은 눕기를 하며 위의 방법에 따라 다시 運鍼 2회를 한다.

3) 전형적인 病例

① 일반적인 사항 : 隗○○, 남, 28세. 1965년 7월 18일 진료하였다.
② 主訴 : 요통으로 활동을 못한 지 2일이 되었다. 환자는 어제 돌덩이를 옮기다가 힘을 너무 과도하게 쓴 원인으로 허리를 삐어 행동이 곤란하고, 몸을 뒤집고 돌리지 못하였다. 기

침을 해도 통증이 심해지고, 이미 진통제와 貼敷藥 등을 사용해도 효과가 나타나지 않았다.

③ 검사 : 환자는 脊柱를 곧게 세우고, 요추$_{4,5}$ 및 그 옆 1寸에 분명하고 고정된 壓痛이 있었다. 下肢의 足太陽經을 따라 분명하고 고정된 壓痛은 없고, 허리를 앞으로 굽히기가 곤란하고, 양말과 신을 신을 수 없었다. SLRT는 우측이 70°, 좌측이 90°였다. 舌苔薄白, 脈象沈弦하였다.

④ 처방 : 陽合穴(前臂를 누르고 左肘에서 앞으로 4寸 부위에 尺骨橈側緣에 통증이 심한 곳을 陽合穴로 정한다).

⑤ 치료경과 : 陽合穴에 1.2寸 刺鍼하고, 得氣하여 환자가 小臂部에 酸脹感을 자각하고, 능동적으로 느낌이 手腕에 도달하였다고 말하면 환자 呼氣 시 小幅度 提揷에 捻轉을 결합하여 시행하는데 환자의 반응은 비슷비슷하다. 捻轉角度와 提揷幅度를 증가하여 시행하면서 환자의 반응이 비교적 強하면 이와 같은 시술을 2분간 한다. 提鍼하여 鍼을 天部에 이르게 하고, 환자로 하여금 기침을 하게 하여 이미 크게 아프지 않다고 하면 또 1분간 運鍼하고, 다시 크게 기침을 하게 하면 이미 통증이 없다고 하였다. 또 일어서게 하여 몸 굽히고 펴기, 몸 돌리기를 하는데 동작이 전과 같으며, 모든 ROM이 정상 범위에 도달하였다. 또 2분간 運鍼하여 15분간 留鍼한 후 拔鍼하였는데 결과에 만족하고 환자는 기쁘게 돌아갔다.

4) 按語

임상 관찰을 통하여 急性捻挫性腰痛을 앓고 있는 환자는 그 肘前外

側, 尺骨橈側緣 모두에 壓痛이 있으며, 가장 가까운 자는 2寸, 가장 먼 자는 6寸으로 壓痛이 가장 민감한 곳이 穴자리가 된다. 이 穴자리를 조사하면 經書에는 볼 수가 없고, 단 그 위치는 手太陽經이 지나가는 곳과 가까운 곳이며, 經脈이 流注하며 서로 교차하고 서로 貫通하는 규율에 근거하면 足太陽經과 相合한다. 鍼刺 시 기록의 편리를 위하여 楊濟生을 대신하여 陽合穴로 명명하였다.

27. 吳旭의 腰腿痛方

吳旭(1940 ~)

男, 漢族, 江蘇省 南通 사람. 교수. 主任中醫師. 博士生指導師. 著名中醫. 정부의 보조금을 받음. 南京市 모범노동자. 中醫鍼灸學會 常務理事 겸임, 江蘇省鍼灸學會 副會長, ≪中國鍼灸≫ 편찬위원, 省中醫學會急診專門家委員會 委員. 國內外中醫藥學術發展硏究센터 理事. 南京市鍼灸學會 常務理事. 1987~1994년 江蘇省中醫院鍼灸科 主任을 맡음. 1993년 南京中醫學院鍼灸科 리더, 鍼灸科 主任, 鍼灸硏究所 所長. 江蘇省鍼灸重點實驗室 주임 및 省鍼灸重點實驗室學術委員會 副主任委員.

中醫 직업에 40년간 종사하였다. 평소에 中醫 기초 이론을 잘 알고 있으며, 中藥과 鍼灸를 운용하여 여러 종류의 疑難疾病을 치료하는 데 장기가 있다. 急症에 대하여 鍼灸를 사용할 때 효과가 있는 穴位와 유효한 刺戟 방법을 모색하였다. 소화계통(위, 장, 담 계통의 질병), 신경계통(중풍, 面癱, 癡呆症, 여러 종의 신경통), 운동계통(捻挫傷, 頸椎病, 腰椎病), 생식계통(남성 불임, 성기능장애, 월경통, 여성불임) 등의 병변에 대하여 독특한 경험이 있었다. 또 肝膽系統 기능 회복과 結石이 생성되는 병리 기전을 제거하는 鍼灸 처방과 中藥 '消石丹(丸)'을 만드는데 목적을 두는 계획을 스스로 세웠다. 그가 개발한 방법들은 증상을 제거하고, 消石 및 化石하는데 대하여 분명한 치료 효과가 있다. 또 穴位注射로써 만성위축성위염의 임상 연구와 기전을 탐구 토론하여 총결산한 공으로 省技術進步奬을 획득하였다. 아울러 상응하는 임상 操作을 완성하였고, 통상적인 규칙을 연구하였다. 中醫 학술이론상 중국의학의 '氣學' 이론과 '經絡' 실질의 연구에 대하여 비교적 깊은 체험이 있었다. 이어서 ≪學報≫와 ≪中國中醫藥報≫상에 '活子振蕩'설을 발표하였다. 임상을 실천하는 가운데 스스로 독특한 鍼刺操作手法을 만들었고, 또한 鍼灸臨床機械를 새롭게 만들었으며, 아울러 3종의 국가 전매특허를 얻는 영예를 안았다.

徐恒澤, 趙京生 主編, 名醫鍼刺經驗用典, 중국 북경, 科學技術出版社, 2005 : 519.

이 證은 대부분 腰椎間板脫出과 腰椎骨質病變으로 일어나며, 임상에서 X-ray 혹은 CT/MRI로 확진할 수 있으며 동시에 기타 병변의 가능성을 배제할 수 있다. 임상 경험으로 볼 때 腰椎間板脫出로 일어난 腰腿痛 환자는 第4·5腰椎間板脫出로 일어난 것이 대부분이며, 第5腰椎와 第1薦椎 사이의 椎間脫出이 그 다음이다.

1) 主穴

大腸兪·關元兪.

2) 證型에 따른 配穴

① 太陽經型 : 秩邊·殷門·委中·飛揚.
② 少陽經型 : 環跳·陽陵泉·丘墟.
③ 陽明經型 : 秩邊·髀關·足三里.
④ 混合型 : 阿是穴.

3) 體驗

① 急性痛이 분명하면 電脈冲疏密波를 加한다. 痛이 완만하거나 서늘한 기운을 맞아 발생한 자는 부항 혹은 灸를 가한다.
② 疼痛이 아래로 이동하거나 小腿脹痛 하나만 느끼는 자는 치유되려는 추세에 있으므로 자극량을 마땅히 적게 해야 한다.
③ 만약 根性坐骨神經痛 환자라면 당연히 누워서 안정을 취해야 하고, 활동 능력을 단련해서는 안 된다.

④ 물을 건너도 다리에 疼痛이 분명하게 나타나지 않고, 나이가 많은 자는 腎兪를 가하며, 청장년은 次髎를 가하고, 정황을 참작하여 부항 혹은 灸를 가한다.

⑤ 腰腿痛의 體徵과 症狀은 방사선 검사 결과와 반드시 같이 나타나는 것은 아니다. 이 때문에 임상에서는 당연히 辨證 처리해야 하고, 鍼灸 방법도 포함되어야 하며, 中藥에 다른 약을 배합하는 것도 포함되어야 한다.

28. 吳旭初의 根性坐骨神經痛 치료

吳旭初(1934 ~)

男, 漢族, 江蘇省 無錫市 사람. 湖北中醫學院附屬醫院 副教授, 主任醫師. 1955년 福建醫學院을 졸업, 1958년 北京中醫研究院 제1회 西學中研究班을 졸업하였다. 中西醫를 결합하는 임상 일에 30여 년간 종사하였다. 말초성안면신경마비, 좌골신경통에 대하여 鍼灸辨證과 分型治療에 장기가 있었다. 근년에 연구 제작한 中藥復方인 '風濕靈' 穴位 注射로 急性風濕性關節炎 및 類風濕性關節炎이 급성으로 발작한 데 역시 만족할 만한 효과를 거두었다. 그 논문은 1987년 國際鍼灸學術論文交流會 論叢에 선별 수록되었다. 頸椎病, 肩周炎, 老年性腰膝關節疾病에 대하여 穴位注射 치료를 응용하여 비교적 좋은 효과를 거두었다. 현재 中國康復醫學研究會湖北分會 理事, 湖北中醫學院附屬醫院鍼灸科 主任을 맡고 있다.

呂景山 외 2인 주편 , 單穴治病選萃, 中國 북경시, 人民衛生出版社, 2002 : 434-5.

1) 개요

腰夾脊穴(俯臥位를 취하고, 腰椎$_{3\sim5}$棘突下, 督脈經 옆으로 0.5寸處)에 刺鍼하여 根性坐骨神經痛 56례를 치료하여 43례가 치유, 進步 13례였다. 그 가운데 다수는 오래도록 치료해도 치유되지 않거나 증상이 잔류한 것들이었는데 효과가 좋았다.

2) 조작

국부에 소독한 후 매회 단지 腰$_4$ 혹은 腰$_5$에 痛點 1개를 선택하고, 毫鍼을 사용하여 0.3~0.5寸 直刺하고, 留鍼은 30분간 하였다. 매 5분마다 捻轉을 1회 약 1~2분간하거나 梅花鍼을 사용하여 叩刺하였다. 매일 1회 치료하였으며, 4회를 1療程으로 하였다.

3) 전형적인 病例

① 일반적인 사항 : 徐○○, 남, 58세.
② 현 병력 : 腰腿痛이 반복 발작 한 지 10여 년이 되었다. 이번 발작은 치료를 하여 비록 동통이 이미 緩解되었으나 걸을 때 약간 오래 걸으면 우측 腰部 및 臀部에 동통이 있어 불편하였다. X-ray 검사에서 脊椎肥大가 있었다. 우측 腰部와 夾脊處에 壓痛이 있었으며, 좌골신경 분포 구역을 따라 壓痛이 있었고, SLRT에서 陽性이었다.
③ 진단 : 右側根性坐骨神經痛.
④ 치료 및 경과 : 매일 1회 치료. 3회 치료 후 腿痛이 감소, 15회 치료 후 통증 소실. 총 20회 치료로 완치 퇴원.

29. 阮少南의 腰痛 치료

阮少南(1932 ~)

男, 漢族, 浙江省 紹興市 사람. 浙江省中醫藥研究院 主任中醫師. 어려서는 부친의 가르침을 받았고, 다시 承淡安과 黃學龍의 가르침을 받았다. 1991년 현재 浙江省鍼灸學會 副會長, 浙江省 제6회 政協委員이다. 鍼灸治療와 현대의학을 하나로 융합하여 哮喘病, 녹내장, 中風偏癱 등의 疑難雜症을 치료하는 데 장기가 있다. 저서로는 ≪常見病鍼灸治療≫ 1권과 논문 18편이 있다.

劉冠軍 編, 現代鍼灸醫案選, 北京, 人民衛生出版社, 1988 : 100~106.

1) 일반적인 사항

李○○, 남, 31세, 교사. 1964년 6월 초진.

2) 개요

1958년 발병하였다. 처음에는 脊背部에 통증이 있었고, 권태롭고 힘이 없었다. 계속하여 胸背가 점차 앞으로 굽혀지는 자세가 나타나고, 등을 굽히면 편하고, 가슴을 내밀고 허리를 펴는 것에 제한을 받았고, 또 脊背痛이 가중되었다. 엎드려 있을 수 없고, 증상이 점점 가중되었다. 中西醫 치료를 하였고, 척추 X-ray 검사에서 類風濕性關節炎(rheumatoid arthritis)으로 진단하였다. 호르몬封閉와 內服藥, 물리치료, 中藥, 鍼灸 등으로 장기 치료하였으나 증상이 진행되고 가중되는 것을 조절할 수 없어서 鍼灸科에 와서 진료하였다.

3) 증상

精神困倦, 面色少華, 脊引脇疼, 脊椎中段棘突起가 비교적 분명하고 아울러 壓痛이 분명하게 나타나며, 형태가 竹節과 같았다. 背屈하면 편하고, 허리를 펼 수가 없으며, 통증으로 잠을 들 수가 없으며, 四肢도 다름없이 통증이 있었다. 頭暈, 食慾不振, 목이 말라도 물을 마실 생각이 없고, 대변이 시원하지 않고, 소변은 맑고 자주 보았으며, 이 병에 대한 가족력은 없고, 舌絳, 少苔, 脈象細緊하였다.

4) 실험실 검사 및 방사선 검사

헤모글로빈 8.6g, 血象(hemogram) 正常, ESR 46mm/시간, 類風濕因子(rheumatoid factor) 試驗 양성, ASO 滴定 500단위 이내, 尿蛋白(urinary protein) 沈渣 및 糖 모두 음성이었다. 체온 정상, 흉부 투시 검사에서 心肺正常, 흉추 X-ray 검사에서 제6~11흉추 小關節面 모호, 椎體의 骨質이 약간 치밀하지 않게 보였으나, 骨質의 파괴는 없었다. 類風濕性脊椎炎(rheumatoid spondylitis)으로 진단하였고, 脈症에 근거하여 骨痺로 진단하였다.

5) 치법

培本固元, 扶脾益腎, 益氣養血 위주의 방법으로 하였다.

6) 취혈

脾兪(양측) · 腎兪(양측) · 膈兪(양측) · 京門(양측) · 章門(양측) · 三陰交(양측) · 大椎 · 氣海를 取穴하였다.

7) 치료

위의 穴은 모두 補法을 하였다. 人中 · 委中穴은 平補平瀉法을 하였다. 모두 15분간 留鍼, 매회 4~5개 穴을 돌아가면서 取穴하여 격일 1회 치료하였다. 아울러 허리를 펴고, 가슴을 앞으로 내미는 동작을 하게 하거나 나무로 된 침대에 바로 눕는 동작을 하게 하였다.

8) 경과

상술한 經穴을 취하여 2개월 정도 치료하자 제증상이 확실히 감소하였고, 정신 상태도 개선되었으며, 脊部의 督脈 부위 통증도 점차 호전되어 脊背를 약간 伸展할 수 있었고, 밤에 잠을 자는데도 점차 편안해졌다. 식사량도 증가하였고, 갈증도 해소되었으며, 대소변이 모두 정상이었다. ESR 32mm/시간, 舌은 약간 絳, 苔薄, 脈細하였다. 치료는 원래의 방법에 穴을 추가하여 계속 진행하였다. 원래 방법을 계승하여 위의 穴들을 취하였고, 양측 大杼(補法)·第5~12胸椎夾脊(單刺法에 傍鍼刺法을 합하였고, 第6夾脊에 刺鍼할 때는 곧바로 제6夾脊의 일정 深度까지 鍼刺하여 得氣 후 補法을 행하였으며, 鍼尖을 점차 뒤로 후퇴하여 天部에 도달한 후에 斜向하여 第7·8胸椎 夾脊 방향을 향하여 刺鍼한 다음 補法을 하고 留鍼한다. 다시 第8胸椎夾脊에 直刺하고 留鍼한다. 나머지는 위와 동일하게 한다)·양측 飛陽·後谿(모두 平補平瀉法을 한다), 매회 돌아가면서 4~6개 穴을 취한다. 모두 15분간 留鍼하며, 격일 1회 치료한다.

상술한 치료를 3개월 정도하자 모든 증상의 태반은 없어졌다. 面色紅潤, 頭暈은 이미 멈추었고, 식욕도 좋아졌으며, 수면도 좋아졌다. 脊背强痛도 현저하게 줄어들었으며, 竹節의 모양도 점차 바르게 되었으며, 腰背部도 능히 伸展할 수 있었다. 헤모글로빈 10.2g, ESR 24mm/시간, 舌淡紅, 苔薄潤, 脈緩하였다. 치료는 溫陽培本으로 하였다. 鍼과 灸를 함께 시술하였다. 鍼處方은 양측 大杼·腎兪·膈兪·大椎·氣海·靈台·至陽·神道·胸8椎下·筋縮·中樞·脊中穴을 취하여 鍼灸를 교대로 진행하였다. 매회 5~6개 穴을 취하고, 격일 1회 치료하였다. 2개월 정도 치료하자 脊痛이 없어졌으며, 腰背의 伸展이 비교적 잘 되어 뻣뻣하던 느낌이 크게 감소하였다. ESR 10mm/시간, 類風濕因子

(rheumatoid factor) 試驗에서 陰性이었다. 일을 한 지 10여 년이 되었지만 치료 효과가 안정적이었다.

9) 按

이 예의 類風濕性脊椎炎은 그 證과 因이 脾腎陰陽虧虛, 氣血不足과 관계있으며, 다시 이 三邪가 督脈에 머무르기 때문에 발생한 질병이므로 당연히 그 本을 찾고 원인을 탐구하여 처음에는 培本補元하는 치료법을 사용하였다. 膈兪는 血의 會穴이므로 血病에 취하여 補元함으로써 益血 겸 通血絡하므로 不通으로 인한 통증을 通하게 하여 不痛하게 한다. 脾兪와 章門은 足太陰脾經의 兪募穴로서 脾의 經氣가 들어와 모이는 곳인데 補하면 建運脾氣하여 後天의 本을 노와수고, 그 生化의 源을 강하게 하여 增益氣血한다. 腎은 骨을 주관하므로 腎이 虛하면 司主하는 기능을 상실하여 骨病에 이르게 된다. 腎兪와 京門은 足少陰腎經의 兪募穴이 된다. 이 穴을 補하면 약해졌던 腎陰과 腎陽을 능히 補할 수 있으므로 司主하는 기능을 회복할 수 있다. 이로써 骨痺를 치료한다. 委中은 足太陽膀胱經의 合穴이 된다. ≪靈樞・雜病篇≫에서 "腰脊强, 取足太陽膕中血絡"이라 한 것은 委中이 宣痺通絡함을 말한 것이다. 人中은 手足陽明과 督脈이 交會하는 곳으로 督脈의 經氣를 通調하여 脊强傴僂를 이롭게 한다. 大椎는 手足三陽經과 督脈이 만나는 곳으로 補元함으로써 壯陽扶元하고 兼하여 督脈의 痺閉를 조절한다. 氣海는 肓의 源이 되며, 남자 生氣의 海가 된다. 氣는 血의 帥로서 元氣가 가득하면 生血하는데 이로우므로 補하면 增益元氣한다. 三陰交는 足太陰・足厥陰 및 足少陰 三經이 만나는 곳으로 陰虛한 것을 補하면 育陰生津하고, 그 三陰의 부족을 도와준다. 이 固本培元의 치료법을 하면 그 本元이 충족하므로 陰陽이 모두 虛한 症候가 점차 개선되어 증상이 점차 호전되는 기미를 보인다. 계속 치료하는 과정 중에 標本兼治의 치법으로 바꾸어 原方에 穴을 추가하여 다시 치료를 진행하였다. 大杼는 骨의 會가 되므로 骨病에 취할 수 있다. 大杼를 補하면 壯復骨質하며 兼하여 通利關節한다. 華陀夾脊穴은 補虛扶元을 하는 穴이다. 지금 第5~12夾脊穴을 취하여 시술하면 補虛固本하므로 脊骨疾患 및 그 인접한 곳을 치료할 수 있다. 그러므로 單刺法으로 補元하고 아울러 傍鍼刺法을 兼하면 督脈脊骨의 소통을 이롭게 하고, 骨痺의 병소로 바로 돌진하는 것이 된다. 後谿는 八脈交會穴의 하나이며, 督脈과 相通하므로 취하여 시술하면 督脈의 拘急攣痛을 치료한다. 飛陽은 足太陽膀胱經의 絡穴이 되며, 腎과 연결되어 있으므로 腎虛로 인하여 脊骨에 痺가 있을 때 취하여 시술하면 그 表裏를 溝通하고, 腎虛의 회복을 촉진하며, 脊骨痺阻를 치료한다. 이와 같이 標本을 모두 겸한 치료를 하면 陰虛가 회복되고, 元陽이 振作되며, 血氣가 점차 충족되어 모든 질병이 치유된다.

30. 王岱의 腰痛 치료

王岱(1934 ~)

男, 漢族, 福建省 福州市 사람. 北京鍼灸骨傷科學院 부원장, 부교수, 碩士 과정 지도교수. 中國中醫研究院 전문가 위원회 위원. 中國鍼灸學會 理事. 腧穴研究會 副理事長. 全國耳穴研究팀 조장. 北京鍼灸學會 常務理事. 1959년 上海第一醫學院 졸업, 이어서 위생부 西醫離職學習中醫班에서 2년 정도 학습하였다. 中國中醫研究院 1회 中醫研究生班 교사와 廣安門醫院 副院長 겸 北京國際訓練센터 부주임을 역임하였다. 이 사이에 시리아・일본・폴란드・오스트레일리아 등의 초청을 받아 강의와 의료 활동을 하였다. 장기간 임상과 강의 일에 종사하였고, 중의기초 이론과 침구임상에 조예가 깊었다. 일찍이 ≪中醫鍼灸大全≫과 ≪耳穴診斷學≫의 편찬에 참여하였다. 주요 논저로는 ≪中國鍼灸辨證論治≫, ≪穴位性能和鍼刺手法的臨床研究≫ 등이 있다.

周立群 主編, 王岱鍼灸臨床七講, 中國 北京, 인민위생출판사, 2000 : 49-50.

1. 급성요부염좌상

급성요부염좌상을 閃腰라고 부른다. 대다수가 노동의 부담이 과중하여, 요부의 자세가 바르지 못하여, 갑자기 체위를 바꿈으로 인하여 요부근육과 인대가 강력하게 당겨짐으로써 손상을 입었기 때문이다. 임상에서는 갑자기 요부에 동통이 있거나 허리를 굽히는 활동에 제한을 받고, 병변 부위에 분명한 압통이 있으며, 근의 긴장이 증대되고, 腫脹이 나타난다. 심한 자는 동통이 臀部를 향하여 放散한다.

일반적으로 요통의 부위에 근거하여 취혈한다. 동통 부위가 督脈 정중에 있으면 人中·風府·大椎·命門 및 督脈상의 阿是穴을 취한다. 동통 부위가 督脈의 兩旁에 있으면 腰眼·環跳·秩邊·陽陵泉·委中·崑崙·手背腰痛點을 취하고, 역시 腰薦部의 膀胱經穴과 華陀夾脊穴 및 그 부근의 阿是穴을 배합할 수 있다. 필요시는 특수 수법을 채용하여 大腸兪 혹은 關元兪를 刺鍼할 수도 있다.

2. 만성요퇴통

만성요퇴통의 병인은 비교적 복잡하다. 흔히 보이는 것으로는 요부연조직손상, 腰部筋肉風濕(風濕病 : rheumatism, rheumatic disease. 편역자 주), 척주병변, 婦科病 등이 있다. 발병 부위는 제12흉추 이하 薦椎 이상의 脊柱 및 양측이다. 동통은 요부의 一側 혹은 兩側에 나타나며, 요통이 다리까지 당겨질 수도 있고, 요통만 나타날 수도 있다.

일반적으로 급성요부염좌의 치료 방법을 참고한다. 국부 취혈을 중심으로 하며, 더욱이 督脈·足太陽膀胱經 및 華佗夾脊의 穴位 예를 들면 腰眼·大腸兪·腎兪 및 그 부근의 阿是穴을 취한다. 요통을 동반할 것 같으면 동통이 放散되는 부위의 穴을 配穴하고, 동통이 다리 후방에 도달하면 足太陽膀胱經 위주의 穴을 취한다. 예를 들면 秩邊·殷門·委中·崑崙·申脈과 같은 穴이다. 동통이 다리 외측에 도달하면 足少陽膽經 위주의 穴, 예를 들면 環跳·陽陵泉·光明·絶骨·足臨泣을 취한다. 동통이 다리 내측으로 放散되면 足三陰經 위주로 取穴한다. 예를 들면 衝門·陰陵泉·三陰交·太谿·太衝과 같은 穴이다.

31. 王登旗의 腰痛 치료

王登旗(1934 ~)

男, 漢族, 廣西省 玉林市 사람. 廣西中醫學院鍼灸教研室 主任, 부교수. 일찍이 朱璉으로부터 8년간 鍼灸를 배웠다. ≪全國鍼灸臨床經驗滙編≫ 편찬 작업에 참가하였다. 〈談談鍼感〉 등의 논문이 있다.

劉冠軍 編, 現代鍼灸醫案選, 北京, 人民衛生出版社, 1988 : 92-3, 333-4.

1) 일반적인 사항

阿○○, 남, 32세, 니제르인, 농민. 1976년 4월 18일 초진.

2) 증상 및 경과

좌측 臀部에 발작성동통, 또 大·小腿後側 역시 동통이 있고, 서서 걷지 못하는 것이 이미 5개월 정도 되었다. 여러 곳의 省에 있는 의원을 찾아다니면서 치료하였다. 原發性坐骨神經痛으로 진단받고, 약물 복용, 鍼治療 등 20여 일간 하였으나 호전되지 않았다. 니제르의 수도인 니아메에 있는 니아메수도의원 B병동에 머물며 약물치료하면서 10여 일간 관찰하였으나 현저한 효과를 보지 못하여 鍼灸治療로 바꾸었다.

3) 검사

좌측 臀部, 膕窩, 外踝後下方 등에 모두 壓痛이 있고, SLRT에서 陽性으로 나타나 '痺症'에 속하는 行痺로 진단하였다. 風寒의 邪氣가 침범하여 閉阻經絡하여 氣血運行이 不暢하여 不通하므로 통증이 나타나고, 筋脈關節에 氣血의 濡養이 결핍하므로 屈伸이 불편하였다. 또한 風은 성질이 善行走竄하므로 동통이 상하로 이리저리 放散하였다.

4) 치료

祛風散寒, 舒筋活絡, 消炎鎭痛해야 하므로 足少陽膽經의 兪穴 위주로 취하여 鍼刺瀉法을 사용하였다. 環跳(좌측)·陽陵泉(좌측)을 취하여

强刺戟手法을 사용하였다. 침을 5分 깊이로 刺入하여 局部에 酸, 痲感이 나타나게 한다. 침을 3寸 정도 깊이에 도달하게 하면 鍼感이 局部로부터 大·小腿로 放散하여 足背外側의 足趾上에 도달하는데 線과 연루된 것과 같은 감각이 아울러 나타난다. 25분간 留鍼하고, 5분 간격으로 行鍼을 1회 하였다. 3회 후 환자는 동통이 경감하였다고 하였다. 다음날 능히 설 수 있었고, 取穴은 전과 동일하게 하였다. 세 번째 진료에서 능히 걸을 수 있었고, 동통이 소실하였다.

5) 按

行痺는 임상에서 많이 볼 수 있는 증상으로 다발하는 질병이다. 이 병(續發性의 여러 질병 예 이외의 것)은 鍼灸治療를 하면 모두 만족할 만한 효과를 거둘 수 있으며, 치료효과 역시 비교적 확실하다. 본 병의 鍼刺 시 取穴은 일반적으로 매회 1~2개 穴을 취한다. 예를 들면 環跳에 陽陵泉을 배합하거나 秩邊에 委中 혹은 足三里 등의 穴을 배합한다. 鍼刺 과정 중 반드시 得氣하여야 하며 鍼感이 능히 大·小腿 및 足背部外側上으로 放散하게 하여야 한다. 또한 일정시간 得氣感을 유지하여야 한다. 만약 병이 오래되었을 경우 溫鍼灸를 가하면 효과가 이상적이다.

6) 임상례

(1) 例 1

① 일반적인 사항 : 林○○, 남, 24세, 노동자. 1972년 10월 31일 초진.

② 현 병력 및 증상 : 10월 29일 무거운 물건을 들다가 허리를 삐끗

하여 腰部에 强直性疼痛이 발생하였다. 허리를 굽히고 옆으로 틀면 더욱 아프고, 걷기가 곤란하였고, 평소의 일을 할 수 없었다. 일찍이 모병원에 가 腰椎 封閉治療, 물리치료, 약물치료를 받았으나 모두 효과를 보지 못하였다. 腰部에 紅腫이 보이고, 第1・2腰椎處에 壓痛이 있으며, 허리를 만곡하거나 좌우 활동을 할 수 없었다.

③ 치료 : 환자에게 머리를 들고 기대어 앉는 자세를 취하게 하고, 人中穴에 鍼을 2分 정도 刺入하여 완만하게 捻轉하면서 進鍼하였다. 局部에 痲脹, 痛感이 나타날 때 捻轉각도를 크게 약간 가하여 지속적으로 2~3분간 捻轉하였다. 동시에 환자에게 허리를 전후좌우로 활동하게 한 후 15분간 留鍼하였다. 留鍼하는 동안 1~2회 行鍼하고 아울러 환자로 하여금 腰部를 활동하게 하였다. 동통이 조금 없어지면 拔鍼하였다.

④ 효과 : 拔鍼 후 환자는 능히 몸을 돌릴 수 있고, 허리를 굽힐 수 있으며, 상처 부위의 동통이 소실하였고, 2일 후 평상시와 같이 출근하였다.

(2) 例 2

① 일반적인 사항 : 이○○, 남, 20세, 노동자. 1979년 11월 18일 초진.

② 현 병력 및 증상 : 11월 11일 무거운 물건을 들고 신중하지 않아 腰部捻挫를 당하였다. 즉시 腰部에 동통을 느끼고, 허리를 굽히기가 곤란하였으며, 활동이 불편하였다. 약물을 복용하였으나 동통이 경감하지 않아 진료를 받으러 왔다. 腰部는 이미 紅腫하였으며, 第2・3腰椎處에 壓痛이 있고,

허리를 굽히거나 좌우 활동하는 데 제한이 있고, 걷는 데도 불편하였다.

③ 치료 및 효과 : 人中穴을 취하여 위의 방법에 따라 1회 鍼刺한 후 동통이 거의 소실되었고, 겨우 局部에 微痛이 남아 있었다. 두 번째 진료 역시 위의 처방으로 치료하니 동통이 완전히 소실되었다. 2회 치료로 완치되었다.

상술한 두 가지 예의 急性腰部捻挫는 모두 人中穴 위주의 鍼刺法을 채택한 것이다. 人中穴을 고찰하면 또 '水溝'라는 명칭도 있다. 督脈상에 위치하며, ≪鍼灸大成 · 通玄指要部≫에 "人中除脊膂之强痛"이라는 기록이 있다. 督脈은 小腹 內에서 起始하여 아래로 내려가 會陰에서 일어나 脊柱正中을 따라 위로 올라가 上脣의 齦交穴에 도달한다. 急性腰部捻挫는 患部 脈絡의 氣血이 손상을 받아 氣血이 凝滯되므로 絡脈이 不通하고, 不通하면 통증이 발생한다. 이 穴을 刺鍼하고 동시에 허리를 움직이면 腰部 및 督脈의 氣血 유통을 촉진하여 氣血 유통의 막힘이 없으므로 통증이 사라지게 된다. 그러므로 刺鍼 후에 요통이 사라지고 활동이 자유롭게 된다. 저자는 1972~1981년에 이 방법으로 15례의 急性腰部捻挫 환자를 치료하여 모두 1~3회 치료로 止痛이 되었다.

患部 絡脈의 氣血 손상으로 腰脊椎 疼痛이 된 환자에 대하여 효과가 비교적 좋았으나 腰椎 옆 양측 絡脈 손상 자는 효과가 비교적 좋지 않았다. 이때는 腰部 兪穴에 委中 혹은 崑崙을 배합하여 치료하면 만족할 만한 효과를 거둘 수 있었다.

32. 王樂亭의 腰痛 치료

王樂亭(1895 ~ 1984)

男, 漢族, 河北省三河縣 사람. 北京中醫醫院鍼灸科 主任醫師. 陳肅卿으로부터 의학을 전수받았고, 1929년 정식으로 의업을 시작하였으며, 1956년 中醫醫院에 들어가 일했다. 일찍이 北京第二醫學院(현 首都醫科大學) 教授, 北京市中醫學會 委員, 鍼灸學會 理事, 中醫雜誌社英文版編纂委員 등의 직을 역임하였다. 鍼灸科에 정통하였고, 6寸이나 되는 金鍼을 이용하여 瘰癧을 치료하는 장기가 있어서 사람들이 '金鍼王樂亭'이라는 호칭과 함께 '南有陸瘦燕, 北有王樂亭'이라 하여 그의 의술을 칭송하였다. 그는 '治其本, 以胃爲先', '治癱首取督脈', '治風先治氣, 氣行風自熄' 등의 관점을 제창하였다. 또 五輸穴・背兪穴・夾脊穴 등에 대하여 독특한 견해를 가지고 있었으며, '手足十二鍼方', '五臟兪加膈兪方', '王氏夾脊方', '老十鍼方'을 창안하였으며, 모두 210方을 모아 ≪驗方集錦≫에 집대성하였다. 저서로는 ≪金鍼王樂亭≫이 있다.

張俊英, 陳湘生 整理, 金鍼王樂亭經驗集, 북경, 인민위생출판사, 2004 : 21-2.

1. 개요

① 病因 : 寒濕이 腰部에 停滯되었거나, 혹은 腎虛한데 손상을 받아 발생하였거나, 혹은 外傷, 氣血凝滯 등으로 인하여 腰痛病이 발생한다.

② 辨證 : 氣血이 不調하기 때문에 風寒濕이 經絡에 停滯 된 것, 혹은 勞損, 腎氣不足으로 인한 것, 혹은 外傷 捻挫로 인하여 瘀血이 凝滯되고, 筋脈 혹은 經絡의 氣가 不和하여 요통이 발생한 것이다.

2. 寒濕腰痛

① 症狀 : 腰痛, 腰背部가 가라앉는 듯이 무겁고, 拘急, 심한 경우는 옆으로 돌리기가 힘들고, 혹은 下肢에 酸痛이 있으며, 疼痛處에 寒冷한 감각이 있다. 혹은 날씨가 흐리면 가중된다. 누워 휴식해도 증상이 역시 경감되지 않는다. 脈象은 弦細, 舌苔는 薄白하다.

② 治法 : 散風, 祛寒, 益腎, 舒筋, 活絡하는 방법을 사용한다. 鍼灸를 병용한다.

③ 處方 : 腰陽關 · 腎兪 · 環跳 · 委中.

④ 方解 : 腰陽關穴은 능히 腰部經絡을 소통하여 舒筋活絡의 효과가 있다. 腎兪는 益腎氣 한다. 委中穴은 腰背痛을 치료하는 要穴(≪鍼灸大成 · 四總穴歌≫에 腰背痛이 있으면 委中을 사용하라는 설명이 있다)이다. 環跳는 足少陽經과 足太陽經이 交會하는 穴이며, 環跳와 委中을 配合하면 氣

血을 조화롭게 하는 작용이 있다.

3. 腎虛腰痛

① 症狀 : 요통의 아픈 정도가 부드럽지만 통증이 면면히 이어지고, 정신은 倦怠롭고, 腰膝은 無力하다. 勞倦하면 증상이 심해지며, 누워서 휴식하면 좋아지고, 바로 緩解될 수 있다. 脈象은 沈細無力, 아울러 滑精이 있고, 全身이 酸懶無力하며, 찬 것을 두려워하는 것은 腎陽虛이다. 煩悶不安, 尿黃, 舌質微紅, 脈象沈數無力한 것은 陰虛腰痛이다.

② 治法 : 補腎益精, 通經活絡하는 방법을 사용한다. 鍼刺는 補法을 사용하며 灸法을 배합한다.

③ 處方 : 命門 · 腎兪 · 志室 · 太谿.

④ 方解 : 命門은 督脈의 穴로서 요통을 치료할 수 있다. 腎兪는 능히 腎氣의 陰陽을 조정할 수 있으며, 腰는 腎의 府가 된다. 志室은 膀胱經의 穴이며, 腎과 膀胱은 서로 表裏 관계에 있다. 太谿는 滋腎하여 腎水의 부족을 補한다.

4. 挫閃腰痛

① 症狀 : 腰部에 捻挫의 病歷이 있으며, 腰脊이 强直하며 동통이 있다. 일반적으로 痛處가 모두 고정되며 이동하지 않는다. 손으로 누르거나 옆으로 돌리면 동통이 더욱 심해진다.

② 治法 : 通經活絡의 법을 사용한다. 鍼刺는 瀉法을 사용하거나 點

刺出血한다.

③ 處方 : 人中·委中.

④ 方解 : 人中穴은 下病上取의 의미이다. 능히 督脈의 經絡을 조절한다. 委中은 點刺出血한다. 이 치료는 挫閃으로 인한 腰脊强痛의 妙穴이다. 이것은 通하게 하여 不痛하게 하는 방법이다.

33. 王新明의 坐骨神經痛 치료

王新明(1941 ~)

男, 漢族, 陝西省 乾縣 사람. 寶鷄市中醫學校 鍼灸副主任醫師. 1968년 陝西中醫學院을 졸업하였다. 일찍이 寶鷄市中醫學校 副校長을 역임, 현재 陝西省中醫學會 常務理事를 맡고 있다. 鍼灸 방면에 조예가 있다. 저서로는 ≪手經圖療法≫이 있으며, 全國中等中醫學校 ≪鍼灸學≫ 교재를 主編하였다. 〈鍼刺偏癱480例臨床觀察〉 등 10여 편의 논문을 발표하였다.

劉冠軍 등 主編, 中國當代名醫鍼方鍼術集成, 中國 長春市, 吉林科學技術出版社, 1999 : 220.

1) 處方

秩邊・承山.

2) 操作

3호 毫鍼을 취하여 피부를 따라 刺入, 鍼體가 眞皮 아래에 한껏 바싹 달라붙게 해야 하며, 酸麻重脹痛 등의 감각은 요구되지 않는다. 秩邊은 橫經으로 刺鍼하며, 承山은 逆經으로 刺鍼하고, 반창고로 고정하여, 8시간 留鍼하고, 격일 1회 시술한다.

3) 治驗

① 일반적인 사항 : 張○○, 남, 38세.
② 현 병력 : 右側腰腿痛이 있은 지 반 년인데, 坐骨神經痛으로 진단하였다. 최근 증상이 가중되어 활동에 장애가 있으며, 따뜻하면 조금 편하고, 차면 더욱 통증이 심하다.
③ 검사 : 右脈緊弦, 苔潤.
④ 진단 : 痛痺.
⑤ 경과 : 위의 처방에 따라 치료하여 7회 만에 치유되었다.

4) 按語

이 병은 中醫의 '痺證' 痛痺의 범주에 속한다. 寒邪阻絡型이며 치료원칙은 溫經解表散寒한다. 秩邊・承山은 모두 足太陽膀胱經상에 위치하므로 '毛刺法'으로 刺鍼하면 寒邪를 제거하여 痛痺를 멈출 수 있다.

34. 王耀斌의 坐骨神經痛 치료

王耀斌(1938 ~)

男, 漢族, 遼寧省 錦縣 사람. 1965년 요녕중의학원 졸업. 遼寧中醫學院鍼灸科 主任, 부교수. 두통, 좌골신경통 등을 鍼으로 치료하는 데 장기가 있다.

劉冠軍 등 主編, 中國當代名醫鍼方鍼術集成, 中國 長春市, 吉林科學技術出版社, 1999 : 222.

1) 處方

腰$_{3,4}$ (즉 腰$_{3,4}$棘突起 下方에서 옆으로 1寸處) · 環跳 · 陽陵泉.

2) 操作

腰$_3$ 혹은 腰$_4$에 약 3~4寸 깊이로 直刺, 提揷手法을 하고 留鍼하지 않는다.

3) 治驗

① 일반적인 사항 : 趙○○, 남, 45세.

② 현 병력 : 右腿痛이 있은 지 3년이 되었다. 최근 비를 맞고 나서 증상이 가중되었다. 발작적인 동통이 臀部로부터 大腿後側, 小腿後外側으로 뻗 것처럼 放射性으로 통증이 나타나며, 右腰臀部에 분명한 壓痛이 있다.

③ 경과 : 2회 치료 후 치유되었다.

4) 按語

이 병은 中醫에서 '痺證' 行痺의 범주에 속하며, 風寒阻絡型이다. 치료 원칙은 祛風除濕, 通絡止痛한다. 提揷手法을 사용한다. 腰$_{3,4}$에 刺鍼하면 督脈을 통하는데 督脈은 모든 陽經의 氣를 통괄하고 주관한다. 동시에 局部取穴을 하면 능히 通經活絡, 散寒止痛한다. ≪鍼灸甲乙經≫에서 "腰脇相引痛急, 髀筋瘈, 脛痛不可屈伸, 痺不仁, 環跳主之"와 "髀痛引膝股外廉痛, 不仁, 筋急, 陽陵泉主之"라 하였고, ≪鍼灸大成 ·

長桑君天星秘訣歌≫에서는 “冷風濕痺鍼何處, 先鍼環跳次陽陵泉”이라 하였다. 環跳는 足少陽과 足太陽의 腧穴이며, 陽陵泉은 八會穴의 하나이며, 筋會가 된다. 두 穴을 상하로 配穴하면 舒筋活絡, 通絡除濕의 효과가 있다.

35. 王智賢의 腰痛 치료

王智賢(1929 ~)

男, 山西省 方山縣 사람. 方山縣醫院 主任中醫師. 1944년 부친으로부터 中醫學을 배웠다. 方山縣人民醫院中醫科 주임, 부원장, 원장, 명예원장, 山西省中醫學會 理事, 呂梁地區中醫學會 副理事長, 方山縣人大常委會 委員 등의 직책을 역임하였다. 저술한 책은 2권 있으며, ≪三十種病治驗彔≫은 山西省 優秀著作 2等奬을 받았다. 저술한 논문은 10여 편으로 모두 40萬 字에 달한다. 舌診을 다년간 연구하였으며, 〈舌面青紫点(斑)的研究〉는 山西省 과학연구성과 3等奬, 國際醫藥論文 二等奬을 받았다.

王智賢 주편, 王智賢50年臨床鍼灸治驗, 중국 山西省 太原市, 산서과학기술출판사, 2003 : 235-8.

1) 개요

腰背部 동통은 여러 종류 질병에서 공유하는 하나의 증상이다. 예를 들면 腰椎薦化(sacralization), 脊椎隱裂(隱裂 : subfissure), 脊椎炎, 부인과병, 腫瘤, 癌症, 전립선질병, 신장질환, 慢性勞損(勞損 : strain), 腰部捻挫 등은 모두 요통을 일으킬 수 있다. 기능성 변화와 個別 기질성병변에 대하여 鍼刺는 모두 비교적 좋은 치료 효과가 있으며, 혹은 완치될 수 있다. 그러나 癌症, 腫瘤 등이 일으키는 腰背痛에 대하여 단지 보조 치료를 할 수 있다. 中醫學에서는 요통에 대하여 다음과 같이 인식한다. 腰는 腎의 府가 되므로 腎虛하면 허리와 등이 시큰하며, 은은한 통증이 있고, 그 통증이 끊어지지 않는다. 腎虛하면 風, 寒, 濕, 熱이 쉽게 侵襲한다. 腎虛하면 痰濕, 瘀血, 氣滯가 쉽게 발생한다. 이외 넘어져 손상을 입거나 피로가 과도하면 역시 요통이 일어날 수 있다. 어떤 원인으로 발생한 것이든 관계없이 그 병리 기전은 모두 腎虛를 本으로 하며, 經脈과 經筋에 영양을 공급하지 못하고, 氣血의 운행이 阻滯하여 동통이 발생한다.

2) 침구 변증론치

이 병은 腎虛를 本으로 하며, 經脈阻滯를 標로 한다. 주로 督脈經·足太陽膀胱經의 穴을 취한다. 風, 寒, 濕, 熱이 있는 것은 분별하여 消風, 散寒, 淸熱, 化濕하는 穴로 보좌한다.

(1) 치법

補益肝腎, 溫筋活絡.

(2) 選穴

腎兪・命門・次髎・華佗夾脊腰$_{1\sim5}$・秩邊・委中・崑崙・腰眼.

(3) 方義

腰背痛은 만성이 다수를 차지하며, 침구치료 시간이 비교적 길다. 그러므로 選穴도 비교적 많다. 처방 가운데 腎兪・命門・次髎・華陀夾脊穴은 補腎壯陽, 强健腰脊한다. 崑崙・委中은 舒筋活絡, 消腫止痛, 行氣化瘀한다. 그 가운데 腎兪・次髎・崑崙・委中은 모두 足太陽膀胱經의 經穴로서 太陽의 氣를 宣通할 수 있다. 急性腰間疼痛은 委中에 瀉血할 수 있다(일반적인 만성요통은 瀉血할 수 없다). 그리고 委中・崑崙은 또 腰脊痛을 치료하는데 특효가 있는 經驗穴이다. 더욱이 委中은 四大總穴의 하나로서 옛 사람들은 '腰背求委中'이라 하였다.

(4) 鍼灸操作

이상의 穴位를 2개조로 나눈다. 腎兪・次髎・委中・腰眼이 1개조가 되고, 命門・秩邊・崑崙・華陀夾脊穴은 다른 1개조가 된다. 매일 교대로 응용하며, 10회가 1療程이 된다. 督脈穴은 補法을 사용한다. 즉 呼氣 時 進鍼하여 곧바로 地部에 도달한 다음 得氣 후 留鍼은 15~30분한다. 留鍼 기간에는 艾條溫和灸를 加한다. 出鍼 時에는 鍼을 서서히 拔鍼하고 나서 급히 鍼孔을 누르고 2~3분간 가볍게 문지른다. 足太陽膀胱經의 穴은 平補平瀉를 한다. 즉 左右捻轉을 하는데 자극이 지나치게 강렬하지 않도록 하고, 서서히 得氣하면 된다. 留鍼은 15~30분간하며, 寒쪽에 치우치는 감이 있으면 灸를 가한다. 委中穴은 急性腰痛이 있으면 瀉血하고, 華陀夾脊穴은 매일 한 쌍을 刺鍼한다. 腰$_1$로부터 시작하여 매일매일 점차 아래로 한 쌍을 이동하면서 腰$_5$에 이른다. 제6일째에는 다시 腰$_1$로부터 시작하여 매일매일 아래로 이동한다.

역시 기타 穴을 배합하여 치료할 수 있다.

(5) 穴의 加減

① 挫閃腰痛 : 支溝穴을 瀉하면 通關開竅, 活絡止痛의 효과가 있다.

가. 陽陵泉穴 : 舒筋活絡, 行瘀止痛의 효과가 있다.

나. 閃腰穴 : 經外奇穴로서 前臂肘橫紋橈側端下 1寸, 즉 曲池穴과 手三里穴의 중점으로 치료 후 즉각 효과를 볼 수 있다.

다. 委中을 가하여 사용할 수 있다.

② 동통이 심한 자 : 局部에 있는 阿是穴(壓通點, 역자 주 : 원문에는 阿氏穴로 되어 있음)을 가하여 局部 經脈을 소통시킨다.

③ 瘀血로 刺痛이 있는 자 : 委中에 出血하고, 大椎穴에 刺鍼하여 活血行氣한다.

④ 風寒濕이 盛하면 : 環跳·陽陵泉과 陰陵泉을 透刺, 崑崙과 風市를 加하여 祛風, 散寒, 化濕, 通經, 止痛한다.

⑤ 腰背强痛 : 人中을 刺鍼하면 즉시 효과를 볼 수 있고, 다시 華陀夾脊穴과 腰眼穴(第3腰椎棘突起에서 옆으로 3~4寸 오목한 곳, 과로로 腰部근육 손상한 것과 각종 요통에 대하여 효과가 양호)에 刺鍼한다.

⑥ 통증이 臀部로 이어지는 것과 大腿部에 미치는 자 : 環跳와 殷門을 가한다.

⑦ 腎虛 : 腎兪穴에 溫和灸를 20분간한다. 5~10회를 1療程으로 한다.

⑧ 風, 寒, 濕이 盛한 것 : 腰兪〔背部正中線에서 薦中嵴(median sacral crest) 下方 오목한 곳, 薦骨裂孔(sacral hiatus)處에서 取穴〕에 溫和灸를 한다. 이상 각 穴에 매회 10~20분

간 灸를 한다. 5~10회가 1療程이 된다.

3) 穴位注射

2% 브로카인 2ml를 사용하여 捻挫로 손상을 입은 壓痛處의 근육층 부위에 주입한다. 2~4일에 1회 주사하며, 연속하여 3회한다. 주사 전 반드시 skin test를 한다.

慢性腰背痛은 5% 當歸注射液 2ml를 사용하여 壓通點 혹은 양측 背兪穴에 나누어 각 1ml 注射한다. 2~4일에 1회 注射하며, 7~10회가 1療程이 된다.

4) 임상례

① 일반적인 사항 : 劉某, 남, 31세, 노동자.

② 현 병력 : 2년 전 피로가 과도하여 腰腿疼痛이 발생하였으며, 겨울과 비가 오는 날이면 통증이 가중되었다. 더욱이 무거운 것을 지거나 피로가 과도하면 더욱 심해졌다. 일찍이 中藥을 먹었으나 효과를 보지 못하여 침구치료를 원하였다. 병원에서 X-ray 검사를 하였으나 이상 소견이 없었다. 진찰 시 第2・3・4腰椎 兩旁에 있는 근육을 두드리면 통증이 있었으나 염증소견은 없었다. 前後 운동에 약간의 제한이 있었다.

③ 選穴 : 腎兪・腰眼・委中・崑崙・環跳・秩邊・華陀夾脊穴 腰$_{1\sim5}$를 취하였다. 腎兪・委中・環跳를 1組로 하고, 秩邊・腰眼・崑崙을 다른 1組로 하였다.

④ 치료 : 매일 1組를 교대로 모두 10회 응용하였다. 매회 留鍼은 20분간하였으며, 침을 놓은 후 腎兪와 腰眼에 20분간 灸를 하였다. 華陀夾脊穴은 매일 $腰_1$로부터 시작하여 하루마다 점차 이동하여 $腰_5$에 이른다. 제6회째는 다시 $腰_1$부터 시작하여 모두 10회 시술한다.

⑤ 경과 : 두 번째 진료로 요통이 크게 감소하였으며, 전후 彎曲이 거의 정상이 되었다. 다시 침치료를 요구하여 위의 방법에 의거하여 10회를 치료하니 동통이 소실되었다.

36. 王品山의 經絡 反應點과 腰痛 치료

王品山(1920 ~)

男, 漢族, 遼寧省 海城縣 사람. 遼寧中醫學院附屬醫院 主任醫師, 中國鍼灸學會經絡研究會 顧問. 어려서 아버지로부터 中醫를 배웠다. 經絡辨證에 장기가 있다. 질병을 치료함에 鍼과 藥을 아울러 병용하는 데 능하였다. 저서로는 ≪簡易鍼灸手册≫이 있다.

鍾起哲 編著, 鍼灸醫家治病妙法, 北京, 中國醫藥科技出版社, 1994 : 126-7.

1) 일반적인 사항

舒○○, 여, 38세, 중학 교사, 1986년 8월 14일 초진.

2) 현 병력

5년 전 分娩으로 인하여 요통이 발생하였다. 일찍이 風濕, 과로, 腎虛, 외상 등으로 치료하였으나 효과가 없었다. 매일 1시간 강의를 하면 침상에 누워 잠시 휴식을 취해야 했다. 식욕, 대소변 및 월경 정상, 白帶下가 많았다.

3) 검사

脈象沈緩, 舌質淡紅, 苔薄, 面色萎黃, 語言는 맑고 분명하였다. 足臨泣穴에 과민한 壓痛 반응이 있었고, 督脈의 命門穴에도 壓痛 반응이 있었다. 帶脈如束하므로 經氣가 不通하면 요통이 발생하고, 濕熱이 下注하면 白帶下가 많아진다. 病機는 帶脈에 있으며, 病位는 腰部에 있으므로 치료는 通經導氣한다.

4) 처방

① 命門을 취하여 皮內鍼을 시술하였다.

② 足臨泣을 취하였다.

5) 치료 및 경과

刺鍼 후 15분간 留鍼하고, 매 5분마다 양측을 동시에 1분간 捻轉하였다. 拔鍼 후 腰部는 즉시 통증이 없고, 활동은 자유롭게 되었다. 그러나 압통 반응은 소실되지 않았다. 두 번째 진료에서 스스로 피로감을 느꼈다. 세 번째 진료에서는 白帶下의 양이 분명하게 감소하였다. 네 번째 진료에서는 여전히 압통 반응이 있었다. 계속하여 2회 鍼治療 하자 압통 반응은 소실하여 치유되었다. 몇 개월이 되어도 재발하지 않았다.

6) 按

鍼灸臨床의 관건은 病機를 파악하고, 부위를 명확히 하며, 手法을 정확하게 시술하는데 이 세 가지 어느 것도 빠져서는 안 된다. 病機 파악이란 체질의 강약, 발병의 誘因, 病程의 장단, 病症의 轉化, 經絡의 정보 등 종합 자료에 의거한다. 명확한 부위란 발병 부위, 병변 부위 및 그와 관련된 鍼刺 穴位를 포괄하는 것이다. 정확한 시술에는 침의 순서와 자극의 강약, 得氣, 得氣 후에 補瀉, 主와 次의 구분, 配伍 모두가 포함된다. 이외 보통의 사람을 刺鍼하는 데는 마땅히 "無失其常數" 하고, 將士에게는 "深而留之" 하며, 마른사람에게는 "淺而疾之" 하며, 嬰兒에게는 "淺刺而疾拔鍼" 한다고 ≪靈樞 · 逆順肥瘦≫에서 말하였다. 또한 반대로 모자라는 데 부족하게 하고, 남는 데 유여하게 하면 重病이 된다고 하였다. 그러므로 鍼灸 자극량은 질병 증후와 서로 적합해야 한다. 총괄하면 침구임상이 四診, 八綱, 辨證論治, 理法方穴을 떠나면 中醫理論의 가르침을 잃어버리는 것이고, 經絡에서 나타나는 반응과 經絡辨證을 떠나면 經絡學說의 가르침을 잃어버리는 것이다.

37. 于書庄의 崑崙穴 彈拔로써 機能性太陽經腰痛 치료

于書庄(1924 ~)

男, 漢族, 河北省 安次縣 사람. 北京中醫醫院鍼灸科 主任醫師. 御醫 馮濟卿과 中國中醫研究院 副院長 趙錫武를 스승으로 삼아 공부하였다. 1951년 개업하였으며, 1958년 北京中醫醫院에 들어가 일하였다. 일찍이 衛生部醫學科學委員會 委員, 中國鍼灸學會 常務理事, 北京培黎大學鍼灸學院 榮譽院長 등의 직을 역임하였다. 鍼灸에 능하였고, 風症을 잘 치료하였다. '鍼灸는 辨證을 하여야 하는데, 더욱이 요구되는 것은 辨經이다', '성질이 다른 鍼感은 성질이 다른 질병을 치료 한다'는 것을 주장하였다. 발표한 논문은 89편이며, 部級科學研究獎 2개와 市級獎 4개를 받았다.

于書庄 著, 于書庄鍼灸醫集, 北京, 北京出版社, 2000 : 386-7.
鍾起哲 編著, 鍼灸醫家治病妙法, 北京, 中國醫藥科技出版社, 1994 : 163.

1) 개요

요통은 鍼灸臨床에서 많이 볼 수 있는 질병의 하나이다. 나는 崑崙한 穴을 취한 다음 '彈經拔絡法'을 사용하여 機能性太陽經腰痛을 치료한 결과 만족할 만한 효과를 거두었다.

2) 취혈

崑崙穴은 足跟骨上, 外踝와 跟腱 사이에 위치한다.

3) 彈拔 방법

환자를 바로 눕게 하고, 시술자는 환자의 足下에 선다. 左足崑崙을 右食指를 사용하여 彈拔한다. 右足崑崙은 시술자의 左食指尖을 사용하여 彈拔하는데 먼저 아래를 향하여 압력을 준 후 外踝 방향을 향하여 미끄럽게 움직인다. 彈拔할 때 시술자는 손가락 아래 하나의 筋이 구르는 듯이 움직이는 것을 느낄 수 있다. 환자는 麻, 痛感 혹은 電氣感이 足心을 향하여 방산되는 것을 느낀다. 좌우 崑崙에 彈拔 각 3회를 한다.

4) 임상례

7례의 요통 환자는 모두 外傷을 입거나, 화를 내거나, 과로로 인하여 발생한 것이었다. 經絡檢査에서 腰薦部 一側 혹은 兩側에 壓痛(太陽經)이 나타나거나 委中・承山穴에 壓痛이 나타났다. 7례 가운데 4례에서 요통으로 옆으로 허리를 돌리지 못하였는데 1회 彈拔치료로 즉시 치유되었다. 彈拔 시 단지 통증이 나타났으나 전기감이 나타나지는 않은 사람은 요통이 경감되었지만 소실되지는 않았다. 彈拔 시 電氣(麻)感이 足心에 도달된 사람은 모두 1회 치료로 치유되었다.

38. 魏稼의 腰痛 치료

魏稼(1933 ~)

男, 漢族, 江西省 都昌縣 사람. 江西中醫學院 教授, 주임의사, 교무처장, 國家衛生部醫學科學位委員會 鍼灸委員, 全國鍼灸學會 常務理事, 全國鍼灸文獻研究會 理事長, 홍콩 中國鍼灸協會 명예고문, 英國福生鍼灸藥物學會 顧問 및 해외지도 등을 하였다. 1943년 유명한 스승들로부터 中醫學을 배웠다. 50년대 초 계속하여 저명한 침구학자인 趙爾康, 徐少庭 문하에서 수업하였다. 후에 계속하여 江西中醫進修學校와 南京中醫學院에서 공부하였다. 1975년 튀니지로 가 진료하여 칭찬을 들었다. 이어서 중국 국내에서 期마다 발행하는 21종의 學報에 90편의 논문 약 60萬 字를 발표하였다. 그 가운데 대표적인 논문으로 〈關于鍼刺得氣問題〉, 〈試論古代鍼灸學派〉, 〈關于鍼灸處方四大要素〉, 〈熱證可灸論〉 등이 있다. 그가 주편한 ≪各家鍼灸學說≫은 鍼灸를 專攻하는 本科의 교재이며, 鍼灸醫學을 위하여 개척한 새로운 연구 영역으로 이 분야에서 최초의 책이다.

邵水金, 謝强 主編 : 魏稼鍼灸經驗集, 상해, 상해중의약대학출판사, 2002 : 247-9.

필자는 근년에 魏稼의 지도하에 집에서 사용하는 보건치료기를 사용하여 요통 120례를 치료하여 양호한 효과를 얻어 아래와 같이 소개한다.

1) 일반자료

120례 가운데 남 61례, 여 59례, 최소 연령 16세, 최고령 85세, 그 가운데 16~39세 44례, 40~60세 51례, 61~85례 25례였다. 病程 최단 1일, 최장 3년, 그 가운데 15일 이내 40례, 1~4개월 30례, 6개월~1년 40례, 2~3년 10례였다. 左腰部에 발생한 것이 35례, 右腰部에 발생한 것이 32례, 腰脊에 발생한 것이 53례였다. 그 가운데 腰筋損傷 50례, 腰棘間靭帶 손상 20례, 요추퇴행성병변 20례, 요추간판탈출증 12례, 腰臀部筋膜炎 18례였다.

2) 치료 방법

(1) 藥物

獨活・乳香・沒藥・川芎・當歸・生草烏・生川烏・細辛・紅花・寄生・川牛膝・透骨草・赤芍藥 등 적당량, 白酒 혹은 酒精을 사용하여 浸泡한다.

(2) 穴位

阿是穴・腎兪・大腸兪・命門・腰陽關穴. 매회 2개 穴位를 선택하여 교대로 사용한다.

(3) 操作方法

STV-J(長沙天健康復保健醫療器械公司에서 생산됨)型으로 집에서 사용하는 보건의료기를 사용하는데, 腰部의 상응 穴位상에 藥液을 적신 거즈를 깔고, 다시 穴位에 두 개 전극판을 덮어 고정하고, 타이머를 작동시켰다. 자극의 강도는 작은 데서 큰 데로 돌려 환자가 견딜 수 있을 정도로 하였다. 20~30분을 1회로 하였으며, 매일 1회, 6회를 1療程으로 하였다. 2~3일 휴식 후 두 번째 療程을 시작하였다. 1~3개 療程 후 치료효과를 평가하였다.

3) 治療結果

(1) 치료효과 설정

① 痊愈 : 증상과 體徵이 모두 소실, 활동이 전과 같이 회복되어 일을 할 수 있는 것.

② 顯效 : 증상과 體徵이 거의 소실, 활동 기능이 좋아져 일을 유지할 수 있는 것.

③ 好轉 : 증상과 體徵이 조금 개선되었으나 활동에 어느 정도 장애가 있는 것.

④ 無效 : 증상과 體徵에 변화가 없는 것.

(2) 치료결과

痊愈 74례, 顯效 28례, 好轉 10례, 無效 2례. 총유효율 98.33%.

4) 전형적인 병례

(1) 일반적인 사항

王某, 남, 36세, 1996년 3월 5일 진료하였다.

(2) 현 병력

요통이 있은 지 3개월 정도 되었다. 가까운 週에 농구를 하다가 腰部 捻挫傷을 당하여 捻挫傷이 나타나 활동에 제한을 받고, 달리기가 곤란하여 일찍이 약을 복용하였으나 분명한 호전이 없었다. 보호자가 환자를 데리고 본원에 왔다.

(3) 검사

面色萎黃, 통증으로 인한 고통스러운 표정, 요추$_{3,4}$棘下에 壓痛이 있고, 兩腎 부위를 두드려도 통증은 없었다. 舌淡紅苔白하고 中根部가 약간 두꺼웠다. 脈은 細弦하였다. 小便正常. 腰椎 사진에서 이상 소견은 없었다.

(4) 진단

腰痛. 筋傷瘀阻, 濕滯不通으로 辨證하였다.

(5) 治法

行氣化瘀, 去濕通絡으로 하였다.

(6) 경과

위의 방법에 따라 치료하자 즉시 疼痛이 경감하여 활동이 전에 비하여 민첩하게 되었다. 계속 5회 치료하자 疼痛이 소실하여 前과 같이 보행이 자유롭게 되고, 아직까지 재발하지 않았다.

5) 체험

≪丹溪心法·腰痛≫에서 "腰痛主濕熱, 腎虛, 瘀血, 挫閃, 有痰積"이라 하였다. 이로 볼 때 요통을 발생시키는 因素는 비교적 많은 것을 알 수 있다. 단 腎氣虛를 기본으로 하여 과로로 심신을 해치거나 外傷, 風寒濕邪가 經絡筋脈을 침범한 것이 주요 병리 기전이 된다. 經絡辨證에 의하면 足太陽膀胱經, 督脈經筋 병변에 속하므로 腎兪·大腸兪·腰陽關·命門·阿是穴을 선택하여 치료하면 補腎壯腰, 活血化瘀, 祛風利濕, 通絡止痛의 효과가 있다.

집에서 사용하는 보건치료기는 현대의 전자기술, 鍼灸, 中藥을 하나로 결합한 것으로 熱力과 低頻脈衝刺激과 藥力의 협동작용을 통하여 병변조직과 穴位에 작용하여 리듬 있는 피동성 수축과 이완을 일으켜 근육의 표부 모세혈관을 확장하여 혈액순환을 가속하여 국부 조직 세포의 신진대사를 촉진하고, 신경과 근육의 영양을 개선하며, 소염 止痛 작용을 일으킨다.

39. 魏鳳坡의 腰(脚)痛 치료

魏鳳坡(1928 ~)

男, 遼寧省 營口市 출생. 1952년 중국의과대학 졸업, 1965년 湖北中醫學院 西學中研究班을 수료하였다. 中國 鍼灸專門家講師團 教授, 廣東省 中醫藥科學技術專門家委員會 委員, 暨南大學學術委員會 委員, 暨南大學醫學院中醫鍼灸訓練센터 主任, 홍콩 大學專業進修學院 中醫進修證書課程 평가심의위원, 아르헨티나 中華鍼灸學會 고문 등을 역임하였다. 中醫中西醫 결합 鍼灸臨床, 教學, 과학 연구 일에 45년간 종사하였으며, 1997년 퇴직하였다. 일찍이 독일과 태국에 초청되어 방문하였다. 저서로 ≪臨床中醫學新編・鍼灸專册≫이 있으며, 발표한 논문은 20여 편이 있다. 1996년 영국의 ≪케임브리지 名人傳記詞典≫ 24판에 그 사적이 수록되었다.

魏鳳坡, 魏波 編著, 魏氏鍼灸臨證手册, 중국 북경, 北京科學技術出版社, 1999 : 50-5.

1. 急性腰捻挫傷

1) 개요

急性腰捻挫傷은 또 閃腰라고도 부른다. 항상 노동과 운동 시에 발생하는데 요부 근육, 筋膜 및 인대가 부하를 받을 수 있는 범위를 초과하여 정도가 다르게 纖維斷裂이 발생하여 一系列의 임상 증상이 나타나는 것이다. 이 병은 대부분 물건을 들거나, 허리를 굽히거나, 失足하거나, 미끄러지는 등의 腰捻挫傷(捻挫傷 : sprain)의 病歷이 있다.

2) 辨證 개요

이 병은 일상생활 중 갑자기 허리를 굽히거나 몸을 돌릴 때 발생할 수 있다. 발생 시는 腰部에 斷裂感이나 찢어져 떨어지는 소리가 난 후 즉시 腰部에 극렬한 동통이 나타나 계속 힘을 쓸 수 없으며, 重한 자는 즉각 활동할 수 없다. 腰部를 앞으로 굽히고, 뒤로 펴는 동작에 분명한 제한이 있고, 요부가 뻣뻣하며, 양손으로 지탱하여야 하고, 행동이 곤란하고, 기상 혹은 침대에 누울 때 곤란하며, 감히 몸을 뒤집을 수 없는 등의 증상이 있다. 한편 당시에는 중하지 않다가 다음날 조직에 부종이 생기면 동통이 극렬하여 起床이나 활동이 불가능하기도 한다. 기침, 재채기, 큰소리로 말하기, 웃음 등은 복부에 힘을 주는 동작이기 때문에 동통이 가중된다. X-ray에서는 분명한 이상이 없다.

3) 鍼灸治療

① 처방 : 腎兪・人中・委中・後谿・養老・殷門・手背腰痛穴.

② **方義** : 腎兪는 腰部에 위치하며, 腰部는 腎의 府가 되므로 局部의 經氣를 소통한다. 人中은 督脈의 陽氣를 通調하는데 氣行하면 血이 不滯하므로 經絡이 통하여 통증이 멈춘다. 委中은 三稜鍼으로 鍼刺하여 瀉血하면 지통의 효과가 더욱 좋다. 殷門은 深刺하면 鍼感을 강화시키며, ≪鍼灸大全·四總穴歌≫ 가운데 "腰背委中求"를 대체할 수 있다. 後谿는 手太陽經에 속하는 經穴이다. 太陽은 三陽, 巨陽이 되고, 陽氣가 가장 盛한 經이며, 또 後谿는 八脈交會穴의 하나이며, 督脈과 통하여 溫通의 효과를 강하게 하므로 현대인이 상용한다. 養老는 手太陽小腸經의 '郄穴'이 되며, 각 經의 급성 병증을 치료하는 데 상용하므로 急性腰捻挫傷을 치료하기 위하여 取穴한다. 手背腰痛穴은 요통을 치료하는 경험혈이다.

4) 주의사항

① 急性腰捻挫傷의 기본적인 치료는 딱딱한 침상에 누워 휴식하는 것이며, 이렇게 하면 손상된 조직의 회복에 좋다. 그리고 철저하게 치료를 진행하여야 習慣性 腰部捻挫傷(捻挫傷 : sprain) 혹은 腰肌勞損(勞損 : strain)을 막을 수 있다.

② 急性腰捻挫傷의 회복기에는 물리치료, 活血化瘀類의 中藥 혹은 中成藥, 안마 및 腰背筋의 기능을 단련하는 등의 방법을 배합할 수 있다. 그 가운데 안마와 腰背筋의 기능 단련은 집에서 시행할 수 있다. 안마할 때 먼저 자기의 양손으로 가볍게 腰部의 근육을 문지르고 발열감이 있을 때 두 손바닥을 사용하여 힘을 주어 腰筋을 15~20회 밀고 돌린다. 그 후 양손을 쥐고 가볍게 腰部를

두드린다. 매회 안마하기 전 腰背筋肉의 기능 단련을 한다. 단련 방법은 腰肌勞損 項을 보면 된다.

2. 腰肌勞損

1) 개요

急性腰捻挫傷에 치료가 철저하지 않거나, 장기간 불량한 자세로 있으면 腰部 軟組織의 疲勞性손상이 나타나 腰筋이 쉽게 피로하여 동통이 나타나는데 이것을 腰肌勞損이라 부른다. 그 밖에 腰肌勞損의 원인으로 다음과 같은 것이 있다.

① 누적된 손상

② 오래도록 치유되지 않은 急性腰捻挫傷

③ 腰筋膜의 무균성염증

④ 선천성척주기형

⑤ 대부분 오래된 손상으로 인한 지병

2) 辨證 개요

腰薦部에 酸痛이 있고, 대부분 鈍痛이다. 痛處는 대부분 고정되어 이동하지 않고, 허리를 옆으로 돌릴 때 심해지며, 휴식 시 통증이 감소되며, 피로가 누적되면 가중된다. 환자는 허리를 굽히고 일을 할 수 없으며, 심하면 洗面, 양치 모두 곤란하다. 허리를 펴는 것을 좋아하고, 혹 腰部를 가볍게 두드리면 편안한 감을 느낀다. 腰椎部 X-ray 검사에서 정상 혹은 조직의 변화가 있다. 中醫學에서 분석하면 대부분 腎氣

虛憊하기 때문이며, 혹은 風寒濕邪를 맞아 脈絡이 阻滯하여 氣血運行이 不暢하므로 요통에 이른 것이다.

3) 鍼灸治療

① 처방 : 腎兪・氣海兪・大腸兪・委中.

② 方義 : 腎兪는 腰部에 위치하며 刺鍼하면 補腎强腰한다. 氣海兪는 局部의 經氣를 疏通하여 止痛한다. 腰下部痛은 대부분 大腸兪를 취한다. 이상 3穴은 모두 足太陽經穴이 되며, 太陽은 三陽, 巨陽이 된다. 즉 陽氣가 가장 盛한 經으로 氣血運行을 촉진하여 止痛한다. 委中은 足太陽膀胱經의 合穴이며 요통을 치료하는 常用穴이다. ≪鍼灸大全・四總穴歌≫에서 "腰背委中求"라고 하였으므로 취한 것이다.

4) 주의사항

腰部를 장기간 활동하지 않으면 腰背筋이 위축되므로 요통에 이르게 된다. 이렇게 된 것은 방송체조, 태극권, 누웠다가 일어나 앉기 및 엎드려서 가슴 들기 등의 운동을 하여 氣血運行을 촉진한다. 腰背筋의 기능을 개선하면 腰肌勞損의 회복에 매우 유리하다. 동시에 잠을 잘 때 딱딱한 침대에 자면 腰部 근육을 느슨하게 이완하므로 腰肌勞損의 예방과 치료에 유리하다.

3. 腰背痛과 상관있는 병증

1) 개요

腰背痛은 임상에서 가장 많이 보이는 통증이다. 그것과 관계있는 질병은 자못 많아 상세하게 서술하기는 어렵다. 보통 볼 수 있는 질병은 다음과 같다. 脊柱側彎, 肥大性脊椎炎, 强直性脊柱炎, 腰背筋風濕證, 腰筋纖維織炎, 腰椎間板脫出證, 腰椎小關節紊亂綜合證, 第3腰椎橫突綜合證, 棘上靭帶炎, 棘間靭帶炎, 腰椎薦椎化, 薦椎腰椎化, 隱性脊椎裂, 脊椎骨腫瘤, 비뇨생식기계통 및 소화계통질병, 또 기후, 직업, 일의 방식 및 자세, 환경 등의 因素 모두 腰背痛을 일으킬 수 있다. 세계 각국 약 1/5의 사람이 腰背痛을 앓고 있으며, 각 국가마다 많은 인력과 재산적인 손실을 가져다준다. 1984년 전 미국의 보험공사는 腰腿痛이 있는 환자에게 160억 달러의 돈을 지출하였다. 전체 腰腿痛 환자의 76%나 되는 慢性腰腿痛 환자의 연령은 30~39세 사이에 있으므로 노동력이 왕성한 시기이다. 이 때문에 경제적인 손실이 매우 크다. 중국 또한 이와 유사하므로 어떻게 하면 이와 같은 질병을 예방하고 치료하며, 腰背腿痛의 발병률을 낮추느냐 하는 것이 중요한 과제이다.

2) 辨證 개요

개요 가운데 腰背痛과 상관있는 질병 및 기타 인소에 있는 20여 종 모두 요통을 일으킬 수 있으며, 위로는 背痛, 아래로는 腿痛과 연계되어 있다. 매 종류 질병의 病因, 病機가 다르기 때문에 그 辨證을 상세하게 서술하기는 어렵다. 그러나 그 原則과 大法을 개괄하면 中醫學에서는 '通則不痛, 痛則不通'한다는 설이 있다. 이것은 대부분 實痛을 말한다. ≪醫門法律≫에서는 "諸痛爲實, 痛隨利減"이라 하였다. '利' 字는 아래의 뜻이 아니라 마땅히 '通'字로 해석해야 한다. ≪鍼灸大成・標幽賦≫에서는 "大抵疼痛實瀉, 痲痒虛補"라고 하였고, 또 "住痛移痛, 取相交相貫之經"이라 하였다. ≪鍼灸大成・通玄指要賦≫에서는 "聖人于是察痲與痛, 分實與虛"라 하였고, 또 "腎兪把腰疼而瀉盡"이라 하였다. 앞 사람이 말하기를 "心躁則痛甚, 心寂則痛微"라 하였다. 이것은 통증을 치료할 때 마땅히 寧心安神하는 經穴을 배합하여 '以移其神'하여 '住痛移痛'의 목적을 달성해야 함을 제시한 것이다. 동통이 있으면 腰筋은 保護性 筋緊張을 한다. 즉 통증이 있으면 근육이 느슨하지 않고, 근육이 느슨하면 통증이 없어지므로 循經遠取 위주로 한다. ≪鍼灸大成・通玄指要賦≫에서는 "人中除脊膂之强痛"이라 하였고, ≪鍼灸大成・玉龍歌≫에서는 "强痛脊背瀉人中, 挫閃腰酸亦可攻; 更有委中之一穴, 腰間諸疾任君攻"이라 하였다.

3) 鍼灸療法

① 처방 : 腎兪・氣海兪・大腸兪, 상응하는 夾脊穴・委中・殷門・人中・手背腰痛穴・阿是穴.

② 方義 : 腎兪・人中・委中 3穴은 辨證槪要에서 이미 증상을 인용한 歌賦와 관계있다. 모든 통증은 대부분 氣의 기능이 막힌 것과 관계가 있으므로 氣海兪를 사용하여 調氣血, 通經絡함으로써 통증을 치료한다. 大腸兪는 腰下部痛에 사용하는데 局部 近取의 의미이다. 深刺와 强刺戟이 필요하면 殷門으로 委中을 대체하여 사용할 수 있다.

4) 刺絡附缸

皮膚鍼을 사용하여 腰薦部, 壓通點 혹은 委中穴을 거듭 叩하거나 三稜鍼을 사용하여 點刺한 다음 火罐을 가한다.

5) 주의사항

위의 개요 가운데 腰背痛과 상관있는 질명 및 기타 인소는 20여 종이 있지만 腰椎間板脫出證 및 腰腿痛과 상관있는 질병은 겨우 10여종이 있다. 이 때문에 상세하게 설명하기는 어렵다. 그러나 예방할 수 있는 일은 학교, 가정, 일터에서 일을 하기 전 몸을 푸는 훈련을 하고, 각 개인이 정상적인 脊柱生理를 알고, 일하는 자세를 정확하게 파악하고, 스스로 몸을 보호하고 주의하여 손상을 피한다. 腰背痛이 나타나 오래도록 치유되지 않고, 날로 가중되는 자는 즉시 전문 의사를 찾아가 검사하고 치료받아야 病情이 잘못되는 것을 피할 수 있다.

4. 坐骨神經痛

1) 개요

坐骨神經은 腰椎$_4$~薦椎$_3$ 神經根으로 이루어져 있으며, 下肢의 대부분 근육과 감각을 지배한다. 임상에서 보이는 坐骨神經痛은 대부분 한쪽에 나타난다. 腰・臀部 및 下肢가 寒冷潮濕한 기운을 맞아 발생한 것이다. 그러나 역시 다른 질병에 이어서 발생할 수 있는데 腰椎間板脫出證이 가장 많으며, 기타 질병으로는 당뇨병, 感冒 같은 것도 있고, 무거운 물건을 드는 일과 뛰어 오르기 등과 같은 것도 있다.

2) 辨證 개요

坐骨神經痛은 坐骨神經이 통과하는 통로 및 그 분포 구역 내에 발생하는 동통이다. 예를 들면 腰薦部, 臀部, 大腿 後側, 小腿 後外側의 동통이다. 임상에서는 原發性과 續發性 두 부류로 분류한다. 原發性坐骨神經痛 즉 坐骨神經炎은 대부분 風寒濕, 감염과 유관하다. 續發性坐骨神經痛은 신경 통로의 인근 조직 병변으로 기계성 압박이 발생하거나 유착이 일어난 것이다. 많이 보이는 것으로는 腰椎間板脫出證, 骨盤腔 병변과 腰薦椎 손상 등이다. 그 손상 부위에 따라 또 根性과 幹性坐骨神經痛으로 분류할 수 있다. 이 병은 대부분 한쪽 腰腿部에 발작적인, 혹은 지속적인 동통이 나타나며, 통증은 腰, 臀部, 大腿 後側 및 小腿後外側을 따라 放射한다. 행동 시 예를 들면 바로 설 때, 허리를 굽힐 때, 기침할 때, 재채기할 때 모두 동통이 가중된다. 그러므로 환자는 항상 동통을 감소시킬 수 있는 특수한 자세 혹은 체위를 유지하려고 한다. 坐骨神經痛의 모든 壓通點은 양성이며, Laseque test 등 모든 坐骨神經牽引徵에 陽性이다. 진단과 치료 전 당연히 原發性인가 續發性인가를 분명히 하여야 한다. 後者와 같은 경우는 당연히 原發性인가를 검사하여야 치료에 유리하다. 中醫學에서는 본 병을 '坐臀風', '環跳風', '腿股風' 등으로 부르며, '痺證'에 속한다. 風寒濕邪를 맞아 經絡의 氣血이 阻滯한 것과 관계가 있다.

3) 鍼灸治療

① 처방 : 環跳・秩邊・承扶・殷門・委中・陽陵泉・承山・崑崙・大腸兪. 腰$_{3\sim5}$夾脊・八髎 등.

② 方義 : 選穴은 당연히 먼저 根性과 幹性疼痛을 구분하여 한다.

幹性疼痛은 먼저 秩邊・環跳・承扶・殷門 4穴을 취한다. 秩邊의 약간 外深層이 坐骨神經이 된다. 후 3穴의 深層은 모두 坐骨神經이 된다. 적당하게 深刺하여 鍼感이 아래로 전해지게 하여 放射性 鍼感이 나타나면 된다. 자극이 너무 심하게 하지 않아야 신경의 손상을 피할 수 있다. 통증이 외측으로 치우친 자는 陽陵泉・崑崙을 배합하고, 後方으로 치우친 자는 委中・承山을 배합한다. 根性痛者는 먼저 大腸兪・腰$_{3\sim5}$夾脊 혹은 壓通點을 選穴한다. 만약 骨盤腔 병변으로 일어난 자는 八髎穴을 選穴한다.

4) 주의사항

原發性坐骨神經痛에 대하여 鍼刺治療를 하면 비교적 효과가 좋다. 續發性에 대한 것은 당연히 原發病을 치료하여야 한다. 예를 들면 腰椎間板脫出證으로 일어난 것은 견인, 딱딱한 침대에서 생활, 추나 등 배합할 수 있는 手法, 형식, 종류가 대단히 많고, 치료 효과는 의사의 수준, 경험과 관계가 있다. 그 메커니즘은 신경근 癒着을 느슨하게 하는 것이다. 정확하게 운용하면 顯效率이 모두 70~80%가 된다. 단 유효 환자 가운데 일부 환자는 재발할 가능성이 있다.

40. 劉冠軍의 腰(脚)痛 치료

劉冠軍(1929 ~)

男, 漢族, 吉林省 輝南縣 사람. 長春中醫學院附屬醫院 院長, 교수. 일찍이 洪哲明으로부터 배웠다. 1951년 遼源市中醫진료부 부주임을 역임, 1956년 長春中醫學院에 초빙되어 가르치는 일을 맡아 연이어 金櫃要略, 溫病學, 鍼灸學 등의 과목을 가르쳤다. 현재는 中華全國中醫學會 理事, 中國鍼灸學會 理事, 全國中醫教材編纂委員會, 吉林省中醫學會 副理事長 등의 직을 맡고 있다. 鍼灸學에 대하여 자못 연구가 있고, 저서로는 ≪脈診≫, ≪子午流注易通≫ 등이 있으며, 아울러 100여 편의 발표 논문이 있다.

劉冠軍 主編, 中醫鍼法集錦, 中國 南昌市, 江西科學技術出版社, 1997 : 397, 500-5, 744-52, 757-9, 798-801.

1. 坐骨神經痛

1) 證治

좌골신경통은 '痺證'의 범주에 속하며, 또 臀股風이라 부르기도 한다. 이것은 風寒濕邪가 經絡에 침범하여 經氣가 막혀 잘 통하지 않으므로 동통이 발생한 것이다. 마침 ≪靈樞 · 周痺≫에서 기록된 "風寒濕氣客于外分肉之間"이라 한 것과 같으며, 그 痛症이 "隨脈以上, 隨脈以下, 不能左右"하므로 이것은 '周痺'가 된다. 이것은 고대문헌에서 본병에 대한 가장 오래된 논술이다. 그 임상 표현은 腰臀, 大腿後側, 小腿後外側에서 곧바로 足背 혹은 小趾에 동통이 나타난다. 그 통증의 성질은 칼로 자르는 것과 같거나 燒灼하는 것 같고, 매번 걷거나 허리를 굽히거나 기침을 하면 腹壓이 작용하여 동통이 가중된다. 치료는 祛風除濕, 溫經散寒法을 사용한다.

2) 療法

(1) 耳鍼

① 取穴 : 坐骨神經 · 耳神門 · 膀胱 · 臀 · 肝 등의 穴.

② 操作 : 强刺戟手法을 사용하고, 留鍼은 1~2시간, 매일 혹은 隔日 1회 치료한다.

③ 설명 : 坐骨神經 · 臀 등 상응 부위의 穴을 취하여 坐骨神經이 분포하는 구역의 氣血을 소통한다. 坐骨神經이 분포하는 구역은 꼭 膀胱經이 순행하는 구역이므로 膀胱을 취하여 膀胱經의 經氣를 소통하므로 通則不痛한다. 耳神門을 취하여 鎭痛한다. 肝을 취하여 舒筋活血한다.

(2) 頭鍼

① 取穴 : 體徵을 보고 對側感覺區上 1/5을 취한다. 兩側痛이면 兩側感覺區上 1/5을 취한다.

② 操作 : 매일 1회 치료한다.

(3) 粗鍼

① 取穴 : 環跳를 취한다.

② 操作 : 强刺戟을 주며, 留鍼하지 않는다.

(4) 芒鍼

① 取穴 : 志室과 命門, 또 秩邊·環跳·三健·委中·三陽·承山·崑崙을 취한다

② 操作 : 志室과 命門을 透刺한다. 秩邊·環跳·三健·委中·三陽·承山·崑崙은 瀉法을 사용한다.

참고

1. 三健穴이란?

① 定位 : 健步·健中·健下 3穴로 나눈다. 承扶穴에서 옆으로 2寸 되는 곳을 健步穴, 殷門穴에서 옆으로 2寸 되는 곳을 健中穴, 殷門穴 아래 2寸 되는 곳을 健下穴이라 한다.

② 主治 : 임상에서 腰肌勞損, 腰椎間板脫出症, 腰薦痛, 坐骨神經痛, 腰腿痛, 下肢癱瘓, 尿閉, 변비 등에 사용한다.

③ 操作 : 側臥하여 무릎을 굽히고, 坐骨神經幹을 향하여 3~4寸 깊이로 直刺한다.

④ 感應 : 전기에 마비되는 것과 같은 감이 상하부를 향하여 放散되는

데 위로는 臀部, 아래로는 발까지 放散되면 좋다.

2. 三陽穴이란?

① 定位 : 陽陵 및 그 直下 2寸, 4寸 되는 곳의 각 1穴, 총 3個穴을 말한다.

② 主治 : 임상에서 下肢癱瘓, 下肢神經痛, 腰腿捻挫傷, 膝關節痛, 坐骨神經痛, 胸脇痛, 膽囊炎, 下肢痲木 치료에 사용한다.

③ 操作 : 脛骨 後緣을 따라 경사지게 아래로 1~3寸 깊이로 鍼을 刺入한다.

④ 感應 : 酸痲脹感이 발을 향하여 放散된다.

楊兆鋼 編著, 中國實用芒鍼治療, 중국 天津市, 天津科技飜譯出版公司, 1994 : 199-200.

(5) 梅花鍼

① 取穴 : 腰・薦部・腹股溝・臀部를 취한다.

② 操作 : 腰椎$_{4\sim5}$ 및 薦部, 坐骨神經通路皮區, 陽性物 및 陽性反應區에 重點叩刺한다. 手法은 모두 中刺戟을 사용한다.

참고 腹股溝의 범위

腸骨上棘으로부터 아래로 내려가 腹股溝를 따라 陰部에 이르는 皮區 부위, 즉 腹股溝 인대를 따라 치골에 이르는 皮區 부위를 말한다.

鍾梅泉 著, 中國梅花鍼 第二版, 北京, 人民衛生出版社, 1998, 73.

(6) 電鍼

① 取穴 : 環跳・委中, 혹은 承山・陽陵泉을 취한다.

② 操作 : 疏密波를 적용하며, 中等度 정도의 자극을 준다.

(7) 鼻鍼

腎點 · 腰膀點 · 膝脛點을 취한다.

(8) 藥鍼

① 取穴 : 環跳 · 承扶 · 秩邊 · 崑崙을 취한다. 耳穴인 耳神門 · 腎上腺을 배합한다.

② 操作 : 마땅히 10% 포도당주사액 20ml에 비타민 B_1 600mg을 가하고, 비타민 B_6 50mg을 사용한다.

③ 치료방법 : 體穴은 每穴마다 3ml, 耳鍼穴은 每穴 0.1ml, 매일 혹은 격일 1회 시술, 10회가 1療程이 된다.

3) 治驗

(1) 例 1(耳鍼治療)

① 일반적인 사항 : 葉○○, 남, 35세.

② 현 병력 및 증상 : 右臀部 동통과 아울러 大腿外側으로 放散痛, 보행 곤란이 있은 지 이미 3일이 되었다. 外科 진단에서 坐骨神經痛(검사를 기다림)으로 진단하였다.

③ 치료 : 양측 귀의 坐骨區를 刺鍼하였다.

④ 경과 : 양측 귀의 해당 점에 모두 이상 민감 반응이 나타났으므로 進鍼 시 환자는 통증 호소가 그치지 않았다. 進鍼 후 환부를 움직이게 하자 갑자기 동통이 소실하였다. 두드리고 屈伸하여도 모든 통증이 없고, 이미 아래층으로 내려가는 것이 가능하였다. 1주 내에 연속으로 4회 鍼治療하였다. 3주 후 방문하였으나 재발하지 않았다.

(2) 例 2(耳鍼治療)

① 일반적인 사항 : 孔○○, 남, 29세.

② 현 병력 및 증상 : 외과에서 좌골신경통으로 진단받은 지 이미 1년여가 되었다. 일찍이 전침요법, 침구 및 약물주사 치료를 하였으나 모두 효과가 없었다. 진료 받으러 왔을 때 보행이 어려웠고, 일을 할 수가 없었다. SLRT에서 좌측은 90°, 우측은 40°였다.

③ 치료 및 경과 : 양측 坐骨區 및 臀區에 刺鍼하여 1시간 留鍼하자 동통이 분명하게 경감하였다. SLRT에서 우측은 50°로 변화하였다. 다음날 제1회 침치료 후 右下肢痲木痛이 역시 현저하게 경감하였다고 하였다. 그러나 오늘 새벽일을 하고 나서 동통이 또 가중되었다고 하였다. 다시 위의 穴 및 腰椎區를 교대로 모두 10회 사용(26일간)하자 거의 치유되었다. SLRT는 85°가 되었으며, 회복되어 일을 할 수 있었다(≪耳鍼硏究≫).

④ 按

가. ≪耳鍼療法選編≫ : 1959년 人民衛生出版社에서 출판한 上海第一人民醫院 보도에서는 "耳鍼治療 98례, 치료효과 顯著者 25례, 進步者 62례"였다.

나. ≪江蘇中醫≫ : 1960년 제8기에서 貝叔英이 발표한 〈耳鍼을 사용하여 좌골신경통 치료 23례〉에서 顯效 8례, 好轉 9례, 無效 6례였다.

다. ≪江西中醫≫ : 1959년 제10기에서 雒仲陽은 〈鍼灸와 耳鍼으로 좌골신경통을 치료한 101례 임상관찰〉을 발표하였고, 天津中醫學院이 耳鍼으로 치료한 22례에서 평균 8회 치료하여 治癒 14례, 進步 2례였다.

(3) 例 3(頭鍼治療)

① 일반적인 사항 : 張○○, 여, 39세, 山西省 稷山縣 下佛村. 1971년 5월 15일 초진.

② 현 병력 및 증상 : 右下肢疼痛이 있고, 요통으로 견디기 힘든 지가 2년이 되었다. 검사에서 膕窩部 壓通點(양성), 기침을 하면 통증이 가중되었다.

③ 치료 및 경과 : 頭鍼의 左側感覺區 2/5를 매일 1회 刺鍼하였다. 2회 침치료 후 동통이 소실되었다(≪頭鍼≫).

(4) 例 4(粗鍼治療)

① 일반적인 사항 : 王○○, 남, 63세.

② 현 병력 및 증상 : 요통으로 허리를 굽히기 어렵고, 하루하루 심하여 통증이 점점 오른쪽 궁둥이 부위에 이르고, 아울러 小腿까지 放射되었다. 침대에 누우면 통증이 감소하였고, 걸으면 동통을 참을 수 없었다. 최근 며칠 수면 시 항상 통증으로 깨어났으며, 깨면 통증이 더욱 심하였다. 체질은 보통이었으며, 營養은 중간 정도, 第4腰椎 左側에 분명한 壓痛이 있고, 이 局部에 薦棘筋(sacrospinal muscle)이 약간 튀어나와 있고, 딱딱하였으며, 좌하지 SLRT에서 양성이었다. 반사는 약간 감소, 舌苔薄白, 脈細하였다. 좌골신경통으로 진단하였다.

③ 取穴 : 環跳.

④ 手法 : 粗鍼으로 强刺戟을 주고 留鍼은 하지 않았다.

⑤ 경과 : 첫 번째 진료에서 환자는 편해지는 느낌을 받았다. 두 번째 진료 후 5시간 만에 또 동통이 있었지만 전에 비해서 비교적 경감하여 참을 수 있었다. 밤에 잠을 잘 잤으며 腿는 역시 가볍게 느껴졌다. 다섯 번째 진료에서 腰部 酸痛

이 있었으나 나머지 동통은 이미 없었다. 命門穴을 가하여 침치료하고, 留鍼을 20분간하였다. 여섯 번째 진료에서 모든 통증이 소실되었으며, 보행이 편해졌다. 반년 후 방문하였으나 재발하지 않았다.

(5) 例 5(粗鍼治療)

① 일반적인 사항 : 張○○, 남, 46세, 직공.

② 현 병력 : 환자는 산에서 일할 때 찬바람을 맞아 요통이 발생하여 약을 복용하였으나 효과가 없었다. 이어서 동통이 모든 左腿와 腰部에 이르렀다.

③ 검사 : 체질 건강, 영양 양호, 面色紅潤, 脈洪하고 有力, 舌苔微黃, 舌質紅.

第4腰椎 左側薦棘筋突起에 분명한 壓痛이 나타났다. 按壓하니 동통이 左腿를 향하여 放散하였다. 좌하지 SLRT에서 양성이고, 腱反射가 약하며, 淺感覺이 약간 遲鈍하였고, 허리 굽히기가 불능이었다.

④ 진단 : 좌골신경통으로 진단하였다.

⑤ 치료 : 環跳穴을 取하여 강자극하고 留鍼은 하지 않았다.

⑥ 경과 : 처음 진료에서 동통이 이미 가벼워졌고, 허리를 움직일 수 있었으며, 다리가 가벼워지는 느낌이 있었다. 두 번째 진료에서 동통이 크게 감소하였으나 허리는 아직 痲木感이 있었다. 잠은 푹 잤으며 음식 맛은 좋았다. 다섯 번째 진료에서 허리에 약간 불편감이 있었지만 동통은 이미 제거되었다(≪粗鍼療法≫).

(6) 例 6(芒鍼治療)

① 일반적인 사항 : 王○○, 남, 42세, 노동자.

② 현 병력 및 증상 : 해당 환자는 右側腰部 및 腿部에 疼痛이 있은 지 이미 1주일 정도되었다. 近日 寒濕한 邪氣를 맞았으며, 右側腰部 및 腿部에 疼痛이 가중되었으며, 劇痛이 있으면 바로 눕지 못하였다. 다니기가 곤란하여 來院하여 진료를 받았다.

③ 검사 : 고통스러움이 얼굴에 나타났으며, 능히 바로 설 수 없고, 옆으로 돌리거나 우측으로 활동 시 제한을 받았다. SLRT에서 양성이었다. 秩邊·殷門·委中·承山 등의 穴位에 모두 壓痛이 있었다. 舌質은 淡苔白膩, 脈象沈弦하였다.

④ 치법 : 溫經散寒, 疏導經氣를 위주로 하였다.

⑤ 取穴 : 志室과 命門 透刺, 秩邊·三健·委中·承山·崑崙 등의 모든 우측혈을 취하였다.

⑥ 치료 및 경과 : 鍼은 芒鍼을 취하며 瀉法으로 매일 1회 치료하였다. 2회 침시술하자 동통이 경감한 것을 자각하였으나 腰部 및 腿部痛은 여전히 있었다. 앞의 穴을 또 5회 치료하자 동통이 분명하게 감소하여 활동할 수 있었으나 오래도록 걷지는 못하였다. 10회 치료할 때쯤에는 활동이 거의 정상으로 돌아왔고, 동통이 소실되었다. 치료를 확고히 하기 위하여 또 5회 침치료 후 모든 증상이 소실되어 출근하여 일을 할 수 있었다.

(7) 例 7(梅花鍼治療)

① 일반적인 사항 : 菊○○○, 여, 40세, 가정 주부, 1982년 3월 9일 초진.

② 현 병력 : 右側臀部 및 右側下肢疼痛이 있은 지 5개월이 되었으며, 활동에 제한을 받고, 길을 좀 많이 걸을 때 동통이 심해지며, 평시에도 보행이 불편하였다. 한 구역의 길을 가면 반드시 휴식 후 다시 갔으며, 통증이 있으면 하지를 굴신할 수 없었다. 일찍이 일본에 있는 병원에서 검사하여 좌골신경통으로 진단받고 약을 복용하고 물리치료 등으로 치료하였으나 효과를 보지 못하였다.

③ 검사 : SLRT에서 양성, 좌골신경통로에 압통점이 있고, 脈細, 舌苔薄白. 腰部와 腿部에 줄모양의 물질이 있고, 우측에 분명한 압통점이 있었다.

④ 치료 및 경과 : 腰·薦部·腹股部·臀部를 취하고 梅花鍼을 사용하여 1회 침치료하자 증상이 경감되었다. 6회 치료하자 증상이 거의 소실되었는데, 다시 4회 침치료하고, 몸조리를 확실히 한 다음 치료를 멈추었다(≪中國梅花鍼≫).

(8) 例 8(電鍼治療)

① 일반적인 사항 : 杜○○, 남, 50세, 간부.

② 현 병력 및 증상 : 해당 환자는 風寒을 맞은 후 좌측좌골신경통이 발생하였다. 복약 후 통증이 경감하였으나 후에 다시 寒凉한 기운을 맞아 증상이 가중되었다. 바늘로 찌르는 것과 같은 동통이 나타나고, 활동 시 동통과 많은 땀이 줄줄 흐르고, 來診 시 검사에서 SLRT는 양성, 아킬레스건반사는 감소하였다. 脈象沈弦, 舌質淡, 苔白膩하였다. 좌골신경통으로 진단하였다.

③ 治法 : 溫經散寒, 舒筋鎭痛하는 법을 사용하였다.

④ 取穴 : 環跳·委中 혹은 承扶·陽陵泉(교대로 사용) 위주로 穴

을 사용하였다. 配穴은 承山・崑崙을 취하였다.

⑤ 操作 : 手技法은 瀉法을 사용하였으며, 電鍼을 采用하여 疏密波・中度 혹은 强度刺戟을 사용하였으며, 20분간 通電하였다.

⑥ 경과 : 1회 침치료 후 동통이 조금 완해하였다. 전과 같은 방법으로 또 5회 침치료하였으며, 활동을 하지 않으면 동통이 이미 없었으며, 활동 시에는 동통이 있었지만 능히 견딜 수 있었다. 전과 같은 방법으로 또 10회 침치료하자 걷는 데 약간 동통이 있을 뿐 나머지는 불편한 것이 없었다. 또 5회 침치료하자 활동이 자유로웠으며 치료되었다고 하였다.

(9) 例 9(鼻鍼治療)

① 일반적인 사항 : 羅○○, 남, 25세.

② 현 병력 : 좌골신경통을 앓은 지 이미 1개월 정도 되었다. 동통을 참을 수 없고, 걸을 수도 서 있을 수도 없으며, 腰部는 僵硬하여 하루 종일 침대에 누워 있었으며, 주야로 신음하였다. 중약과 양약으로 치료하였으나 효과를 보지 못하였다.

③ 取穴 : 鼻鍼의 腎點・腰膀點 및 膝脛點을 취하였다.

④ 경과 : 침치료 후 동통이 緩解되었다. 이후 매일 1회, 3회 치료 후 동통이 크게 감소하였으며, 7회 치료 후 지팡이를 버리고 걸을 수 있었다. 모두 15회 치료 후 치유되었다.

(10) 例 10(藥鍼治療)

① 일반적인 사항 : 董○○, 남, 37세, 노동자.

② 현 병력 : 해당 환자는 좌골신경통이 있은 지 이미 2년여 되었다. 집에서 쉰 지가 이미 반년여 되었다.

③ 치료 및 경과 : 위의 방법에 나오는 穴位를 선택하여 藥鍼注射를 4개 療程으로 치료하자 동통이 분명하게 감소하였으며, 지금은 이미 건강을 회복하여 일을 하고 있다.

④ 按 : ≪鍼法灸法學≫ 中의 기록에는 좌골신경통을 치료하는 상용 약물에는 10% 포도당, 비타민 B_1 및 B_{12}, 염산브로카인, 當歸注射液, 紅花注射液 등이 있다. 局部取穴과 循經穴 위주로 取穴하는데 根性坐骨神經痛 같은 것은 腎兪・次髎・秩邊・環跳・委中・飛揚 등을 위주로 취하고, 幹性坐骨神經痛 같은 것은 秩邊・環跳・委中・飛揚・陽陵泉・絶骨・崑崙 등을 위주로 取穴한다. 예를 들면 108례의 좌골신경통 환자에서 10% 포도당주사액 16ml를 사용하고 風濕1호 주사액 4ml를 壓通點에 주사한 결과 71례가 치유, 28례가 현저한 효과, 7례가 호전되었다.

(11) 例 11(體鍼, 眼鍼治療)

① 일반적인 사항 : 朱○○, 남, 41세, 간부. 1975년 6월 10일 진료.

② 현 병력 및 증상 : 左腿痛이 있은 지 반년여가 되었으며, 분명한 誘因이 없었다. 검사에서 神疲面黃하였으며, 몸이 마르고, 좌측 SLRT 45°, 근육 위축을 동반하였다. 脈은 沈遲하게 오고, 左關脈은 無力하였다. 눈을 보니 膽經血管이 굵어진 것을 볼 수 있다. 이 증상은 神疲, 面黃, 形瘦, 筋肉萎縮 된 것으로 虛症에 속한다. 脈沈遲한 것은 裏寒을 主하고, 左關脈無力한 것은 肝膽에 해당하고, 肝은 筋을 주관하므로 肝虛하면 筋肉에 영양 공급 기능을 상실하고, 병이 오래되었는데 다시 寒邪를 맞으면 不通하여 痛症이 나타나게 된다.

③ 진단 : 寒痺腿痛으로 진단하였다.

④ 치료 및 경과 : 體鍼으로 하고, 循經取穴에 따라 肝兪・環跳・陽陵泉・絶骨 모두 좌측을 취혈하여 補法으로 치료한다. 6월 16일 두 번째 진료에서 10일 침치료 후 어떠한 변화도 없다고 호소하였다. 갑자기 어젯밤 동통이 극렬하여 바로 설 수 없었으며, 걷거나 쪼그리고 앉았다가 일어설 수가 없었다. 그 동통 부위가 膽經이 循行하는 부위이고, 肝膽은 서로 表裏를 이루고, 肝은 筋을 주관하므로 眼鍼으로 鍼法을 바꾸어 左眼肝膽區를 刺鍼하고, 當歸拈痛湯을 투여하였다. 6월 17일 세 번째 진료에서 어젯밤에 眼鍼治療 후 동통이 현저하게 경감하여 이미 능히 천천히 걸을 수 있다고 하였다. 전과 같은 방법으로 眼鍼治療를 하였다. 6월 21일 네 번째 진료에서 스스로 전과 같이 걸을 수 있으며, 능히 쪼그려 앉았다가 일어설 수 있고, 동통은 이미 분명하게 감소하였다고 하였다. 눈의 膽區血管을 보니 가늘게 변해 있고, 脈은 沈緩하게 나타났다. 寒邪가 점점 물러가는 것이므로 약은 중지하고 眼鍼療法 하나만 사용하였다. 右膽區穴을 刺鍼하였다. 6월 24일 다섯 번째 진료하는데 이미 걷는 것이 정상과 같다 하였다. 쪼그려 앉았다가 일어서는 것이 평시와 같이 민첩하였으며, 腿痛은 이미 멈추었다. 오직 足心만 미미한 동통이 있으며, 기타 증상은 모두 소실되었다. 足心痛은 腎經에서 보이므로 眼鍼의 左下焦區를 刺鍼하였다. 6월 26일 여섯 번째 진료를 하였다. 일체 증상은 모두 소실하였으나 또 1회 침치료하여 치료효과를 확실하게 하였다. 생활의 調攝을 주의시켰다. 7년이 지나도 재발하지 않았다(그림 15, 16 참고).

참고 眼鍼의 穴位分布

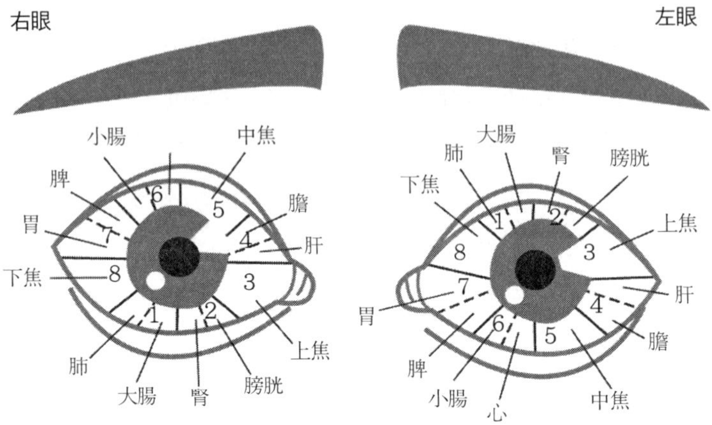

그림 15. 眼鍼의 原方案

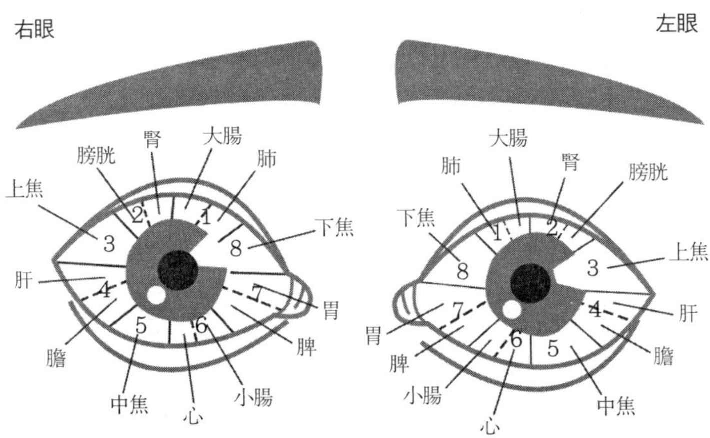

그림 16. 眼鍼의 新方案

彭靜山 著, 眼鍼療法, 中國 沈陽市, 遼寧科學技術出版社, 1993 : 29, 31.

(12) 例 12(腕踝鍼治療)

① 일반적인 사항 : 趙○○, 남, 48세.

② 현 병력 : 左側腰腿痛이 있은 지 2일이 되었다. 外傷歷은 없다. 요통이 극렬하여 몸을 뒤집을 수가 없고, 左胯, 臀, 下肢後側에 동통이 있었다.

③ 검사 : 左側腰椎旁 및 小腿後側에 壓痛, 下肢擧上의 약간 제한, 아킬레스건반사가 존재하였다.

④ 진단 : 痺證(좌골신경통)으로 진단하였다.

⑤ 치료 및 경과 : 左下6을 刺鍼하자 腰腿疼痛이 緩解되었으며, 몸을 뒤집는 것이 자유로워졌고, 다리들기가 健側과 같은 높이로 올라갔으며, 壓痛은 소실되었다. 모두 5회 침치료하여 치유되었다. 2개월 후 방문하여 살펴보니 양호하였다.

2. 腰痛

1) 證治

요통의 원인 가운데 外因 방면은 風寒을 맞은 것, 濕地에 앉아 있거나 누워 있는 것, 땀을 낸 후 바람을 맞은 것 등이 있으며, 이로 인하여 風寒濕邪가 筋脈에 침입하여 絡脈이 막혀 통하지 않으므로 요통이 발생한다. 內傷 방면은 대부분 稟賦 不足, 오랜 병으로 몸이 허약, 혹은 色慾 過度로 精氣 소모, 혹은 遺精 早泄로 眞元虧損하면 腎의 精氣가 소모되어 허약해지고, 筋脈을 營養하지 못하므로 모두 능히 요통에 이르게 된다. 삐끗함, 부딪침 혹은 무거운 것을 강한 힘으로 들다가 筋脈을 손상하여 氣血瘀滯해도 요통이 발생한다. 임상에서 나타나는 것은 다음과 같다.

(1) 風濕腰痛

병이 갑자기 발생하며, 腰部가 重痛이 있고, 옆으로 돌리지 못하고, 점점 가중되며, 심하면 髀腿部로 연장되며, 보행이 어렵고, 침대에 가만히 누워 있어야 하며, 허리를 굽히거나 뒤로 펴거나 옆으로 돌리지 못하고, 患處가 항상 寒冷感이 있으며, 흐린 날씨나 비가 오면 통증이 심해진다.

(2) 腎虛腰痛

요통이 酸軟한 느낌이 위주가 되며, 면면히 이어지고 끊어지지 않으며, 허리와 다리가 위약해지며, 일을 하면 심해지고, 누워 있으면 가벼워지며, 항상 脊背部가 沈重한 감이 있으며, 몸은 피곤하고, 사지는 따뜻하지 않으며, 頭暈感을 동반하고, 心煩感과 不眠도 있으며, 꿈에 夢精 遺精 등의 증상이 있다.

(3) 瘀血腰痛

요통이 찌르는 것과 같이 아프며, 疼痛이 고정되어 이동하지 않고, 痛處에 腫脹이 있으며, 누르면 통증이 심해지고, 호흡을 하면 당겨져 모두 통증이 있고, 기침을 하면 더욱 심해지고, 대부분 捻挫, 타박 등의 병력이 있다. 치료는 壯腰補腎, 溫經通絡 위주로 한다.

2) 치료

(1) 溫鍼

무릇 風濕腰痛이면 腎兪·大腸兪·委中을 취하여 隔薑溫鍼 혹은 直接溫鍼을 한다. 腎虛腰痛이면 腎兪·命門·脾兪를 취하며 直接溫鍼을 한다. 瘀血腰痛은 腎兪·秩邊·委中을 취하고 直接溫鍼을 사용한다.

(2) 鍼挑

腰環點·骶環點에 挑罐을 사용하여 치료한다. 혹은 委中에 鍼挑를 하면 역시 효과가 있다. 腎虛腰痛과 연계되어 있을 경우 命門·志室을 겸하여 灸를 하면 命門眞火를 도울 수 있고, 太谿를 가하면 眞陰을 塡補한다. 또 捻挫閃으로 인하여 요통이 된 자는 腰環點에 挑罐으로 치료하는 것 이외 항상 齦交穴에 挑血治療를 하면 요통을 즉시 멈출 수 있다.

참고

1. 腰環點 : 陽關穴을 중심으로 1寸 거리에 원을 그리고 그 원 위의 上下左右에 각 5分 거리를 두고 8개의 점을 찍는데 이 점이 挑8點이 된다.
2. 骶環點 : 上髎·次髎·中髎·下髎穴을 연결한 원을 만들면 이 8點 주위가 骶環點이 된다.

(3) 杵鍼

① 寒濕腰痛 : 命門八陣을 선택하여 사용할 수 있다.

➪ 河車路 : 命門에서 長强段에 이르기까지 및 委中·崑崙

등을 杵鍼을 사용하여 瀉法을 하고 아울러 灸法을 가한다.

② 瘀血腰痛 : 命門八陣 · 腰兪八陣을 선택하여 사용할 수 있다.

➪ 河車路 : 至陽에서 長强段에 이르기까지 및 委中 · 膈兪 등을 杵鍼을 사용하여 瀉法 혹은 平補平瀉法을 한다.

③ 腎虛腰痛 : 命門八陣을 선택하여 사용한다.

➪ 河車路 : 至陽에서 長强段에 이르기까지 및 關元八陣 · 太谿 등이다. 杵鍼으로 補法을 사용하고, 腎陽虛는 灸를 가할 수 있다.

참고 杵鍼의 특수 穴位

1. 개요

杵鍼에 응용하는 것은 經穴 · 經外奇穴 이외 李仲愚가 창조한 특수혈위를 상용하는데 위의 내용과 관계있는 것은 다음과 같다.

2. 특수 穴位

1) 八陣穴

八陣穴은 하나의 穴을 中宮으로 하고, 中宮에서 일정 간격 떨어진 거리를 半徑으로 하여 하나의 원을 그린다. 이 원을 8개 등분으로 나누어 天 · 地 · 風 · 雲 · 龍 · 虎 · 鳥 · 蛇로 하는데 이것은 乾 · 坤 · 坎 · 离 · 震 · 巽 · 艮 · 兌와 상응하여 8개 穴位를 형성한다. 즉 外八陣이 된다. 다시 中宮에서 外八陣에 이르는 거리를 3등분하여 2개의 원을 그린다. 즉 中八陣과 內八陣이 된다. 內 · 中 · 外八陣上의 穴位는 바로 八陣을 형성한다(그림 17 참고).

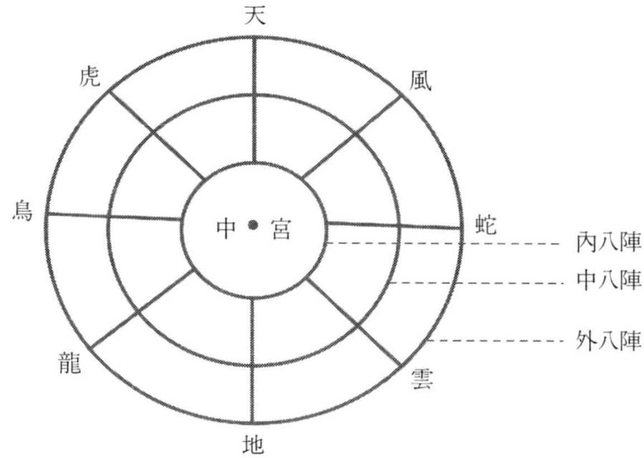

그림 17. 八陣穴

(1) 命門八陣

① 定位 : 命門穴이 中宮이 되고, 命門穴로부터 좌우 志室穴에 이르는 거리를 반경으로 하여 이루어진 八陣穴을 命門八陣穴이라 한다.

② 主治 : 腹脹, 설사, 遺精, 陽痿, 帶下病, 月經不調, 痛經, 經閉, 耳鳴耳聾, 水腫, 遺尿, 下肢痲痺, 痿軟, 癱瘓, 小便頻數, 小便短少, 癃閉 등의 병증.

③ 수법 : 杵鍼으로 点叩, 升降, 開闔, 運轉, 分理.

(2) 腰兪八陣

① 定位 : 腰兪穴을 中宮으로 하고, 腰兪穴로부터 좌우 秩邊穴에 이르는 거리를 반경으로 하여 형성된 八陣穴을 腰兪八陣이라 한다.

② 主治 : 복통, 설사, 변비, 脫肛, 月經不調, 痛經, 經閉, 崩漏, 痔漏, 腰脊强痛, 下肢痿痺, 疼痛, 遺精, 陽痿, 早泄, 帶下 등의 병증.

③ 手法 : 杵鍼으로 点叩, 升降, 開闔, 運轉, 分理.

2) 河車路

인체의 氣血은 經絡을 통하여 운행하는데 돌아와 다시 시작하며 둥근 環처럼 끊임없이 무한으로 升降 운전한다. 杵鍼은 바로 이런 인체 河車路 上에 각종 수법을 사용하여 인체 氣血의 운행을 촉진하고, 經脈을 通暢하여 질병 치료의 목적을 달성한다. 인체의 河車路는 頭部·腰背·胸腹部 등으로 나눌 수 있으며, 각 부의 河車路는 소속 臟腑와 主治가 다른 데 근거하여 또 段으로 나눌 수 있다. 편역서의 내용과 관계있는 河車命强段 다음과 같다(그림 18 참고).

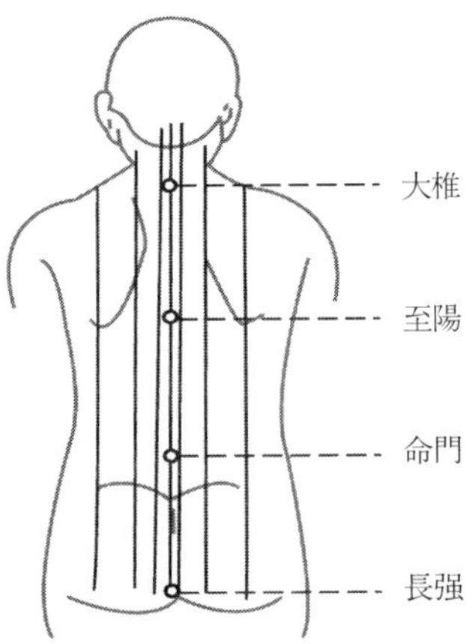

그림 18. 頭部 및 腰背部 河車路

① 定位 : 命門穴에서 長强穴에 이르는 中線과 命門穴로부터 長强穴에 이르는 脊柱 兩旁의 3條線, 즉 脊柱에서 옆으로 5分 떨어져 있는 線이 第1條線이며, 脊柱에서 옆으로 1寸 5分 떨어져 있는 第2條線이 되며, 이것은 足太陽膀胱經 第1條線과 같다. 脊柱에서 옆으로 3寸 떨어져 있는 線이 第3條線이 되며, 이것은 足太陽膀胱經 第2條線과 같다.

② 主治 : 脊强腰痛, 遺尿, 尿頻, 설사, 遺精, 陽痿, 복통, 腹脹, 月經不

調, 痛經, 經閉, 赤白帶下, 流產, 頭暈, 耳鳴, 耳聾, 癲癎, 驚恐, 手足逆冷, 下肢痿痺, 中風下肢不遂, 腰膝酸軟無力, 潮熱盜汗, 骨蒸勞熱.

③ 手法 : 杵鍼으로 点叩, 升降, 開闔, 運轉, 分理.

3) 治驗

(1) 例 1

① 일반적인 사항 : 李○○, 남, 60세, 농민.

② 현 병력 및 증상 : 해당 환자는 요통이 있은 지 이미 2년여가 되었다. 앉는 시간이 약간 길면 즉시 腰部가 판자처럼 뻣뻣한 감이 있어 불편하고, 움직이면 통증이 있으며, 누운 후에는 통증이 경감하였다. 평시에는 보통 손으로 腰部를 가볍게 치면 약간 경쾌하고, 따뜻한 것을 만나면 편해지고, 날씨가 흐리거나 비가 오거나 날씨가 차거나 노동으로 피곤하면 통증이 심해졌다. 그 面色은 蒼白하고, 舌質淡, 脈細弱하였다.

③ 변증 : 腎虛腰痛으로 변증하였다.

④ 取穴 : 腎兪・崑崙.

⑤ 치료 및 경과 : 每穴 每回 溫鍼을 3壯하였다. 溫鍼 시술하는 시간은 腰部가 편안함을 느낄 정도로 하였으며, 밖에서 활동하여도 분명하게 好轉感이 있었으며, 모두 5회 치료하여 완치되었다.

(2) 例 2

① 일반적인 사항 : 陳○新, 남, 37세, 농민.

② 현 병력 및 증상 : 매우 추운 겨울에 실외에서 일을 하는 중 점점 땀이 나므로 허리띠를 풀고 옷을 느슨하게 하여 熱을 발산하였는데 밤이 되자 腰重楚痛이 발생하여 바로 누울 수가 없고, 동통을 참을 수가 없었다. 스스로 아날긴(analgin)을 복용하자 조금 호전되었다. 다음날 밤 10시 정도에 동통이 또 발작하여

동통이 尾鷹에 이르렀다. 그 脈은 沈遲하게 왔고, 舌淡無苔하였다.

③ 변증 : 몸이 허약하여 營衛가 조화를 상실하였으므로 風寒이 밖에서 침범하고, 寒濕이 서로 凝結하여 腰腎이 손상받아 발생한 寒濕疼痛한 것으로 변증하였다.

④ 치료 및 경과 : 腰環點에 挑鍼으로 출혈을 하고, 火罐을 가하여 15분간 시술하였다. 2회 치료로 완치되었다.

필자는 挑罐療法을 사용하여 30례의 요통을 치료하였는데 증상이 가볍고, 病程이 비교적 짧은 자는 모두 1~2회 치료로 완치되었다.

⑤ 按

가. ≪浙江中醫雜志≫ 1965년 12기, 何洪飛가 보고한 <拔火罐治療閃腰・落枕及肩關節疼痛>에는 다음과 같이 기술되어 있다. 閃腰는 阿是穴을 취할 수 있으며, 腰兪・腎兪・八髎・氣海兪를 배합한다. 먼저 三稜鍼을 사용하여 수십 번 刺鍼한 후 부항으로 혈액을 뽑아낸 후 傷濕止痛膏를 붙인다. 90례 閃腰를 치료하여 40례 완치, 26례 호전, 24례 진보하였다. 일반적으로 평균 2~10회에 효과를 거두었다.

나. ≪浙江中醫雜志≫ 1965년 8기, 馬希援이 보고한 <拔火罐及委中放血治療閃挫腰痛>을 보면 환자에게 옆으로 눕게 하고, 통상적인 소독을 하고, 다시 生薑汁을 사용하여 한 번 마찰하고, 三稜鍼을 사용하여 五星形으로 點刺하며, 눌러 짜 약간 출혈시키고, 부항을 15분간 붙인다. 아울러 委中穴에 침을 사용하여 몇 번 찌르고 눌러 혈액을 몇 방울 짜낸다. 만약 치유되지 않으면 다시 腎兪・委中・志室・命門을 가한다. 30례에서 20례가 1회 치료로 치유되었다.

(3) 例 3

① 일반적인 사항 : 許○○, 여, 30세, 체육 교원.

② 현 병력 : 해당 환자는 요통이 있은 지 이미 1개월여 되어 활동에 영향을 주었다. 中藥, 안마 등의 치료 방법을 사용해도 효과가 없었다.

③ 검사 : 허리를 앞으로 굽히면 통증이 있어 활동에 제한을 받았다. 요추의 생리적인 前彎이 존재하고, 薦棘筋(sacrospinal muscle)의 긴장 경련은 없었으며, 壓痛도 없고, SLRT에 제한이 있으며, 누워서 일어나기 운동에 제한을 받았다.

④ 진단 : 오래된 腰部屈筋損傷型으로 진단하였다.

⑤ 치료 및 경과 : 左側大腸兪(深刺)・臀兪(鍼尖을 臀部로 향하여 深刺)를 취하여 치료하였다. 電鍼을 10분간 시술하고, 매일 1회, 모두 3회 치료하여 요통이 제거되었다. 10개월 후 가정 방문하여 확인하였으나 재발하지 않았다(≪中國鍼灸≫ 1985년 제6기).

(4) 例 4

① 일반적인 사항 : 陳○○, 남, 30세, 노동자.

② 현 병력 및 증상 : 해당 환자는 무거운 물건을 든 후 요부에 극렬한 통증이 있고, 痛處는 고정되어 이동하지 않으며, 동통은 臀部를 향하여 放散되고, 활동 기능에 제한을 받았다. 또 옆으로 돌아누울 수 없으며, 기침을 하면 통증이 더욱 가중되었다. 脈象沈弦, 舌質紅無苔였다.

④ 검사 : 양측 薦棘筋(sacrospinal muscle)이 경련이 있고, 제2~4요추 兩旁에 분명한 壓痛이 있으며, 척주의 기형은 보이지 않았다. 腰部에 紅腫 같은 이상도 나타나지 않았다.

⑤ 진단 : 勞損腰痛.

⑥ 치료 방법 : 活血散瘀, 疏筋止痛.

⑦ 取穴은 兩腰眼・兩腎兪・陽陵泉.

⑧ 치료 및 경과 : 鍼으로 瀉法을 하고 電鍼을 추가하였는데 密派 혹은 疏密波를 사용하였다. 자극 강도는 中度에서 强度 자극을 주

었다. 매일 1회, 電鍼을 같이 사용하여 6회 치료하니 치유되었다.

(5) 例 5

① 일반적인 사항 : 苗○○, 남, 23세.

② 현 병력 및 증상 : 평소에 夢遺의 병력이 있었다. 2년 전 요통을 앓았으며, 전기치료, 中藥과 양약 및 침구 등의 치료를 하였으나 치유되지 않았다. 현재는 요통이 있고, 小便不利도 있으며 양은 적고, 咳嗽, 痰을 吐하면 피가 섞여 있었다. 脈은 緩하고 弱하였다.

④ 치료 및 경과 : 鼻診에서 小腸, 膀胱에 압통점이 있었다. 반응점에 따라 刺鍼하였다. 刺鍼 후 10분 만에 환자는 요부에 發熱感을 느끼고 통증은 중지되었다. 30분 후 소변이 가득한 느낌을 느껴 즉시 拔鍼하고 소변을 보았는데 그 양이 보통의 4배가 되었다. 환자는 이상스러움에 놀랐는데 허리를 돌리고 굴신하여도 이미 병이 깨끗하게 호전되어 아프지 않았다.

(6) 例 6

① 일반적인 사항 : 黃○○, 남, 45세, 간부. 1979년 11월 6일 초진.

② 현 병력 : 해당 환자는 가을에 일을 할 때 서늘한 기운을 맞은 후 요통이 발생하였다. 沈感이 발생하고, 열을 만나면 통증이 감소하였다. 中藥과 양약을 복용하였으나 효과가 좋지 못하여 침구치료를 받으러 왔다.

③ 검사 : 腰部 활동에 제한이 있고, 누르면 통증이 있으며, 脈象은 沈緊, 舌苔白膩하였다.

④ 변증 : 寒濕性腰痛으로 변증하였다.

⑤ 치법 : 驅風利濕, 散寒止痛하였다.

⑥ 取穴 : 腎兪·大腸兪·委中.

⑦ 치료 및 경과 : 火鍼法을 사용하였다. 鍼을 알코올램프 불에 빨갛게

달군 다음 신속하게 腎兪穴에 5分 깊이로 刺入하고, 大腸兪에도 5分 깊이, 委中에는 3分 깊이로 刺入한다. 매 3일 마다 1회 치료한다. 제1회 火鍼 후 동통이 조금 경감하였다. 제2차 刺鍼 후 능히 활동할 수 있고, 腰部도 느슨하고 부드러운 감이 있었으며, 제3회 鍼治療 후 요통은 이미 소실하였다. 모두 4회 鍼治療 후 가정 방문을 하였는데 치료효과가 확실하였다.

3. 腰椎骨關節肥大性 馬尾病變

1) 증치

이 병은 腰椎管狹窄症候群 혹은 馬尾性間歇跛行이라 부른다. 이것은 腰薦椎管의 선천적인 협소가 있는데 다시 上腰薦椎骨關節의 肥大性 변화가 추가되어 발생한 것으로 馬尾神經筋이 압력을 받고 혈액 공급에 장애를 일으킨다. 그 발병은 완만하고, 다수의 환자가 장기적으로 下背, 腰臀 및 大腿後部의 疼痛 병력이 있다. 통증은 확산되어 兩小腿의 前外側에 이르며, 어떤 때는 痲木 및 감각이상이 동반된다. 腰薦部의 X-ray 검사에서 분명한 腰椎前後徑의 협착 및 椎體前後緣에 骨贅(osteophyte)가 있다. 치료는 足運感區 및 感覺區上 2/5를 선택하는데 一側의 증상이 있으면 對側을 선택하고, 양측의 증상이면 양측을 선택한다. 매일 1회 치료한다. 일부 病例에서 증상을 완해할 수 있다.

2) 치험

(1) 例 1(頭鍼治療)

① 일반적인 사항 : 劉○○, 여, 43세, 광주시 제8인민의원, 1972년 10월 28일 진료.

② 현 병력 및 증상 : 해당 환자는 요통이 있은 지 이미 몇 년이 되었다. 발병 유인은 없으며, 腰部 활동에 제한을 받고, 허리를 곧게 펴거나 굽힐 수 없었다. 평지를 걷기가 곤란하고, 계단을 오를 수 없으며, 여러 방면으로 치료를 하여도 효과가 없었다.

③ 검사 : 腰部의 활동 제한, 뒤로 허리를 펼 수 없으며, 평지를 걸을 때 腿痛이 있으며 힘이 없었다. 요추 X-ray 검사에서 腰椎$_{3\sim5}$椎間隙의 狹窄이 있었고, 椎體前後緣에 입술 모양의 osteophyte가 있었다.

④ 치료 및 효과 : 頭鍼의 兩側足運感區 및 感覺區上 2/5를 취하였다. 刺鍼 과정 중 腰腿部가 가볍고 느슨해지는 감을 느꼈다. 拔鍼 후 스스로 민첩하게 걸을 수 있고, 腿部에 힘이 있으며 아프지 않아 마치 자기의 腿部 같지 않은 것 같으므로 환자는 매우 기이하게 여겼다.

(2) 例 2(頭鍼治療)

① 일반적인 사항 : 劉○○, 여, 48세, 山西省運城地區食品公司. 1978년 7월 17일 진료.

② 현 병력 및 증상 : 해당 환자는 3년 전 특별한 원인은 없었지만 장시간 앉아 있다가 일어서자 요통이 있어 걸을 수 없었으며, 후에 통증이 발전하여 腿痛이 되었다. 밤에 몸을 뒤

집을 때는 腿痛으로 인하여 항상 손으로 腿部를 끌어 당겨야 했다. 물리치료, 중약과 양약 치료를 해도 모두 효과가 없었다. 근래에 더욱 중하여 저녁에는 몸을 뒤집을 수가 없었으며, 새벽에 앉았다가 일어설 수 없었다. 낮에 1시간 정도 앉아 있으면 요통으로 일어설 수 없었다. 腰部와 腿部가 모두 통증이 있었다.

③ 검사 : 腰部를 앞으로 굽히면 양 股關節 내측에 분명한 壓痛이 있고, 기침을 하면 臀部 및 腰部에 통증이 있었다. 腰椎 X-ray에서 腰椎$_{2\sim4}$前後緣에 분명한 입술 모양의 osteophyte가 보였다.

④ 치료 및 경과 : 頭鍼療法을 사용하였는데 兩足運感區 및 感覺區 上 2/5를 취하여 매일 1회 치료하였다. 제1회 침치료 후 저녁에 몸을 뒤집을 때 痛感이 소실하였다. 뿐만 아니라 腰部의 감각이 매우 가볍고 느슨하였다. 새벽에 일어나 길을 걸을 때 腰腿部에 모두 통증이 없었다. 앉아서 허리를 굽히지 않고 두 장의 이불을 바느질해도 허리가 아프지 않고 겨우 어느 정도 酸困感만 있었다. 5회 침치료 후 腰部의 酸困感 역시 소실하였다. 腰部의 전후좌우 활동, 기침 및 길을 걷을 때 모두 통증이 없었다. 2개월간 가정방문하였으나 정상이었다(≪頭鍼≫).

4. 潛伏性脊柱裂

1) 증치

이 병은 脊柱裂病 환자의 약 30% 이상을 점유하며, 다수에서 임상 증상이 없다. 일반적으로 방사선 검사 시 우연히 발견한다. 소수의 환자는 국부에 酸痛, 불편감이 있다. 극소수 환자의 馬尾神經은 尾薦骨에 붙어 있거나 이상 섬유 지방 조직이 椎管 內로 뻗어 들어가 있다. 연령의 증가에 따라 척수가 위로 이동하므로 이 부분의 신경이 당겨지거나 압박받아 기능 장애가 나타난다. 청춘기에 발육이 가장 현저하며, 다수가 이때 점차 輕度로 馬尾神經 압박을 받는 증상이 나타난다. 만약 괄약근 기능에 장애가 있으면 下肢 遠端의 筋力에 감퇴와 영양 장애가 있다. 치료는 양측의 足運感區, 양측의 感覺區上 2/5를 취하여 매일 1회 시술한다. 일부 환자는 치료하면 증상을 완해할 수 있다.

2) 치험

① 일반적인 사항 : 郭○○, 남, 28세, 山西省 運城解州初等學校. 1978년 7월 11일 진료하였다.

② 현 병력 : 해당 환자는 1년 전 노동 후 腰薦部 동통이 발생하여 참을 수 없었으며, 수일간 지속되다가 회복되었다. 이후 가끔 발작하였는데 2개월 전에 또 腰薦部 동통이 매우 심하여 연이어 中藥과 양약을 복용하였으나 효과가 나타나지 않았다.

③ 검사 : 허리를 곧게 펼 수 없고, 기침 및 허리를 굽힐 때 薦部의 동통이 분명하게 나타났다. X-ray 검사에서 第5腰椎와 第1薦

椎의 椎弓이 愈合되지 않았으며, ESR은 5mm/시간이었다.

④ 치료 및 경과 : 頭鍼을 사용하였는데 兩側足運感區 및 感覺區上 2/5를 취하여 매일 1회 시술하였다. 2회 침치료 후 腰椎部의 동통이 분명하게 호전되었으며, 3회 침치료 후 허리를 능히 곧게 펼 수 있었다. 20회 침치료 후 기침, 허리 굽히기, 앉기와 서기 도로 걷기를 해도 모두 통증이 없었다. 새벽에 일어 난 후 右臀部에 하나의 조그만 덩어리 모양의 미세한 통증이 겨우 30분 정도 지속되다가 소실되므로 치료를 중지하였다.

5. 脊髓空洞症

1) 증치

이 병은 中醫學 가운데 '痺證'과 '痲木'의 범주에 속한다. 대부분 氣血不足과 肝脾腎肺 병변과 유관하다. 임상에서는 감각장애로 나타나는데 항상 양측 上肢와 上部 軀干에 분포한다. 감각이 분리되는 것이 그 특징이다. 즉 病變區 痛覺과 溫覺은 완전 소실된다. 단 觸覺과 深部感覺은 정상이다. 운동장애는 주로 一側 혹은 兩側 上肢에 불완전성의 癱瘓이며, 대다수가 手指筋肉의 분명한 위축을 동반하고, 근력이 약해지며, 腱反射도 약해지거나 혹 소실된다. 兩下肢에는 근력의 감소가 나타나며, 걷고 다니는 것이 뻣뻣해져 불편하였다. 筋張力이 높아지고, 腱反射가 항진되므로 치료는 調補氣血 및 肝腎 위주로 하였다. 取穴은 자극 부위로 脊柱兩側, 患部, 陽性物이 있는 곳을 취하였다. 患肢의 指尖을 매 3일마다 1회 放血하였다. 手法은 마땅히 中度 혹은 重度의 자극을 주었으며, 患部에 密刺를 하였다.

2) 치험

① 일반적인 사항 : 張○○, 남, 39세, 간부. 1962년 6월 8일 초진.

② 현 병력 및 증상 : 1개월 전 右手指 동통이 시작되어 활동이 민첩하지 못하였고, 뒤이어 右半身 및 右側頭部에 痲木感이 있고, 땀이 나는 것이 적고, 걸음을 걷는데 무력하였다. 북경에 있는 ○○병원 신경과에서 검사하여 脊髓空洞症으로 진단하였다. 중약과 양약을 복용하고, 침구치료를 하였으나 효과를 거두지 못하였다. 검사에서 혈압 130/90mmHg 이었고, 兩眼底는 정상, 동공 등은 크고, 對光反射는 좋았다. 角膜反射는 좌측에 비하여 우측이 낮았으며, 面部에 통증이 있고, 우측의 溫覺이 분명하게 저하되어 있었다. 땀이 나는 것이 적고, 頸椎$_2$~胸椎$_{12}$ 우측에 통증이 있으며, 溫覺이 소실되었다. 脊柱는 좌측을 향하여 약간 돌출되어 있었다. Pharyngeal reflex는 민감, 四肢筋張力은 정상, 腱反射는 활발하고 대칭, 病理性反射는 없었다. 脈細滑, 苔薄根膩. 頸椎 및 胸椎$_{1\sim12}$ 양측에 줄 모양 물질이 있고, 壓痛이 있었다.

③ 치료 및 경과 : 위의 법에 따라 梅花鍼療法을 선택하여 5회 치료 후 左半身의 땀이 전에 비하여 많이 나왔고, 80회 치료 후 手指는 이미 통증이 없었고, 右半身의 痲木도 역시 가벼워졌다. 122회 침치료 후 疼痛 및 痲木이 모두 소실되었다. 검사에서 角膜反射가 일치하였으며, 우측 面部 鼻唇 주위 痛覺이 좌측에 비하여 겨우 약간 차이가 있었으

며, 右半身에는 통증이 있고, 溫覺 소실 구역이 頸$_2$~胸$_8$로 축소되었다. 모두 14회 치료하여 양측에 땀이 나는 것이 같게 되었고, 증상이 안정을 찾아 불편감이 없었다. 진료를 중지하고 관찰하였다. 1년 1개월 후에 방문하였으나 환자는 평소와 같이 일을 하였으며, 증상은 비교적 안정되어 있었다.

6. 捻挫傷

1) 證治

이 병은 中醫에서 '傷筋'이라 부른다. 대부분 비틀림, 꺾어 누름, 걸려 넘어짐, 충돌 혹은 무거운 물건 등을 들려고 힘을 쓰다가 四肢 혹은 신체의 어떤 연조직 부분이 손상을 입어 經氣 운행에 장애를 받아 筋脈이 조화를 잃고, 局部의 氣血이 壅滯되기 때문에 동통이 발생하며, 운동에 장애가 생기고, 심하면 국부가 紅腫하게 된다. 치료는 散瘀定痛 위주로 한다.

2) 療法

① **鍼挑** : 먼저 齦交 · 委中을 취하여 放血, 이어서 局部에 鍼挑를 하고 火罐을 하면 즉시 효과를 볼 수 있다.

② **梅花鍼** : 腰薦部, 臀部, 陽性物處, 捻挫傷(sprain) 당한 局部에 叩刺한다. 捻挫傷을 당한 局部는 일반적으로 분명한 압통점이 있으므로 마땅히 重刺를 가해야 한다. 局部에 瘀血이

있을 때는 瘀血이 있는 곳에 重刺瀉血한다. 手法은 中度 혹은 重度의 자극을 한다.

③ 粗鍼 : 秩邊 혹은 坐骨神經幹을 취할 수 있다.
鍼法은 0.7mm 직경의 粗鍼으로 强刺戟을 하고 留鍼하지 않는다.

④ 藥鍼 : 상응하는 압통처의 夾脊穴을 취할 수 있다.
약물은 5%~10% 포도당용액 20ml이다.
치료방법은 양측 상응하는 압통처의 夾脊穴에 각각 10ml 포도당을 주사하며, 매일 1회 치료하여, 3~5일이 1療程이다.

⑤ 杵鍼 : 命門八陣 · 腰陽關八陣 · 委中. 杵鍼을 사용하여 平補平瀉를 하며, 오래된 捻挫는 灸를 추가한다.

참고 腰陽關八陣이란?

1. 定位 : 腰陽關穴이 中宮이 되며 腰陽關穴로부터 左右 大腸兪穴의 거리를 반경으로 하여 형성된 八陣穴이 腰陽關八陣穴이 된다.
2. 主治 : 腹痛, 설사, 이질, 脫肛, 변비, 遺精, 陽痿, 早泄, 月經不調, 痛經, 經閉, 帶下, 腰薦强痛, 下肢痿弱, 强直, 경련 혹은 痲木, 동통 등의 증상.
3. 手法 : 杵鍼 點刺, 升降, 開闔, 運轉, 分理.

위의 책, 502-3.

3) 治驗

(1) 例 1

① 일반적인 사항 : 張○臣, 남, 40세.

② 현 병력 및 증상 : 이사를 하면서 물건을 들 때 腰部를 삐끗하였다. 腰部가 疼痛하여 동작에 장애가 있고, 감히 좌우로 회전할 수 없었다.

③ 치료 및 경과 : 齦交・委中穴에 挑點하여 放血하였다. 이어서 局部에 부항을 10분간하였다. 1회로 치유되었다.

④ 按 : ≪山西醫學雜志≫ 1966년 제1기에서 山西公安總隊醫院은 尙古愚의 경험에 근거하여 三稜鍼을 소독하고 上脣系帶 끝 부분 門齒 약간 上方, 바로 督脈의 齦交穴 위에 쌀알 크기의 작은 白點을 볼 수 있는데 이곳을 挑破하고, 손가락으로 짜주어 한두 방울 黑色 혈액이 나오게 하고 알코올솜으로 닦아주었다. 위와 같은 방법으로 30례의 腰捻挫傷 환자를 치료하였는데 대부분 1회로 치유되었다.

(2) 例 2

① 일반적인 사항 : 尹○○, 남, 45세, 간부.

② 현 병력 및 증상 : 해당 환자는 일을 하는 가운데 허리를 굽히고 펴기를 너무 심하게 하여 갑자기 腰部의 동통으로 참기 어려워 활동할 수 없었다. 침대에 누워 몸을 뒤집을 수도 없었으며, 약간 움직여도 통증이 극렬하였다. 止痛藥을 복용하고 진통제를 근육 주사하여도 효과가 없었다. 腰椎棘突起 우측 근육이 경련으로 볼록하게 올라 왔으며, 腰椎 제5극돌기 우측에 분명하게 壓痛이 있고, 腰前屈 및 後仰,

側彎旋轉을 모두 할 수 없었다.

③ 진단 : 急性腰捻挫傷으로 진단하였다.

④ 取穴 : 兩側坐骨神經幹을 취하여 매번 해당 측에 粗鍼으로 6~7번 자극을 주었다.

⑤ 경과 : 刺鍼 후 환자가 스스로 "매번 刺鍼할 때면 모두 강렬한 전기감이 足趾에 바로 도달하였다"고 하였다. 刺鍼 후 능히 침대를 내려와 걸을 수 있었으며, 허리를 굽히고, 돌리면 약간 뻣뻣한 나무 같은 느낌이 있는 것 이외의 다른 불편감은 없었다. 제3일에 전과 같은 치료 방법으로 1회 鍼刺하자 치유되었다. 반년 후에 방문하였으나 재발하지 않았다.

⑥ 按 : ≪粗鍼療法≫ 중 李復峰이 보고한 〈粗鍼刺軙坐骨神經幹治療急性腰捻挫傷68例總結〉에는 치유 59례(76%), 유효 19례(24%)였다. 秩邊 혹은 坐骨神經幹 위주로 穴을 취하여 직경 0.8mm, 길이 4寸의 粗鍼을 사용하여 치료하였다.

(3) 例 3

① 일반적인 사항 : 董○○, 남, 28세, 노동자.

② 현 병력 : 해당 환자는 무거운 물건을 옮기다가 '腰部挫閃' 후 腰部에 극렬한 동통이 있어 활동에 제한을 받았다. 1970년 4월 진료하였다.

③ 치료 및 경과 : 痛點이 있는 每側에 5% 포도당 藥鍼 10ml를 주사하였다. 주사한 당일 요통이 감소하였으며, 4회 치료로 치유되었다.

(4) 例 4

① 일반적인 사항 : 詹○○, 남, 47세, 노동자. 1977년 11월 7일 진료하였다.

② 현 병력 : 하루 전 물건을 옮기다가 腰部를 捻挫傷하여 右側薦部, 腰部 전체를 움직일 수 없고, 허리를 앞뒤나 옆으로 움직일 수 없었다. 四肢에는 질병이 없으므로 길을 걷고, 높은 층으로 올라갈 수 있었다. 진찰하여 보니 정신은 맑고, 面色赤黃, 舌質淡嫩無苔, 六脈沈數하였다. 眼診을 하니 腎區의 혈관이 굵어져 있고 赤色이었다.

③ 진단 : 捻挫傷으로 진단하였다.

④ 치료 및 경과 : 양측 腎區穴을 鍼刺하는 치료 방법을 사용하였다. 鍼을 刺入 한 이후 脊柱의 기능은 회복되었으며, 前後로 굽히고 펴기나 左右로 側彎 모두 제한을 받지 않아 기쁘게 돌아갔다. 수일 후 병이 이미 치유되었다고 알려왔다.

(5) 例 5

① 일반적인 사항 : 呂○○, 남, 48세.

② 현 병력 및 증상 : 5일 전 3m 높이에서 떨어져 요통이 극렬하여 옆으로 허리를 돌릴 수 없고, 요통으로 無力하여 양손으로 받치고 부축하였으며, 오래 앉아 있을 수 없고, 보행이 곤란하였다.

③ 검사 : 第2~3腰椎 좌측 및 橫突起處에 분명한 壓痛이 있었으며, 坐骨神經을 따라 壓痛은 없었다. 腰椎 X-ray 검사에서는 이상이 없었다.

④ 치료 및 경과 : 腕踝鍼 左下 5~6을 刺鍼하자 腰部壓痛이 소실되었다. 30분간 留鍼한 후에는 능히 앉았다가 일어서고,

몸을 돌릴 수 있으며, 허리를 굽히는 동작을 할 수 있었으며, 步行 시 步行 동작이 자연스러웠다. 모두 3회 침치료한 후 요통이 분명하게 감소하였다. 1주일 후 다시 검사하니 요부에 경미한 동통이 있었으나, 능히 자전거를 탈 수 있다고 하였다.

⑤ 按 : ≪腕踝鍼≫에 다음과 같이 소개되어 있다. 腕踝鍼療法을 운용하여 57례의 急性腰捻挫傷 환자를 치료하였는데 病程은 대부분 1~5일 이내였다. 대부분 1~5회, 소수는 5회 이상 치료하여 치유 56.1%, 顯效 21.1%, 好轉 21.1%, 무효 1.7%, 총유효율 98.3%였다. 刺戟點은 腰部 壓通點에 근거하여 下5 · 6을 취하였다.

41. 劉炳權의 腰痛 치료

劉炳權(1934 ~)

男, 漢族, 廣東省 番禺縣 사람. 廣東省中醫院 副主任醫師. 鍼灸에 특기가 있다. 編著로는 ≪鍼灸子午流注知要≫, ≪最佳時間鍼灸法≫ 등 3권, 30萬 字가 있다. 또한 20편의 논문, 약 10萬 字가 있다.

劉冠軍 編, 現代鍼灸醫案選, 北京, 人民衛生出版社, 1988 : 87-9.

1) 例 1

① 일반적인 사항 : 簡○○, 여, 47세, 노동자. 1979년 8월 16일 초진.

② 현 병력 : 腰背部에 酸痛이 있으며, 右下肢가 당기고, 伸轉이 不利한 지가 이미 1년이 되었다. 걷기가 곤란하며, 매 30m 걸어가면 잠시 쉬어야 했다. 날씨가 흐리고 비가 오거나 일을 하여 피로가 쌓이면 酸痛이 더욱 심하였다. 야간에 극렬하여 밤새도록 잠을 이룰 수 없었고 寒氣를 싫어하였다. 일찍이 藥鍼, 電鍼, 물리치료, 中藥 등의 치료를 몇 개월 하였으나 효과가 없었다.

③ 증상 및 검사 : 환자는 만성적인 병의 형태이며, 浮腫의 기운이 있고, 얼굴은 白色이었다. 舌淡胖, 苔薄白膩, 脈沈細하였다. 요추의 X-ray 검사에서 腰椎$_{4,5}$에 輕度의 디스크 탈출이 있었고, 腰椎$_{5}$는 sacrum bone화 되어 있었다. 'O' 항원과 ESR은 모두 정상이었다. 환자는 통증이 위주였고, 痛處는 이동하지 않았다. 야간에 더욱 심하였다.

④ 변증 : 脈과 症을 합하여 참고한 결과 寒邪阻滯, 氣血運行不暢, 筋脈失養한 것으로 寒痺에 속한 증상이었다.

⑤ 치법 : 散寒止痛, 行氣通絡 하였다.

⑥ 치료 : 우측 環跳(膽經)・承山(膀胱經)을 취하여 行氣通絡하려고 燒山火法의 三進一退 手法을 사용하였다. 刺鍼한 곳에는 즉시 熱感이 나타났다. 환자의 호소에 의하면 熱의 범위는 약 6cm가 되었으며, 鍼感은 아래로 내려가 足底에 이르렀다. 위로는 腰部로 전도되었다. 오래도록 留鍼하면서 매 5분 간격을 두고 1회 手技를 하여 溫散寒邪, 行氣通絡하였다.

⑦ 경과

가. 8월 17일 第2診 : 요통이 조금 완화되어 잠을 잘 수 있었

고, 다니기가 비교적 쉬웠다. 脈과 舌은 전과 같았다. 치료는 위와 같이 하였다.

나. 8월 18일 第3診 : 요통이 둔감해져 능히 잠을 편하게 잘 수 있었으며, 50여 m를 보행할 수 있었다. 치료는 전과 같이 하였다.

다. 8월 20일 第4診 : 腰腿疼痛이 거의 소실하여 100여 m를 걸어도 통증과 피곤함을 느낄 수 없었다. 저녁에도 통증이 없고, 苔薄白, 脈細緩하였다.

라. 8월 21일 第5診 : 거의 치유되었다. 4개월 후 다시 조사한 결과 날씨가 흐리거나 일을 하고나서 피로한 후에도 역시 동통이 나타나지 않았다.

2) 例 2

① 일반적인 사항 : 梁○, 여, 29세.

② 현 병력 및 증상 : 평소에 요통의 病歷이 있었다. 5개월 전 갑자기 칼로 자르는 것과 같은 요통이 발생하였고, 아울러 左下肢小腿를 향하여 放散되었다. 頭暈, 가슴이 뛰고, 寒氣를 싫어하며, 식욕부진, 사지가 권태롭고, 야간에 잠을 자면 꿈을 많이 꾸는 등의 증상이 나타났다. 蜜蠟療法, 초음파, 적외선, 전침, 藥鍼, 挑治 등의 치료를 하였으나 증상이 조금 호전되었을 뿐 요통이 계속 감소하지 않아 침구치료를 받으러 왔다.

③ 검사 : 환자의 체형은 마르고, 面色㿠白, 腰椎兩旁 左臀部 小腿部 모두 壓痛이 있고, SLRT에서 陽性, 舌淡苔白, 脈細弦하였다.

④ 진단 : 이 증상은 痛處가 고정되어 있고, 동통이 분명하므로 脈과 症을 합하여 참고한 결과 寒濕의 邪氣가 經絡에 阻滯하여 氣血이 不暢하므로 不通하여 痛症이 발생한 것이며, 또 腎虛하여 氣血不足으로 筋脈失養한 寒痺로 진단하였다.

⑤ 치료 및 경과 : 祛寒止痛, 補虛益腎하기 위하여 環跳(양측)·志室(양측)·次髎·腎兪를 취하였다.

환자는 體虛하고 통증이 극렬하므로 先補後瀉를 하고 灸를 加(灸腎兪)하여 經絡의 氣血을 溫補하고, 扶正祛邪하였다. 상술한 치료를 7회한 후 腰腿痛이 소실하였고, 병이 거의 치유되었다. 반년간 추적 조사하였으나 재발하지 않았다.

3) 按

상술한 2개의 病例는 모두 각종 방법으로 치료하였으나 효과가 없었던 것은 辨證이 부당하고, 手法이 맞지 않았기 때문이다. ≪靈樞·經脈≫에서 "盛則瀉之, 虛則補之, 熱則疾之, 寒則留之, 陷下則灸之, 不盛不虛, 以經取之"라고 한 것은 鍼灸 施術 원칙을 말한 것이다. 무릇 邪氣가 盛한 것은 瀉法을 사용하여 그 邪氣를 瀉해야 하고, 虛症에 속한 것은 補法을 사용하여 扶正祛瀉해야 하고, 寒性의 질병은 오래도록 留鍼하고, 深刺하며 灸를 가한다. 熱性의 질병은 速刺하고, 重刺하며 빠르게 出鍼하여 陽氣를 泄하여야 하며, 灸를 하지 않는다. 만약 陽氣가 부족하여 經氣가 下陷한 때는 灸를 사용하여야 한다. 鍼灸補瀉手法은 古人들이 수천 년 간 총결집하여 온 것으로 후세 鍼灸學者들은 따라야 한다. 앞 사람들이 말한 瀉해야 할 것은 瀉하고, 補해야 할 것은 補해야 하는데, 瀉해야 할 것을 瀉하지 못하면 도리어 질병의 악화를 조장한다는 것은 확실히 경험에서 나온 말이다.

42. 喩喜春의 좌골신경통 치료

喩喜春(1926 ~)

男, 漢族, 湖南省 寧鄕縣 사람. 安徽中醫學院附屬鍼灸科 主任醫師. 1955년 北京中醫學院을 졸업하였으며 아울러 王雪苔 등으로부터 가르침을 받았다. 刺絡放血로써 질병을 치료하는 데 장기가 있었다.

呂景山 외 2인 주편 , 單穴治病選萃, 中國 북경시, 人民衛生出版社, 2002 : 255-6.

1) 개요

環跳穴 放血을 사용하면 좌골신경 손상으로 좌골신경통이 있거나 요추간판탈출증에 양호한 효과가 있었다. 1~3일간의 간격을 두고 1회 放血하였는데, 매 5회를 1療程으로 하였다. 療程 간 휴식은 5일로 하였으며, 2~3개 療程이 필요하였다. 좌골신경 손상으로 통증이 발생한 型에 대하여 가장 효과가 좋았으며, 대개 1개 療程이면 치유할 수 있었다. 痲痺型과 混合型은 2~4개 療程이 필요하였으며, 점차 증상을 개선할 수 있었다.

2) 조작

放血 시 환자는 坐位를 취하고, 尾骨尖에서 평행하게 외측으로 1掌간 다음 掌指關節 폭 정도로 取穴한다. 비만인은 이곳에 간혹 細小絡脈이 나타나기도 한다. 點刺하여 3~5ml 출혈하거나 點穴한 피부에 부항을 하여 5~10ml 출혈시킨다.

3) 전형적인 病例

① 일반적인 사항 : 王○○, 여, 10세. 1989년 7월 5일 진료하였다.
② 진단 : 左坐骨神經損傷型(약물 주사로 인하여 발생).
③ 현 병력 및 증상 : 6일 전 감기로 발열이 있어 左臀部에 해열 주사를 맞았는데 주사를 마칠 때 左腿痲木感이 있었으며, 이어서 동통이 발생하여 걷기가 힘들었다. 中藥과 양약을 복용하였으나 효과가 없었다. 만지면 통증이 심하고, SLRT 40°인 상태에서 진료를 받으러 왔다.

④ 치료 및 경과 : 가는 三稜鍼으로 穴位 피부를 點刺하고 부항을 사용하여 4ml 瀉血하였다. 2회 치료 후 동통이 경감하였으며, 5회 치료 후 치유되었다.

43. 陸瘦燕의 腰痛 치료

陸瘦燕(1909 ~ 1969)

男, 漢族, 上海市 嘉定縣 사람. 어려서 아버지로부터 의학을 배웠다. 1927년 상해로 와 개업하였다. 40년대 상해신문에 ≪燕廬醫話≫를 실어 鍼灸知識을 널리 알렸다. 1948년 '新中國鍼灸學硏究社'와 아울러 附設函授班을 창립하였다. 1950년대 이전에 2기 鍼灸班을 설립하여 많은 鍼灸 專業 인재를 양성하였다. 1952년 上海市公金醫療第五門診部에서 하는 特約門診 사업에 참가하였다. 그 다음해 第二軍醫大學 中醫 顧問에 초빙되었다. 1958년 민간 외래 진료를 마치고 上海中醫學院에 들어갔다. 上海中醫學院 鍼灸敎育팀 주임, 鍼灸科 주임, 上海市鍼灸硏究所 所長 등을 역임하였으며, 아울러 國家科委 委員, 全國政協第三回 특별 초청 대표, 上海市 第1~3回 政協委員, 上海市中醫學會 副主任 委員, 鍼灸學會 主任委員 등을 역임하였다. 鍼灸 전공 분야에서 매우 많은 공적을 쌓았다. 저서는 ≪經絡學圖≫, ≪刺灸法匯論≫ 등 6권에 100萬 字이다. 아울러 〈經氣的探討〉 등 논문 20여 편 약 15萬 字가 있다. 上海敎育模型廳과 협동으로 중국에서 처음으로 1대의 鍼灸經穴電動琉璃人 모형을 제작하여 1967년 全國工業産品 2級奬을 받았다.

陸焱垚 외 2인 主編, 陸瘦燕朱汝功鍼灸學術經驗選, 중국 상해시, 上海中醫藥大學出版社, 1994 : 169-75, 211-2.

1) 개요

요통은 일종의 증상일 뿐이다. ≪靈樞·刺節眞邪≫에서 "腰脊者, 身之大關節也"라 하였고, 李梴은 ≪醫學入門≫에서 역시 "腰者, 腎之外候, 一身所恃以轉移開闔者也, 諸經貫于腎, 絡于腰脊"이라 하였다. 腰脊은 인체의 부위 내에서 腎臟에 속하며, 밖으로는 모든 經에 연락되는 것을 알 수 있다. 衝·任·督·帶脈은 모두 腰部에서 만나고, 腰脊은 신체가 轉側 운동하는 중심축이 된다. ≪內經≫에서는 腰脊을 "身之大關節"이라 하였다. 이것은 완전히 그 중요성 때문에 명명된 것이다. 그러므로 '腰痛'은 모든 통증 가운데 비교적 많이 보이는 중요한 증상 가운데 하나이다. 임상에서 鍼灸治療를 응용하면 효과가 양호하다.

(1) 病因

요통의 원인은 ≪內經≫에서 일찍이 이미 상세하게 논술하였다. 예를 들면 ≪素問·脈要精微論篇≫에서 "腰者腎之府, 轉搖不能, 腎將憊矣"라 하였고, ≪素問·瘧論篇≫에서 "巨陽虛, 則腰背頭項强痛"이라 하였다. 巨陽은 太陽을 말한다.

또 ≪靈樞·經脈≫에서는 "膀胱足太陽之脈, 是動則病脊痛腰似折", "肝足厥陰之脈, 是動則病腰痛, 不可以俛仰"이라 하여 足太陽과 足厥陰의 是動病이 역시 요통을 발생시킬 수 있다고 기술하였다. ≪靈樞·經筋≫ 역시 "足少陽之筋, 其病, 病在外者, 不能俛, 在內者 不能仰, 故陽病者, 腰反折不能俛, 陰病者不能仰"이라 하였다.

≪素問·刺腰痛篇≫에서 六經 모두 요통을 일으킬 수 있다고 상세하게 서술하였다. ≪內經≫ 이후 역대 의가들은 이를 기초로 하여 점차 내용을 충실하게 하였다. 巢元方은 ≪諸病源候論≫에서 "凡腰痛病有五 : 一曰少陰, 少陰腎也, 十月萬物陽氣傷, 是以腰痛. 二曰風痹, 風

寒著腰, 是以痛. 三曰腎虛, 役用傷腎, 是以痛. 四曰臀腰, 墜墮傷腰, 是以痛. 五曰寢臥濕地, 是以痛"이라 설명하였다.

李中梓는 ≪醫家必讀≫에서 "按≪內經≫言, 太陽腰痛者外感六氣也, 腎經腰痛者, 內傷房欲也. 假令作强伎巧之官, 謹其閉蟄封藏之本, 則州都之地, 眞氣布獲, 雖六氣奇毒, 弗能害, 惟以欲竭其精, 以耗散其眞, 則腎臟虛傷, 膀胱之腑安能獨足, 于是六氣乘虛侵犯太陽, 有寒, 有濕, 有風熱, 有挫閃, 有瘀血, 有滯氣, 有痰積, 皆標也, 腎虛其本也"라고 하였다.

李中梓의 논술에 근거하면 요통의 病因이 勞欲傷腎으로 인하여 腎虧한 것이 本이 되고, 六陰內傷은 모두 標가 된 것을 알 수 있다. 그 원인은 外感의 寒濕, 風熱로 인하여 된 것, 內傷의 瘀血, 氣滯, 痰飮, 勞欲 등으로 인한 것에 挫閃, 跌仆, 擧重, 勞傷 등이 가해져 요통이 발생한 것으로 귀속된다. 이외 婦人 방면에서 胎前, 産後에 腎虧한데 邪氣가 침입하였거나, 혹은 經瘀, 帶下 역시 항상 요통의 증상을 일으킬 수 있다. 이외 骨痿 時에 腰脊痛 역시 하나의 주요 증상이 된다.

(2) 분류와 변증

요통의 분류는 中醫學 역대 저작에 근거하여 대개 두 종류로 분류할 수 있다. 그 하나는 바로 ≪內經≫의 經絡學說에 의한 분류법이다. 그 두 번째는 바로 역대 의가들의 病因學說에 의한 분류 방법이다. 이해를 돕기 위하여 다음과 같이 설명한다.

① 經絡學說에 의한 분류

受病經脈	脈名註解와 근거	증상	主治 穴位	방법
膀胱經		腰脊引項脊尻背如重狀	委中	出血, 春無見血
膽經		腰痛, 如以鍼刺, 循循然不可以俛仰, 不可以顧	成骨	夏無見血
胃經		腰痛, 不可以顧, 顧如有見者, 善悲	三里	三痏, 秋無見血
腎經		腰痛引脊內廉	復溜	春無見血
肝經		腰痛如張弓弩弦	支溝	三痏
介脈	王冰 註 : 介脈散行之脈也, 足太陽所主	腰痛而引肩, 目䀮䀮然遺溲	郄外廉之橫脈(委陽)	出血 (血變乃止)
介脈	同前	腰痛如引帶, 常如折腰狀	委中	出血 (黑血盡乃止)
同陰之脈	王冰 註 : 爲足少陽之脈別入厥陰者	腰痛如小錘居其中, 怫然中	陽輔	三痏
陽維之脈	奇經之一	腰痛, 痛上怫然腫	承山	
衡絡之脈	王冰 註 : 太陽之外絡	腰痛不可以俛仰, 仰則恐仆 (得之擧重傷腰, 惡血歸之)	委陽, 殷門	二痏 出血
會陰之脈	王冰 註 : 足太陽之中經會于後會者	腰痛痛上漯漯然汗出, 汗乾後令人欲飮, 飮已欲走	承筋	視其血絡盛者出血
飛陽之脈	馬蒔 註 : 足太陽之別入少陰者, 與陰維爲合	腰痛痛上怫怫然, 其則悲以恐	築賓	
昌陽之脈	馬蒔 註 : 昌陽系足少陰復溜之別名	腰痛引膺, 目䀮䀮, 甚則反折, 舌卷不能言	復溜	二痏
散脈	王冰 註 : 足太陰之別散而上行者	腰痛而熱, 熱甚生煩, 腰下如有橫木居其中, 甚則遺溲	地機	三痏
肉里之脈	王冰 註 : 足少陽所生, 陽維脈氣所發	腰痛不可以咳, 咳則筋縮急	分肉(陽輔)	二痏

이상 15종 요통은 ≪素問・刺腰痛論≫ 중에 기록된 내용들 가운데 요점을 요약한 것으로 특별히 표로 만들어 조사하고, 고찰하는데 편리하도록 만들었다.

참고 成骨穴이란?

1. 개요 : 奇穴이다. (膝下外廉橫骨) 膝關節 外側, 股骨外上髁 최고점에 위치한다. 즉 膽經 膝陽關穴에서 약간 前下方이다.
2. 主治 : 腰痛, 膝關節痛, 鶴口疽, 坐馬癰.
3. 施術 : 淺刺出血한다.

王守東 主編, 中國鍼灸穴位辭典, 중국 북경, 中國醫藥科技出版社, 1999 : 196.

② 병인 학설 분류

病因		脈象	증상		得病
腎虧	陰虛	數無力	腰脊酸痛 綿綿不休 腿足酸軟	便秘尿赤, 虛火時炎	勞欲不節, 損耗精血
腎虧	陽虛	沈細		小便淸利, 神疲氣短	久病年衰
痰飮		滑或沈	痛在一塊		痰飮流注經絡
氣滯		沈弦或伏結	不能久立 및 遠行, 若因怒傷肝而致者, 臥覺腰痛, 曉起則止.		懮思傷脾, 鬱怒傷肝, 失志不樂, 好逸惡勞
血瘀		沈澁	轉則如刺, 大便黑 혹은 秘結, 晝輕夜重		跌仆墜墮 혹은 挫閃
挫閃傷力		弦實	腰痛, 甚時如帶束		擧重傷力, 帶脈受損或 挫閃勞傷, 筋骨受損
風		浮弦	或左或右, 痛連脊背, 牽引脚膝, 或兼寒熱		風傷腎
寒		沈緊	腰冷如冰, 痛不能轉側, 得熱則減		寒傷腎
濕		緩或沈	腰如坐水中, 身重不渴, 便利, 飮食如故, 天陰則甚		久居卑濕, 雨露浸淫
濕熱		急數而弦, 沈濡而散	腰痛不得俯仰, 遇天陰及久坐便痛		長夏暑濕相搏, 或平日膏粱厚味之人

위의 표로부터 귀납하면 요통의 脈象은 대부분 沈弦하다. 朱丹溪는 일찍이 "腰痛脈必沈而弦, 沈爲滯, 弦爲虛"라고 말하였다. 위 표의 질병 발생 원인을 참고하면 역시 모두 虛와 滯의 범위를 넘지 않는다. 이외 古人은 요통이란 바로 挫閃傷力으로 인한 것이라고 하였다. ≪金櫃

要略≫에 '腎着證'이 있는데 이것은 濕腰痛에 속한다. 또 '食積腰痛'이라는 것도 있는데 이것은 술이 취하거나 음식을 많이 먹고 房事를 하여 精과 脾를 손상한데 濕熱이 침범하여 발생한 濕熱腰痛이다. 모두 다른 종류의 요통이 아니다.

(3) 치료

요통의 침구치법은 ≪素問・刺腰痛論≫ 가운데 두 종류로 나누어져 있다. 그 하나는 바로 病邪를 받은 經脈을 분별하여 치료하는 것이다. 그 두 번째는 바로 서로 다른 증상에 의하여 대증 치료하는 것이다. 첫 번째 방법은 이미 앞에서 부가적으로 설명하였으므로 여기서는 두 번째 방법을 다음과 같이 소개한다.

① 대증 치료

가. ≪素問・骨空論篇≫ : 腰痛, 夾脊而痛, 至頭几几然, 目䀮䀮欲僵仆, 刺足太陽郄中(委中)出血, 腰痛上寒不可顧, 刺足陽明(不可顧取足三里, 上寒取陰市). 上熱者足太陰(地機), 中熱而喘, 刺足少陰(湧泉・太衝). 大便難, 刺足少陰(湧泉), 少腹滿, 刺足厥陰(太衝). 如折, 不可俛仰, 不可擧, 刺足太陽(如折, 束骨主之; 不可俛仰, 京骨崑崙主之; 不可擧, 中脈, 仆參主之), 引脊內廉, 刺足少陰(復溜), 腰痛引少腹控䏚, 不可仰, 刺腰尻交刺, 兩踝胂上(下髎), 以月生死爲痏數, 拔鍼立已, 左取右, 右取左(繆刺).

나. ≪素問・刺腰痛論≫ : 腰痛不可以轉搖, 急引陰卵, 刺八髎與痛上.

② 처방례

≪內經≫ 후의 역대 의가들은 요통의 치료에 대하여 역시 모두 ≪內經≫에 기초를 둔다. 局部取穴을 응용한 것도 있고, 遠近結合을 한 것도 있는데 처방례는 다음과 같다.

가. ≪鍼灸甲乙經≫ : 腰痛不可久立俛仰, 京門及行間主之.

나. ≪千金方≫ : 腰兪・膀胱兪・長强・氣衝・上髎・下髎・居髎 主腰痛.

小腸兪・中膂兪・白環兪 主腰痛脊疝痛.

三里・陰市・陽輔・支溝 主腰痛不可顧.

束骨・飛揚・承筋 主腰痛如折.

申脈・太衝・陽蹻 腰痛不可擧.

다. ≪醫學綱目≫ : 腎虛腰痛 － 刺腎兪, 又取人中・委中.

氣滯腰痛, 不可俛仰 － 取志室, 又取行間.

腰挫閃氣痛 － 取尺澤, 又取委中・人中・陽陵泉・束骨・崑崙・下髎.

腰强痛 － 灸命門, 二七壯, 刺崑崙瀉之, 灸亦瀉.

라. ≪醫學入門≫ : 瘀血痛 － 用三稜鍼于委中穴出血.

命門 主老人腎虛腰痛.

마. ≪鍼灸大成≫ : 腰痛 － 肩井・環跳・陰市・足三里・委中・承山・陽輔・崑崙・腰兪・腎兪.

腰脚痛 － 環跳・風市・陰市・委中・承山・崑崙・申脈.

위에서 各 醫家들의 처방 내용을 고찰하면 ≪內經≫ 刺腰痛의 체계를 벗어나지 못한다. 단 지금 임상에서 일반적으로 응용하는 치료방법은 모두 腰脊 부근의 국부 穴位를 主穴로 한 것이며, 다시 서로 다른 원인과 兼症에 따라 四肢에 있는 穴位를 配穴한 것이다. 더욱이 하지의 穴位 응용이 가장 많다.

③ 상용혈

지금 요통을 치료하는 상용 穴位 가운데 중요한 것을 택하여 소개하면 다음과 같다.

가. 腰背部 15혈 : 上髎・次髎・中髎・下髎・秩邊・中膂兪・小腸兪・膀胱兪・腎兪・志室・命門・三焦兪・大腸兪・懸樞・腰兪.

나. 下肢部 22혈

ㄱ. 足太陽經 : 承扶・殷門・委中・承山・飛揚・崑崙・束骨・仆參・申脈.

ㄴ. 足少陽經 : 環跳・居髎・風市・五樞.

ㄷ. 足陽明經 : 氣衝・陰市・髀關・三里.

ㄹ. 足少陰經 : 湧泉・大鐘.

ㅁ. 足厥陰經 : 支溝・陰包・中封・行間.

ㅂ. 足太陰經 : 陰陵泉・地機.

이상 37개 穴位는 발병 부위로 참고할 수 있으며, '隨變而調氣'의 원칙에 따라 遠近配穴하여 사용한다. 그 통상적인 처방은 다음과 같다.

④ 처방

腎兪補, 上髎・次髎・委中・承山瀉.

위의 각 穴은 매일 혹은 격일 溫鍼(委中은 燒鍼하지 않는다)을 사용한다. 刺鍼 후 腎兪 혹은 次髎 부위에 火罐을 사용하여 매번 5~10분 시술한다.

⑤ 토론

이 처방은 각종 요통을 通治하는 主方으로 益腎通經하여 精神을 치료한다. 補腎兪하는 것은 바로 益腎하게 된다. 瀉上髎・次髎・委中・

承山하면 모두 膀胱의 經氣를 疏泄하므로 去滞行鬱의 의미가 있다. 補腎益精은 그 本을 치료하는 것이고, 膀胱의 邪를 瀉하는 것은 그 標를 치료하는 것이다. 標本을 모두 고려한 것이므로 모든 요통에 적용할 수 있다.

치료 시 서로 다른 원인에 따라 穴을 가감하는 것은 아래와 같다.

가. 痰飮 : 加配中脘・足三里・豊隆(모두 灸).

나. 氣滯 : 加配內關・建里・行間(모두 瀉).

다. 血瘀 : 加配行間・中髎(瀉)・委中(出血)・去次髎.

라. 腎虧

ㄱ. 陽虛 : 加配命門・關元(灸)・腎兪 역시 바꾸어 灸를 사용한다.

ㄴ. 陰虛 : 加配大鐘(補)

마. 기타

濕으로 인한 것은 당연히 灸를 해야 하며, 委中을 제외하고 다른 足三里・三陰交를 加하여 灸를 한다. 風으로 인한 發熱은 당연히 鍼으로 하며, 外關・合谷을 加하여 解表退熱한다. 기타 寒을 끼고 있는 것은 마땅히 溫灸를 한다. 熱을 끼고 있는 것은 당연히 鍼을 사용한다.

만약 허리부터 다리에 연결된 통증은 아래와 같이 經을 따라 加減할 수 있다.

요통이 足太陽經을 따라 있는데 股後부터 魚腹을 따라 나타나 심하면 跗外側에 이르도록 통증이 있을 때 秩邊吸('吸'은 鍼施術 後 加 火罐)・承扶吸・殷門吸・崑崙・申脈・束骨(모두 瀉한다)을 加한다.

요통이 足少陽經을 따라 있는데 股外側으로부터 經의 外廉을 따라 足跗外에 이르도록 동통이 있으면 環跳吸・居髎・風市吸・陽陵泉吸・陽輔・丘墟吸(모두 瀉)을 加한다.

요통이 있고 少腹 및 股內側이 당기면 氣衝吸·居髎吸·陰包·下髎(모두 瀉한다)를 加한다.

(4) 문헌고찰

요통은 임상에서 많이 볼 수 있는 병증의 하나로서 역대 문헌에서 症狀, 病因, 治療를 기록한 것 이외 死疾에 대한 것 역시 기록하였다.

華佗는 ≪中藏經≫에서 "病瘧, 腰脊强急, 瘈瘲者死", "骨絶, 腰脊痛, 腎中重, 不可反側, 足膝後平者五日死"라고 하였다.

≪脈經≫에서는 "腰痛面上忽見紅點, 人中黑者死"라고 하였다.

≪醫宗金鑑≫에서는 "凡患腰痛極甚, 而面色忽紅忽黑, 是爲心腎交爭難治之症也"라고 하였다.

(5) 요약

요통에 대한 鍼의 치료 효과는 매우 확실하고 믿을 만하다. 빠른 것은 1, 2회면 즉시 치료가 되고, 일반적으로 湯藥을 복용하는 것보다 빠르다. 요통은 腎虧에 본을 두기 때문에 침구치료 이외에 환자는 반드시 성욕을 절제하여야 한다. 이미 虛해진 腎臟을 더욱 虛하게 하지 않으면 일은 반을 하고 공은 배로 거두어들일 수 있다.

본문은 陸瘦燕이 상해중의학원 第一回 西學中硏究班에 행한 강의 교재이다. 이것은 요통의 분류와 증상에 대하여 전반적으로 기록한 것으로 앞 사람들의 요통에 대한 인식과 치료의 개황을 엿볼 수 있고, 사고의 방향을 啓發하고, 임상 지도하는 데 도움을 주므로 특별히 수집하였다.

(6) 병례

① 일반 사항 : 杜○○, 남, 39세.

② 원인, 증상 및 치법 : 寒邪가 少陽에 侵襲하여 발생하였으며, 병이 오래 되었고, 經氣가 空虛하였다. 우측 腰腿部에 酸痛이 있으며, 근육이 위축되어 서 있을 수가 없었으며, 측면으로 허리를 돌리기가 곤란하였다. 舌苔薄白하고 혀가 갈라지며, 脈은 정상으로 나타났다. 症을 따르고, 脈을 따르지 않았다. 疏通經氣하여 그 標를 치료하였다. 통증이 소실되기를 기다렸다가 다시 補腎을 하여 그 本을 치료하였다.

③ 처방

가. 取穴 : 右環跳・右陽陵泉・右風市.

나. 수법 : 環跳穴은 導氣手法을 시행하면 5분 후에 得氣가 되기 시작하여 감응이 점차 아래로 이동하여 丘墟穴處에 도달한다. 이 得氣感이 앞으로 나가지 않고 정체되면 循法을 사용하여 빠르게 아래로 내려가 第4・5趾 첨단으로 放射되게 한다. 후방을 향하여 조절하면 鍼感은 겨우 가까운 곳에 방사됨과 동시에 右內側 陰廉穴處에 壓痛感이 있다. 陽陵泉穴에서 아래를 향하여 導氣하면 少陽經을 따라 放射되며, 감응이 비교적 강하다. 風市穴에서 導氣한 후 鍼感이 丘墟穴處에 이르면 捻轉에 循法을 결합한다. 이렇게 하면 감응이 신속히 足趾에 도달한다. 鍼刺 후 통증의 강도는 크게 감소하고, 능히 설 수 있고 몸을 돌릴 수 있으며, 屈伸이 자유롭게 된다.

다. 按 : 腰腿痛, 즉 허리에서부터 大腿部까지 아픈 증상은 어깨에 무거운 물건을 메거나 挫閃으로 인하여 허리를 손상하였기 때문이기도 하며, 寒濕의 邪氣가 經脈에 侵襲한 것이기도 하며, 肝腎不足으로 인하여 督脈이 虛損되고, 陰濁

한 邪氣가 瘀凝되었기 때문이기도 하며, 역시 毒瘤가 內癰하였거나 石瘕 腸覃이 經氣를 阻壓하였기 때문에 발생한 것이다. 그 나타나는 증상이 허리부터 대퇴부로 연결되어 足太陽經을 돌아가며 통증이 나타나는 것을 '太陽腰腿痛'이라 부른다. 腰腿痛이 足少陽經을 돌아가며 나타나는 것을 '少陽腰腿痛'이라 부른다. 허리에서 足陽明經을 돌아가며 통증이 나타나는 것을 '陽明腰腿痛'이라 부른다. 施治 用穴은 당연히 어느 經에 병이 들었는지 밝히고, '循脈之分', '各隨其過'하여 經을 따라 選穴한 연후에 치료하는 것이 타당하다. 이 예의 환자는 陸瘦燕이 邪氣가 少陽(少陽腰腿痛)으로 들어간 것으로 辨證하여 오직 足少陽膽經穴을 선택하였으며, 아울러 導氣(行氣)手法으로 시술한 것이다. 陸瘦燕이 상용한 導氣手法은 바로 鍼向行氣이다. 즉 氣를 上行하려면 鍼을 上部로 향하여 刺鍼하고, 氣를 下行하려면 鍼을 하부로 향하여 刺鍼한다. 그런 후에 빈번히 捻轉과 提插을 하여 催氣한다. 경우에 따라서는 '按法'과 '循法'을 결합한다. 이리하여 매번 鍼을 찌르자마자 병이 없어지는 속효를 보았다.

44. 李德明의 急性腰部捻挫 치료

李德明(1942 ~)

男, 漢族, 雲南省 安寧縣 사람. 雲南省 彌渡縣人民醫院 副主任醫師. 1968년 雲南中醫學院 졸업. 현재 彌渡縣醫院 中醫科 주임으로 있다.

李德明, 刺血療法治療急性腰扭傷27例報告, 江西中醫藥 1988 ; (2) : 47.
劉壽永, 蔣莉莉 主編, 百病中醫鍼灸療法, 중국 북경, 學苑出版社, 1991 : 345-6.

1) 취혈

委中(양측)·後谿(양측)·腰陽關·腰天應(즉 腰部 압통점).

2) 조작

먼저 손을 사용하여 委中穴 주위를 두드려 정맥 혈관이 튀어 나오게 한 다음 국부에 통상적인 소독을 하고, 소독된 작은 號數의 三稜鍼을 사용하여 정맥혈관을 찔러 紫暗色 瘀血이 10~20ml 유출되게 한다. 만약 출혈이 잘 되지 않으면 부항을 5분간 붙여둔다. 부항을 제거한 후 소금물을 묻힌 솜으로 깨끗하게 닦아 내고, 이어서 2% 요오드팅크솜으로 鍼孔을 소독한다. 2차 치료는 3~7일 간격을 두고 다시 刺鍼한다. 보조혈로서 後谿·腰陽關·腰天應을 취하여 强刺戟手法을 응용하며, 留鍼은 30분간하고, 아울러 환자에게 腰部 활동을 하도록 시키며, 鍼刺 조작은 격일 1회한다. 27례 가운데 5례는 刺血 후 身痛逐瘀湯(牛膝·地龍·秦艽·羌活·當歸·香附子·桃仁·五靈脂 각 10g, 紅花·乳香 6g, 甘草 3g)을 복용하였다.

3) 결과

모두 27례를 치료하였다. 1회 치료로 치유(腰部의 동통이 소실, 허리를 굽히고 펴기 및 돌리기 기능을 정상으로 회복) 11례, 2회 치료로 치유된 자가 7례, 3회 치료로 치유된 자가 5례, 4회 치료로 치유된 자가 3례, 5회 치료로 치유된 자가 1례였다.

45. 李世珍의 腰痛과 좌골신경통 침구치료

李世珍(1929 ~)

男, 한족, 河南省 南陽市 사람. 張仲景國醫大學 教授. 名醫 李心田으로부터 가르침을 받았으며, 1953년 中南局衛生部 鍼灸教師班을 수료하였다. 현재 中華全國中醫學會 河南分會 理事, 河南省 鍼灸學會 理事 등의 직을 맡고 있다. 鍼灸臨床研究에 정통하며, 저술한 전문 서적으로는 ≪常用腧穴臨床發揮≫(68萬 字)와 ≪鍼灸臨床辨證論治≫가 있으며, 〈三陰症의 鍼灸治療〉 등 학술 논문 20여 편이 있다. ≪中國鍼灸大全≫ 婦科 부분 편찬에 참여하였다.

劉冠軍 등 主編, 中國當代名醫鍼方鍼術集成, 中國 長春市, 吉林科學技術出版社, 1999 : 222-3.

李世珍 외 2인, 鍼灸臨床辨證論治, 중국 북경, 人民衛生出版社, 1995 : 412-30, 480-96.

1. 說明

① 여기에서 사용한 補瀉法은 明代 陳會의 ≪神應經≫ 중 捻轉補瀉法과 같다. 그 捻轉補瀉 時의 長短, 角度의 大小, 頻度의 快慢은 병의 상태와 환자가 견딜 수 있는 정도에 근거하여 실시한다.

일반적으로 瀉法은 刺鍼하려는 深度까지 刺入하여 鍼感이 나타난 후 捻轉瀉法을 실시하는데 매번 5~10分 사이를 두고 1차 실시하고, 매차마다 30秒~3分(患部穴을 取하여 捻轉瀉法을 실시하는 경우는 비교적 시간을 짧게)씩 2~3회 하고 15~30分 留鍼하였다가 拔鍼한다. 患部穴을 取하는 局部療法에서 어떤 때는 瀉法과 强刺戟을 서로 배합한다.

補法은 刺鍼하려는 深度까지 刺入하여 鍼感이 出現한 후 연속적으로 捻轉補法을 3~5分 심지어 10分(매우 심한 虛損 혹은 虛脫 患者는 捻轉補法의 시간을 비교적 길게)하고 拔鍼한다. 어떤 때는 補法과 弱刺戟을 서로 배합한다.

② '燒山火法'과 '透天凉法'은 明代 徐鳳의 ≪鍼灸大全・金鍼賦≫ 중에 있는 操作法으로 그렇게 복잡한 형태가 아니다. 燒山火法은 刺鍼하려는 深度까지 刺入하여 鍼感이 나타난 후 拇指와 食指로 刺鍼하면서 補의 방향을 향해서 捻轉한 후 鍼柄을 꽉 잡고(만일 局部 筋肉이 緊澁하면 深刺를 할 수 없다) 아래를 향해서 적당한 정도로 按壓하여 점차 熱感이 발생하게 한다. 透天凉法은 刺鍼하려는 깊이까지 刺入하여 鍼感이 나타난 후 拇指와 食指로 刺鍼하면서 瀉의 방향으로 捻轉한 후 鍼柄을 꽉 잡고(만약 局部의 筋肉이 緊澁하면 拔鍼을 할 수 없다) 위를 향해서 적당한 정도까지 들어 올려 점차 凉感이 나타나게 한다. 이 조작 방법은 비교적 간단하므로 쉽게 숙달할 수 있다.

③ '補法에 燒山火를 配合하여 사용'하는 것은 捻轉補瀉法 중의 補法을 사용하는 것으로 捻轉補法 후에 다시 燒山火 手法을 配合하여 溫補의 작용을 얻는 것이다. '瀉法에 透天凉을 配合하여 사용'하는 것은 捻轉補瀉法 중 瀉法을 사용하는 것으로 捻轉瀉法 후에 다시 透天凉의 手法을 配合하여 淸散熱邪의 작용을 거두는 것이다.

④ 취하여 치료한 腧穴은 患處取穴과 循經近刺를 다용한 單側腧穴인데 모두 좌측 혹은 우측으로 분명하게 기록하여 두었다. 그러나 循經取穴과 辨證取穴은 모두 兩側腧穴을 취하였으며, 글자를 구태여 '雙'字를 기록하지 않았다.

⑤ '瀉法' 某某腧穴, '補法' 某某腧穴이라 하였다. 그 방법은 鍼上에 艾條灸 혹은 艾炷灸를 사용하며, 일반적으로 10~30분간 艾灸를 하며, 艾灸하는 동안에는 瀉法 혹은 補法을 배합한다.

⑥ 腧穴 配伍에 해당하는 약효를 말한 것은 유사한 湯方을 종합한 효과에 해당하는 것이지 각개 單味藥을 조합한 것은 아니다.

⑦ 대부분의 醫案과 按語는 사용된 腧穴의 근거, 용도 및 해당 穴에 대한 것으로 해당 處方 가운데 일어나는 작용 및 腧穴 配伍에 해당하는 어떤 湯方 효과의 淵源 등이다. 서술은 비교적 간단하게 하였으며, 어떤 것은 깊게 혹은 어떤 것은 언급하지 않았다. 상세한 것은 ≪常用腧穴臨床發揮≫를 참고하기 바란다.

⑧ 사용한 鍼具는 中國 建國(1949년) 전 사용한 것은 스스로 제조한 24·25호 毫鍼이었고, 建國 후 사용한 것은 시장에서 구매한 26호 毫鍼이다. 肩, 膝, 髖關節 및 筋肉이 풍부한 곳에는 艾條 혹은 艾炷를 鍼上에 배합하여 灸를 하는 자는 대부분 24호 毫鍼을 사용하였다.

2. 腰痛

1) 개요

요통은 환자가 腰部 동통을 자각하는 것을 주요 증상으로 하는 일종의 병증이다. 요통은 하나의 증상이지만 항상 여러 종류의 질병으로부터 나타난다. 여기서는 요통을 위주로 하는 증후의 일종 병증을 주로 辨證治療하는 것으로, 침구임상에서 변증이 정확하여야 하고, 처방이 맞아야 효과가 매우 좋다. 단순히 痛으로 止痛하는 것이 절대로 아니라 止痛을 위주로 해야 한다. 현대의학의 腎臟疾病, 類風濕病(rheumatoid disease), 腰肌勞損(lumbar muscle strain), 隱性脊柱裂(spina bifida occulta), 척주외상 등으로 요통이 나타난 자는 여기를 참고하여 辨證施治를 한다면 각각 치유되거나 동통을 완해하는 효과를 거둘 수 있다.

임상에서 나타나는 것으로 寒濕, 濕熱, 瘀血, 氣滯, 氣滯血瘀, 氣血虧虛 및 腎虛腰痛 등이 있다. 여기서는 이상 몇 개 證型의 證治와 醫案을 예로 들어 다음과 같이 나누어 설명한다.

2) 변증시치

요통의 변증은 먼저 表裏寒熱虛實을 나누는 것이다. 대개 外邪를 맞은 자는 그 증상이 대부분 表·實에 속하고 寒·熱을 겸한다. 腎精虧損과 氣血虧虛로 된 자는 그 증상이 대부분 裏·虛에 속한다. 氣滯血瘀로 된 자는 그 증상이 대부분 實 혹은 虛實이 아울러 보인다. 新病은 대부분 實이며, 久病은 대부분 虛이다. 치료는 마땅히 원인을 변증하여 진행하여야 하며 痛으로 止痛해서는 안 된다. 止痛이 목적인 것에서 관건은 어떤 치료법칙을 사용하여 止痛의 목적을 이루는가 하는 것이다.

肥大性脊椎炎(腰椎部에서)은 중의학에서 요통의 범주에 속한다. 督脈은 脊을 貫通하고 腎에 속한다. 腎은 骨을 주관하며 藏精하고 骨髓를 生한다. 腰椎와 脊柱는 腎에 속한다. 요통과 腎의 관계는 밀접하며, 임상증상 또한 대부분 腎虛症狀을 겸한다. 그 病理類型, 治療原則, 取穴 역시 腎虛腰痛과 거의 같다. 그것은 勞損, 衰退性 병변에 속하며, 임상에서 또 氣血虧虛 증상이 많이 보이므로 補益氣血할 수 있다. 혹은 補腎壯腰와 益氣養血法을 사용한다.

肥大性脊椎炎과 腰筋勞損性腰痛(氣血虧虛와 腎精虧虛가 많이 보임)은 腰部捻挫傷이 쉽게 발생하며, 발생 후에는 捻挫傷으로 인한 요통에 사용하는 穴을 取穴하여 치료하며, 극렬한 요통이 緩解되기를 기다렸다가 腎虛腰痛 혹은 氣血虧虛性 腰痛을 치료한다.

요통은 腎虛를 本으로 하고, 外邪를 맞거나 혹 넘어지거나 捻挫 등으로 인한 것은 標로 한다. 만약 外邪, 捻挫傷으로 일어난 요통이라면 항상 반복하여 발병한다. 혹은 오래도록 치유되지 않은 자는 마땅히 먼저 祛邪한 후에 補腎扶正하거나 祛邪와 扶正을 동시에 진행하여 標本을 같이 돌보는 치료를 한다.

(1) 寒濕腰痛

① 主證 : 腰部의 冷痛과 무거운 감이 점차 加重되고, 허리를 옆으로 돌리기가 힘들고, 가만히 바로 누워도 동통이 감소하지 않거나 도리어 加重된다. 비가 오거나 찬 기운을 맞으면 동통이 극렬해지며, 따뜻한 것을 만나면 통증이 輕減한다. 舌苔白膩, 脈沈하고 遲緩하다. 寒이 重한 자는 허리에 경련이 일어나 허리를 굽히고 펴기가 곤란하며, 저녁에 휴식을 취해도 도리어 동통이 있으며, 새벽에 일어나 활동 후

통증이 조금 경감한다.

② 治則 : 散寒除濕, 溫經通絡.

③ 取穴 : 瀉灸腎兪 · 阿是穴.

만약 통증이 심하고 肢冷하면 上方에 補命門을 加하여 溫腎祛寒한다. 혹은 鍼으로 關元을 補하고 燒山火法을 배합하여 溫熱感이 腰部 및 兩下肢에 도달하게 하여 溫陽逐寒한다.

≪金匱要略≫에서 치료를 논한 腎着病은 마땅히 瀉灸腎兪 · 三焦兪 혹은 大腸兪 · 陰陵泉을 먼저 少瀉 후 多補하여 溫陽散寒祛濕한다.

≪靈樞 · 經筋≫에서는 "陽急則反折, 陰急則俯不伸", "寒則反折筋急, 熱則弛縱不收"라 하였다. 만약 腰肌經筋이 寒邪를 맞아 잠시 동안 발생하는 拘急 혹은 拘急疼痛이 나타나는 자는 三焦兪 · 腎兪 · 氣海兪를 淺刺할 수 있으며, 瀉法을 시술하고 鍼上에 灸를 배합하여 溫經散寒, 舒筋活絡한다.

(2) 濕熱腰痛

① 主證 : 허리가 무겁고 熱痛, 오래 앉아 있으면 통증이 증가되어 극렬해지며, 활동 시 감소하고, 비가 오거나 熱을 만나면 동통이 가중되며, 小便短赤하다. 舌苔黃膩, 脈象濡數하다.

② 治則 : 淸熱利濕, 舒筋活絡.

③ 取穴 : 鍼으로 瀉陰陵泉 · 膀胱兪(透天凉法 배합) · 阿是穴, 혹은 瀉三焦兪 · 膀胱兪 · 阿是穴 모두 透天凉法을 배합한다.

(3) 瘀血腰痛

① 主證 : 요통이 찌르는 것과 같고, 痛處가 고정되어 이동하지 않으며, 壓痛이 분명하고, 가벼우면 허리를 굽히고 펴기가 불편하며, 심하면 옆으로 돌릴 수도 없으며, 痛處를 누르기를 거부하며, 혹은 震動痛이 보이며, 활동에 제한을 받는다. 舌質紫暗 혹은 瘀斑이 있고, 脈澁하다.

② 治則 : 活血化瘀, 通絡止痛.

③ 取穴 : 腰筋에 동통이 분명한 자는 三稜鍼을 사용하여 患側 委中穴의 血絡을 點刺하여 출혈(그 血의 색이 暗紅色)시켜 泄血通絡, 行血祛瘀한다. 혹은 통증이 있는 腧穴이 바로 阿是穴(痛處에 2~3개의 침을 刺鍼)이 되는데 이곳을 刺鍼하여 瀉한다. 만약 요추부의 동통이 분명한 자는 人中·阿是穴을 鍼으로 瀉하여 通絡止痛한다.

만약 瘀血에 風寒 혹은 寒濕을 끼고 있는 자는 三陰交·阿是穴(艾灸를 加)을 鍼으로 瀉하여 活血祛瘀, 散寒止痛한다.

(4) 氣滯腰痛

① 主證 : 통증이 때로 가볍고 때로 중하다. 중하면 허리를 굽히고 펼 수 없으며, 심하면 다니기가 곤란하고, 몸을 옆으로 돌리기도 힘들며, 기침을 해도 통증이 나타나고, 痛處가 이리저리 다니며 고정되어 있지 않다.

② 治則 : 理氣活絡.

③ 取穴 : 鍼으로 間使를 瀉하여 行氣散滯하고, 혹 통증이 있는 곳은 腧穴의 阿是穴이 되는데 이곳을 배합하여 瀉하거나 상응하는 곳의 夾脊穴을 배합하여 瀉한다.

(5) 氣滯血瘀腰痛

① 主證 : 요부에 동통이 있으며, 痛處가 이동하지 않고, 혹 脹痛·竄痛·刺痛이 있으며, 심하면 기침이나 재채기할 때 잡아 당기는 것과 같은 통증이 있고, 허리를 옆으로 돌리거나 허리를 굽히면 통증이 극렬하여 활동에 제한을 받는다. 舌苔薄白 혹은 瘀点이 있고, 脈澁 혹은 弦하다.

② 治則 : 行氣活血, 通絡止痛.

③ 取穴 : 間使·三陰交를 자침하여 瀉法을 실시한다. 한편으로는 捻轉瀉法을 하면서 환자에게 腰部를 활동하게 하고, 이어서 바로 기침 및 재채기를 할 때나 허리를 활동하게 하여 통증이 없거나 통증이 감소하면 다시 침을 뽑는다. 早期치료에는 患處의 腧穴을 배합하지 않는다. 鍼治療를 2~3차하면 치유할 수 있다.

총괄하면 이상 氣滯와 瘀血 및 氣滯血瘀 3종 요통이 만약 腎虛 혹은 痺證을 原發病으로 하고, 항상 일어나는 습관성 捻挫性腰痛인 경우라면 捻挫期에는 捻挫性腰痛 取穴 위주로 施治하고, 치유 후에는 腎虛 혹은 痺證腰痛 치료를 本으로 한다. 이와 같이 하여야 비로소 재발을 감소시키거나 근본적인 치료를 할 수 있다.

(6) 腎虛腰痛

① 主證 : 요부가 시큰하고 약한 감이 있으며, 요통이 끊어질 듯 이어지고, 누르거나 문지르면 좋아하고, 허리와 무릎에 힘이 없고, 일을 하면 더욱 심해지며, 휴식 후에 감소한다. 항상 반복 발작한다. 腎陽虛에 치우친 자는 少腹에 경련이 있어 굴신하기 어려우며, 수족에 溫氣가 없고, 面色㿠白, 舌

淡, 脈象沈細하였다. 腎陰虛에 치우친 자는 心煩不眠, 手足心熱, 口燥咽乾, 面色潮紅, 舌紅하며 건조하고, 脈弦細數 등의 증상을 겸하였다.

② 治則 : 腎陽虛한 자는 補腎助陽한다. 腎陰虛한 자는 補腎滋陰한다.

③ 取穴 : 腎陽虛에 치우친 자는 침으로 命門·腎兪·太谿를 補하면 右歸飮의 효과와 유사하다. 腎陰虛에 치우친 자는 復溜·腎兪를 침으로 補하는데 左歸飮의 효과와 유사하다.

≪素問·脈要精微論篇≫에서 "腰者腎之府, 轉側不能, 腎將憊矣"라 하였다. 이것은 腎精이 虧損하여 筋脈이 失養한 것이기 때문에 침으로 腎兪·太谿·三陰交를 補하여 補益精血, 壯腰補腎하는 것을 말한 것이다. 만약 氣虛症狀을 겸한 자는 침으로 腎兪·太谿(혹은 復溜)·合谷을 補하여 益氣補腎, 壯腰補虛한다.

≪金匱要略·血痺虛勞病脈證幷治≫에서 "虛勞腰痛, 少腹拘急, 小便不利者, 八味腎氣丸主之"라 하였다. 이것은 마땅히 關元·腎兪·復溜를 補하여 滋陰斂陽하고 腎中眞陽의 氣를 이어 붙이는 것이다.

만약 眞陽의 氣가 부족하면 陽氣가 퍼져 나가지 못하므로 요부가 冷痛(風寒濕痺에 속하지 않는다)하고, 수족이 따뜻하지 않으며, 尿急 尿頻 등의 증상을 동반하는 자는 침으로 關元을 補하고 燒山火法을 배합하여 溫熱한 鍼感이 腰部에 도달되게 한다. 이렇게 하면 溫陽補虛의 효과를 거둘 수 있다. 혹은 침으로 腎兪·氣海兪를 補하는데 각 穴마다 大幅度로 연속으로 6분간 捻轉을 하여 腰部에 熱感이 있게 한다. 이렇게 하면 溫補腎陽의 효과를 거둘 수 있다.

腰筋은 足太陽經筋이 분포하는 곳에 속하며, 經筋의 기능적인 활동은 氣血의 滋養에 의존한다. 만약 氣血이 虧虛한 자라면 合谷・三陰交를 補하여 補益氣血한다.

腰肌勞損으로 인한 증상들은 노동으로 피로가 누적된 후에 腰部痠痛, 四肢倦怠, 휴식하면 통증이 감소, 舌苔薄白, 脈象細緩 등으로 나타난다. 치료는 마땅히 益氣補腎壯腰養血해야 하므로 침으로 合谷・腎兪・三陰交 등의 穴을 補한다.

肥大性脊椎炎(左腰椎部)과 腎虛는 밀접하게 관련되어 있으며, 대부분 腎虛의 증상을 겸한다. 그 병리유형, 치료원칙, 취혈 역시 腎虛腰痛과 거의 같다.

이외 實證腰痛으로 頑固하여 잘 치유되지 않는 것은 皮下埋鍼法을 사용할 수 있다. 먼저 26호 毫鍼으로 阿是穴(2개 혈 혹은 3개 혈에 刺鍼)에 刺入하여 瀉法을 시술한 다음 침을 皮下까지 들어 올리고 다시 皮下를 따라 脊柱방향을 향하여 8~12分 깊이로 刺鍼(혹은 皮下에 침을 들어 올리지 않고 본래 深刺한 깊이에서 움직이지 않는다)한다. 鍼體와 가까운 鍼柄處를 가위로 자르고 밖으로 노출된 鍼體와 鍼柄을 구부린 다음 반창고를 사용하여 떨어지지 않게 고정한다. 일반적으로 3~5일간 留鍼하는데, 간혹 7일간 留鍼할 수 있다. 埋鍼 기간 동안 매일 저녁 잠자기 전 손으로 埋鍼한 곳을 수회에서 수십 회 눌러주어 자극을 강화한다.

3) 임상례

(1) 病例 1 瘀血腰痛

① 일반적인 사항 : 張○○, 남, 56세, 南陽市 黃土崗大隊 거주.

② 主訴 : 요통을 앓은 지 이미 10일이 되었다.

③ 현 病歷 : 10일 전 일을 하다가 허리를 삐끗하였다. 당시 우측 허리에 통증이 있고, 기침이나 재채기를 하거나, 허리를 돌리거나 굽힐 때 통증이 심하여 활동에 제한을 받았다. 右側 氣海兪・大腸兪處에 壓痛이 분명하게 나타났다. 통처는 이동하지 않았으며, 동측 委中穴處에 정맥이 굵게 紫色으로 노출되어 있었다. 舌質淡紅, 舌苔白膩, 脈象弦實하였다.

④ 辨證 : 증상은 瘀血留注, 阻滯經脈에 속한다.

⑤ 治則 : 行血祛瘀, 通經止痛.

⑥ 取穴 : 三稜鍼을 사용하여 우측 委中穴의 血絡을 點刺하여 약 1ml(血色이 黑紫色) 출혈시키면 즉각 요통이 분명하게 감소하고 활동이 자유롭게 된다.

⑦ 효과 : 침치료 1회로 치유되었다.

⑧ 방문 : 3개월 후 방문하여 확인한바 재발하지 않았다고 환자가 알려 주었다.

⑨ 按 : 이 예는 腰部捻挫傷으로 인하여 瘀血阻滯하고, 經氣失暢한 瘀血腰痛과 관계가 있다. ≪素問・調經論篇≫에 "視其血絡, 刺出其血, 无令惡血得入于經, 以成其疾"이라고 한 뜻에 따르면 三稜鍼을 사용하여 患側 委中穴의 血絡을 출혈하면 行血祛瘀하므로 通經脈하여 止痛한 것이 된다. 舌象・脈象에 瘀血의 증상이 반영되지 않은 것은, 첫째 질

병을 앓은 시간이 짧기 때문이고, 두 번째는 병이 局部에 있었기 때문이다.

(2) 病例 2 濕熱腰痛

① 일반적인 사항 : 郭○○, 여, 43세, 幹部.

② 主訴 : 腰部가 무겁고 아래로 떨어지는 것 같은 통증이 있은 지 이미 2개월여 되었다.

③ 현 病歷 : 2개월간 腰部가 시리고 피곤하며 무겁고 아래로 떨어지는 것과 같고 熱痛이 있었으며, 밤에 심해졌으나 기후 변화와는 무관하였다. 단정하게 앉은 자세에서 腰薦部가 무겁고 아래로 떨어지는 것과 같은 통증이 있었으며, 側臥位에서는 몸이 아래로 내려가 腰部에 가까운 부위에 무겁고 떨어지는 것과 같은 통증이 있다. 白帶量多, 心悸, 頭暈, 氣短, 倦怠, 全身沈痛, 食慾不振, 尿黃, 手足心熱 등의 증상이 동반되었다. 매번 일을 하여 피곤하면 惡寒發熱이 있고, 전신이 이리저리 아프고, 침대에서 일어날 수 없었다. 월경은 4~5일 앞당겨지고, 월경 전 小腹痛과 身痛이 있으며, 월경색은 淡紅하였다. 비만하고, 面黃, 舌苔薄黃, 脈象濡數하였다.

④ 치료 경과 : 원래 본 科에서는 氣血雙虧로 보고 치료를 위하여 침으로 合谷·三陰交를 補하고, 間使를 瀉하여 補益氣血하고 理氣를 佐로 하였다. 5회 치료 후 心悸氣短과 倦怠乏力은 호전이 있고, 頭暈은 치유되었으며, 白帶下는 감소하였다. 단 全身沈痛, 食慾不振, 腰部의 무겁고 떨어지는 것과 같고 熱感이 있는 통증은 여전했다.

⑤ 辨證 : 濕熱蘊鬱, 經脈失暢에 속하는 증으로 보았다.

⑥ 治則 : 清利濕熱, 通經活絡.

⑦ 取穴 : 첫 번째 진료에서 陰陵泉·三焦兪·腎兪를 瀉하였다. 두 번째, 세 번째 진료에서 上方에 三陰交를 가하여 瀉하였다. 네 번째 진료에서 氣海兪·膀胱兪를 瀉하였다. 다섯 번째~일곱 번째 진료에서 陰陵泉·三陰交를 瀉하였다. 여덟 번째 진료에서 氣海兪·大腸兪를 瀉하였다.

⑧ 효과 : 세 번째 진료 후 腰部의 熱痛이 감소하고, 무겁고 떨어지는 것과 같은 감이 소실하였으며, 手足心熱 역시 감소하였다. 일곱 번째 진료 후 腰部의 무겁고 떨어지는 것과 같은 감과 熱痛 및 兼證이 치유되었다. 여덟 번째 진료로 치료의 효과를 확실하게 하였다.

⑨ 방문 : 3개월 후 환자는 右下肢坐骨神經痛을 침치료하였으며, 요통 및 그 兼證이 이 鍼治療로 치유되어 재발하지 않았다고 하였다.

⑩ 按 : 총괄하여 보면 이 例는 濕熱蘊鬱하여 經脈을 막아 氣血이 失暢하므로 腰部가 무겁고 떨어지는 것과 같고 熱痛이 있으며, 전신이 무겁고 아픈 증상이 나타났다. 그러므로 단정하게 앉으면 腰部가 무겁고 떨어지는 것과 같은 통증이 있으며, 側臥 시에는 몸이 아래로 내려가 침대요와 가까이 있는 부위가 무겁고 떨어지는 것과 같은 통증이 있었다. 濕熱이 中焦에 留滯하면 運化 기능을 상실하므로 식욕이 부진하다. 濕熱이 下注하므로 尿黃, 帶下가 있다. 매번 일을 많이 한 후에는 惡寒發熱, 身痛이 있었으며, 이것은 勞倦內傷으로 인한 것이었다. 濕熱이 胞宮을 막으면 衝任脈이 失調하므로 월경 전 복통이 있고, 經期가 앞당겨진다. 몸은 비대하고 多濕하다. 舌苔薄黃, 脈象濡數 등

이 있는 것은 濕熱한 徵에 속한다. 氣短, 頭暈, 心悸, 倦怠乏力 등이 있는 것은 병이 오래되어 體虛하고 음식을 먹는 것이 감소한 것과 관계가 있다. 白帶下의 양이 많은 것은 脾虛濕盛과 관계가 있다. 이 때문에 氣血虧虛한 것부터 치료를 시작하여 補益氣血한 것은 겨우 氣血虧虛 증상에 있어서 정도가 다른 호전과 치유가 있을 뿐이었으며, 濕熱로 일어난 中·下焦 및 腰部 經脈 병변에서는 효과를 볼 수 없었다. 지금 淸利濕熱, 通經活絡하는 방법을 사용하기 위하여 陰陵泉(利濕益脾)·三陰交(利濕活血)를 취하여 침으로 瀉하고, 氣海兪·大腸兪·膀胱兪·三焦兪 등의 患部 腧穴(驅邪散滯, 淸熱利濕, 通經活絡)을 취하고, 각각 침으로 瀉하여 효과를 거두었다.

(3) 病例 3 腎虛腰痛

① 일반적인 사항 : 郭○○, 남, 23세, 南陽地區大修廳 職工. 1974년 2월 25일 초진.

② 主訴 : 腰部의 통증으로 고생한 지 이미 10여 년이 되었다.

③ 현 病歷 : 10여 년간 腰部의 통증으로 고생하였으며, 통증으로부터 벗어나지 못하고 치유되지 않았다. 근 4년간 兩下肢에 凉痛이 있었으며, 비가 오거나 찬 기운을 맞으면 증상이 가중되었다. 공을 치고 땀을 흘린 후 찬물로 씻고나서 병을 얻었다. 매년 가을에 熱로 인하여 땀을 흘린 채 젖은 옷을 입고 있어 허리 및 하지의 동통이 가중되었다. 畏寒, 尿頻尿急, 排尿無力, 身困乏力, 氣短頭暈, 때로 腹脹하며 食少, 胃脘에 酸 등의 증상이 동반되었다. 야간에 잠을 자려고 누워서 양하지를 굽히면 모두 편안하지 않았다. 面色

蒼白, 脈象은 沈細無力하였다. ESR은 좀 빨랐다. 기왕력으로 결핵성부고환염을 앓은 지 5년이 되었다. 일찍이 여러 번 검사하였는데 無精子症이었다. 일찍이 風濕性 腰痛으로 치료하였으며, 藥鍼과 전기치료 및 中西藥으로 치료하여 약간의 효과가 있었으나 뿌리를 뽑지는 못하였다. 西醫內科에서 腰肌勞損으로 치료하였으나 역시 효과가 없었다.

④ 辨證 : 眞陽不足, 陽氣不達에 속하는 證으로 보았다.

⑤ 治則 : 溫補眞陽.

⑥ 取穴 : 침으로 關元・命門을 補하였다. 매번 격 1~3일에 1회 침치료하였다.

⑦ 효과 : 첫 번째 진료 후 요통이 경감하였으며, 하지가 서늘한 감도 감소하였다. 세 번째 진료 후 요통 및 尿急尿頻이 이미 치유되었으며, 兩下肢에 서늘한 감이 이미 없어졌고, 야간에 잠을 자려고 누워 몸을 굽히고 펴는 것이 편안했다. 네 번째 진료로 치유되었다.

⑧ 방문 : 1974년 3월 18일 앞의 병이 이 치료 후 재발하지 않았다고 하였다.

⑨ 按 : 다시 服藥과 기전 변화를 참고한 예이다. 이 例는 일찍이 風濕과 腰肌勞損으로 치료하여 현저한 효과가 나타나지 않아 다시 전철을 밟을 수는 없었다. 그 腰部에 통증이 있고, 찬 기운을 두려워하며, 下肢가 차가우면서 통증이 있었다. 또 비가 오거나 찬 기운을 맞으면 증상이 가중되었다. 이것은 眞陽不足으로 陽氣가 도달되지 않아 經脈이 溫照하는 기능을 상실하여 발생한 것이다. 命門火가 衰하고, 脾가 健運의 기능을 잃어버리므로 腹脹하고 음식을

먹는 양이 많지 않다. 納運의 기능을 잃어버려 化源이 부족하므로 頭暈, 氣短, 身困無力한 증상이 나타난다. 尿頻尿急, 排尿 시 무력, 脈象沈細無力 등의 증상도 나타난다. 이것은 眞陽不足에 속한다. 그러므로 변증 取穴은 補眞陽益腎氣 작용을 하는 關元·命門穴을 취하여 침으로 補하는 치료를 하여 신속한 효과를 거둔 임상례이다.

(4) 病例 4 腎虛에 氣虛를 끼고 있는 요통

① 일반적인 사항 : 劉○, 남, 45세, 唐河縣地區 水利指揮部 職工. 1968년 3월 11일 초진.

② 主訴 : 요통을 앓은 지 이미 4년이 되었다.

③ 현 病歷 : 4년 전 무거운 것을 시나가 腰部를 삐끗 한 후 요통이 발생하였다. 처음에는 기침, 허리를 굽히거나 옆으로 돌리기 및 심호흡할 때 모두 腰部에 통증이 심하게 나타났다. 치료를 하여 요통이 경감하였으나 항상 은은한 통증이 있고, 통증을 벗어나지 못하여 치유가 어려웠다. 요통은 우측에 비하여 좌측이 중하였으며, 기후 변화와는 관계가 없었다. 평시에 숨을 헐떡이고, 頭暈, 마음이 활기가 없고, 尿頻尿急, 소화불량, 설사를 하루에 3~4회하였다. 脈沈細無力하였다. 요추 사진에서 腰椎肥大性脊柱炎이 나타났다.

④ 辨證 : 증상은 腎精虧虛에 氣虛를 끼고 있는 요통에 속한 것으로 보았다.

⑤ 取穴 : 침으로 復溜·太谿·合谷을 補하였다. 매번 격 1~3일에 1회 침치료하였다.

⑥ 효과 : 4번 치료 후 요통 경감, 활동 민첩, 대소변 횟수가 감소하였다. 일곱 번째 진료 후 좌측 요부의 은은한 통증과 대소

변 횟수가 감소(하룻밤에 소변 1회, 대변은 하루에 1회) 하였다. 열두 번째 진료 후 요통은 거의 치유되었으며, 대소변도 정상으로 회복하였고, 頭暈은 이미 치유되었다. 열세 번째 치료로 치유되었다.

⑦ 방문 : 10개월 후 방문하여 확인해보니 요통은 이미 치유되었고 재발하지 않았다.

⑧ 按 : 이 환자는 비록 무거운 짐을 져 요부 근육을 손상 입었으나 치료를 통하여 瘀血 혹은 氣滯血瘀腰痛이 이미 존재하지 않았다. 나타난 증후군을 분석한바 이것은 바로 ≪景岳全書≫에서 "腰痛證, 凡悠悠戚戚屢發不已者, 腎之虛也. … 勞動卽痛者, 氣之衰也"라고 한 요통이다. 腎精虧虛하여 筋脈에 그 濡養作用을 상실한 것이 氣虛를 끼고 있는 요통의 증후에 속한다. 그러므로 변증취혈을 위하여 腎經의 母穴인 復溜와 腎經의 原穴인 太谿를 取穴하여 침으로 補하면 補腎壯腰하며, 合谷穴을 배합하여 補하면 益氣하여 요통이 치유된다.

(5) 病例 5 寒濕腰痛

① 일반적인 사항 : 劉○○, 남, 49세, 南陽地區 水利局 工程隊 職工.

② 主訴 : 요통을 앓은 지 이미 2개월이 되었다.

③ 현 病歷 : 2개월 전 일을 하면서 땀을 흘리고 찬바람을 맞은 후 요통이 발생하였다. 腰部에 疲困感이 있고 서늘하며 통증이 있었다. 비가 오거나 찬 기운을 맞으면 증상이 가중되었고, 따뜻한 기운을 맞으면 편해졌다. 허리를 굽히고 오래 앉아 있으면 역시 통증이 있었다. 숨이 가빠 헐떡거리고 힘이 없으며, 머리가 어지럽고, 양 무릎이 서늘하고 아

픈(이미 10년이 되었다) 증상을 동반하였다. 面黃, 舌苔白厚, 脈象沈弱하였다.

④ 辨證 : 증상은 寒濕한 邪氣가 經脈에 침입하여 經脈을 막으므로 발생한 증에 속하였다.

⑤ 治則 : 溫散寒濕, 通絡止痛.

⑥ 取穴과 효과

가. 초진과 두 번째 진료 : 大腸兪·阿是穴을 취하여 瀉하였으며, 두 번째 진료에서는 燒山火法 및 艾灸를 배합하여 사용하였다.

나. 세 번째 진료 : 두 번째 진료 후 腰部에 서늘하면서 아픈 동통이 감소하였다. 腎兪·志室을 취하여 침으로 瀉하였으며, 모두 燒山火法을 배합하였다. 志室穴의 熱感은 局部에 도달하였다. 腎兪穴의 熱感은 委中穴處에 도달하였다.

다. 네 번째 진료 : 위의 진료 후 요통은 분명하게 감소하였다. 腎兪·肓門, 胞肓을 취하여 瀉하고, 모두 燒山火法을 배합하였다. 腎兪穴의 痠困熱感은 委中穴 處에 도달하였으며, 肓門·胞肓穴의 痠困熱感은 腰部 및 전체 하지에 도달하였다.

⑦ 방문 : 요통은 이 침치료로 치유되었고, 이후 환자는 鍼으로 양 무릎이 서늘하면서 아픈 것을 치료하였다고 하였다.

⑧ 按 : 환자는 본래 허약한 체질인데 일을 하면서 땀을 흘려 옷이 젖은 상태에서 찬 기운을 맞아 寒濕한 邪氣가 虛한 틈을 타고 요부에 침입하여 經絡을 막으므로 氣血의 운행이 원활하지 못하여 요부에 痠困하며 서늘한 통증이 나타났다. 비가 오거나 寒氣를 맞으면 가중되고 따뜻한 기운을 맞으

면 편안해졌다. 숨이 가빠 헐떡거리고 힘이 없으며, 어지럽고 脈象沈弱한 증상에 이른 것은 체질이 본래 허약한 徵에 속한 것이며, 辨治에 의거한 것은 아니다. 이 例의 병인은 바로 ≪金匱要略≫ 중에서 "身勞汗出, 衣裏冷濕, 久久得之"라 한 것과 같다. 腰部가 疲困하면서 서늘한 감이 있는 통증이 있으며, 흐리고 비가 오거나 寒氣를 맞으면 증상이 가중되는 것이 주요 辨證의 관건이 된다. 침으로 患處의 腧穴을 瀉하며 燒山火法 혹은 艾灸를 배합한다. 이것은 溫한 氣運으로 腰部의 寒濕을 흩어 腰部의 經脈을 通暢하므로 비교적 탁월한 효과를 얻었다는 데 의미가 있다.

(6) 病例 6 氣滯血瘀腰痛

① 일반적인 사항 : 蔣○○, 남, 50세, 南陽地區食品公司 職工. 1968년 1월 25일 초진.

② 主訴 : 요통을 앓은 지 5년이 되었다. 이번에 다시 발생한 지 10여 일이 되었다.

③ 현 病歷 : 5년간 일을 할 때 허리를 삔 이후 요통이 쉽게 재발하였다. 다시 요통이 발생할 때는 통증이 극렬하고, 기침이나 재채기를 할 때, 심호흡 및 허리를 옆으로 돌릴 때는 더욱 통증이 심하였으며, 활동에 제한을 받고, 물건을 지고 걸을 수가 없었다. 이번에는 허리를 삐어 재발하였으며, 증상은 전과 같았다. 舌質絳, 脈象沈澁하였다. 기왕력으로는 肥大性脊椎炎이 있었다.

④ 辨證 : 氣滯血瘀가 經脈을 막아 발생한 것이다.

⑤ 治則 : 行氣活血하여 通經脈한다.

⑥ 取穴 : 침으로 間使·三陰交를 瀉하였다.

⑦ 효과 : 첫 번째 진료 후 요통이 경감하였으며, 기침을 할 때 통증이 감소하였고, 이미 허리를 굽히고 물건을 질 수 있었다. 세 번째 진료 후 요통이 분명하게 감소하였다. 여섯 번째 진료로 치유되었다.

⑧ 방문 : 3개월 후 방문하여 확인한바 재발하지 않았다고 하였다. 1989년 6~8월에 침으로 슬관절 병변을 치료할 때 침으로 요통을 치료한 후 재발하지 않았다고 알려 주었다.

⑨ 按 : 그 脈證, 病因 및 病歷에 의거하면 이 例는 허리를 삔 것과 관련이 있으므로 筋脈을 손상하여 氣血이 막혀 통하지 않은 요통의 증후가 나타난 것이다. 기타 증후를 동반한 것이 없기 때문에 보통 치료하는 방법으로 치료하였다. 침으로 間使(行氣散滯)·三陰交(活血祛瘀)를 瀉하여 行氣活血함으로써 通暢經脈하여 효과를 거두게 된 것이다.

(7) 病例 7 腎虛腰痛

① 일반적인 사항 : 龔○○, 남, 35세, 省에서 南陽市 紅旗公社에 파견한 干部. 1971년 4월 28일 초진.

② 主訴 : 요통을 앓은 지 이미 10여 년이 되었다.

③ 현 病歷 : 철야하면서 오래 앉아 있어 피로한 후에 발생하였다. 10여 년간 허리 및 엉덩이 부위에 계속하여 동통이 있었으며, 힘을 쓰거나, 오래 앉아 있을 때나, 허리에 진동이 있거나, 피로하여 下肢를 주의하지 않는 등의 일들은 모두 요통을 가중시켰다. 평시에는 頭暈, 耳鳴, 不眠, 頭昏, 健忘, 반응이 느리고, 心悸, 몸이 피곤하고 힘이 없는 등의 증상이 있었다.

④ 辨證 : 腎精虧虛하여 筋脈失養한 증에 속하는 것으로 辨證하였다.

⑤ 治則 : 補腎壯腰.

⑥ 取穴 : 침으로 腎兪·氣海兪를 補하였다.

⑦ 효과 : 두 번째 진료 후 요통이 경감하였으나 힘을 쓸 수 없었다. 네 번째 진료 후 요부에 微痛만 있었다. 일곱 번째 진료 후 치유되었다.

⑧ 방문 : 1971년 7월 3일 본 科에서 침치료 후 요통이 치유되었다고 알려 왔다. 허리에 진동이 있을 때나 노동 시에도 역시 통증이 없다고 하였다.

⑨ 按 : 이 例는 腎精虧虛한 요통과 관련이 있다. 腰部는 腎의 府이며, 腎은 骨을 主하고 藏精하며 生髓한다. 腎精이 虧虛하면 骨髓가 충실하지 못하므로 요부에 筋脈을 영양하지 못하여 요통이 발생한다. 또한 위로는 腦를 받들지 못하므로 頭暈, 健忘이 나타난다. 임상 증상은 요통이 위주가 되므로 患處의 腎兪·氣海兪를 補하여 補腎壯腰하므로 효과를 거둔 것이다.

(8) 病例 8 氣血虧虛腰痛

① 일반적인 사항 : 張○○, 남, 61세, 南陽市 제7진료소 의사.

② 主訴 : 요통을 앓은 지 이미 1년여 되었다.

③ 현 病歷 : 1년여 동안 항상 腰痠空痛이 있었으며, 매번 노동으로 피로하거나, 음식을 적게 먹거나, 대변이 묽어지면 요통이 가중되고, 아울러 兩下肢에 痠軟無力이 나타났다. 평시에는 숨이 가빠 헐떡거리고, 頭暈 및 四肢가 무력하고, 心悸 등의 증상이 있었다. 舌淡苔白, 脈象細弱, 面色萎黃하였다. 매번 八珍湯을 복용하자 모두 통증이 경감하였다.

④ 辨證 : 증상은 氣血虧虛하여 筋脈을 영양하지 못해서 나타난 것으로 보았다.

⑤ 治則 : 補益氣血.

⑥ 取穴 : 침으로 合谷・三陰交를 취하여 補한다. 매번 격 1~2일에 침치료를 1회 하였다.

⑦ 효과 : 세 번째 진료 후 요통 및 兩下肢無力感이 분명하게 감소하였다. 다섯 번째 진료 후 腰痠空痛이 거의 치유되었으며, 兼證도 분명하게 호전되었다. 여덟 번째 치료로 치유되었다.

⑧ 방문 : 3개월이 지나 방문한 결과 침치료로 치유된 후 재발하지 않았다고 하였다.

⑨ 按 : 脈과 證 및 치료 경과를 총결집해서 보면 이 例는 氣血虧虛하여 筋脈을 영양하지 못해 발생한 요통의 증후에 해당한다. 氣澁하면 血濡한다. 氣血이 부족하면 筋脈을 영양하지 못하므로 腰痠空痛이 나타난다. 氣血虧虛하면 四肢에 힘이 없고, 心悸 및 頭暈이 나타난다. 일을 하여 피곤하면 氣를 손상하고, 음식을 먹는 것이 적고 변이 묽어지면 化源이 부족하게 된다. 즉 매번 일을 하여 피곤하고, 음식을 먹는 것이 적거나, 변이 묽어질 때는 요통이 가중되고, 하지가 약하고 힘이 없어진 것이다. 面色 및 舌과 脈의 변화로부터 八珍湯을 복용하고 효과를 거둔 것으로 볼 때 氣血虧虛에 속하는 것이 분명하다. 그러므로 辨證取穴에 있어서 補氣의 작용을 하는 合谷穴과 養血益脾의 작용을 하는 三陰交를 침으로 補한다. 그 氣를 한 번 補하고, 그 血을 한 번 養하면 氣血을 雙補하는 것이 되어 八珍湯의 효과와 유사하다. 치료는 그 證에서 탐문하고, 穴은 그 치

법에 의하고, 치법이 적당함을 얻으면 그 효과를 거두는 것은 손안에 있는 것과 같다.

(9) 病例 9 氣滯血瘀腰痛

① 일반적인 사항 : 王○○, 여, 30세. 1985년 5월 3일 초진.

② 主訴 : 요통을 앓은 지 이미 1개월여 되었다.

③ 현 病歷 : 1개월여 전 화를 낸 후 발생하였다. 화를 낸 즉시 요통이 나타났으며, 腰椎 및 腰筋이 짧은 시간 발생하는 수축성 劇痛이 있었으며, 수축성 劇痛을 따라 복부가 실룩거리며 움직였다. 기침, 재채기, 심호흡 및 허리를 옆으로 돌리는 동작을 할 때 요통이 더욱 심하여 활동에 제한을 받았다. 아침에 요부가 더욱 경직되었다. 음식량이 감소하고, 입맛도 좋지 않았다. 舌質暗, 舌質薄黃, 脈沈數弦하였다. 모 병원 내과응급실에서는 방광결석을 의심하였다. 제1차 X-ray 사진에서 결석이 나타났으며, 제2차 X-ray 사진에서는 결석이 없었다. 대・소변 및 혈액 소견은 모두 이상이 없었다. 부인과 검사에서 부인과병은 배제되었다. 정형외과 검사에서도 정형외과병은 배제되었다. 일찍이 10% 포도당수액을 매회 500ml씩 4회 맞고, 아울러 비타민 B_1・B_6와 에리드로마이신(erythromycin) 등의 약도 효과가 없었다. 腫瘤가 의심되어 화학검사를 하였으나 AFP는 음성이었다. 환자는 모 병원 내과응급실에서 진단이 불명하고, 약을 사용해도 효과가 없었으므로 침구치료를 받기 위하여 내원하였다.

④ 기왕력 : 1985년 1월 폐렴, 흉막염을 앓아 본원 내1과에 입원하여 2개월 치료하여 치유되어 퇴원하였다.

⑤ 辨證 : 氣滯血瘀하여 經脈失暢한 證에 속하는 것으로 辨證하였다.

⑥ 治則 : 疏肝理氣, 活血祛瘀한다.

⑦ 取穴과 효과

가. 첫 번째 진료 : 침으로 間使・三陰交를 瀉하여 行氣活血한다.

나. 두 번째 진료(4일) : 腰部의 脹痛이 감소하고, 오늘 第4・5 腰椎部痛이 느껴지는 것과 복부가 실룩거리며 움직이는 것이 연루되어 있었다. 침으로 間使・三陰交・太衝을 瀉하여 疏肝理氣, 活血止痛하였다.

다. 세 번째 진료(6일) : 상술한 증상이 분명하게 감소하여 腰部 활동이 자유자재로 되었다. 穴과 鍼의 手法은 두 번째 진료와 동일하였다.

라. 네 번째 진료(7일) : 요부가 약간 强硬함을 느꼈다. 穴과 鍼의 手法은 두 번째 진료와 동일하였다. 腰部患處에 艾條灸를 가하였다.

⑧ 방문 : 1985년 7월 12일 요통이 침치료로 치유 후 재발하지 않았다고 알려 왔다.

⑨ 按 : 이 예의 病因과 病機는 肝氣鬱結, 氣滯血瘀하여 經氣가 失暢하므로 발생한 요통이다. 기침, 재채기, 심호흡 및 허리를 돌리는 동작을 할 때 요통이 심했다. 또 腰部가 수축하는 모양이 있으면서 劇痛이 발생하는 것에 따라 복부가 실룩거리는 움직임이 있는 것은 經氣가 失暢함으로 인하여 筋脈이 조화로움을 잃어 그렇게 된 것이다. 舌質과 舌苔 및 脈象의 반응은 바로 氣血瘀滯의 徵이다. 그러므로 침으로 間使(行氣하여 氣가 가면 血 역시 가는 효과를 거둔 것이다)・太衝(疏肝理氣하는데 理氣하면 散滯止痛하고 또 血을 가게 할 수 있다)・三陰交(活血祛瘀, 通暢

經脈한다)를 취하여 瀉한다. 이것은 疏肝理氣, 活血散滯의 방법으로 효과를 거둔 것이다. 네 번째 진료 시 腰部患處에 灸를 한 것은 腰部經脈을 溫通하여 强硬한 것을 제거하는 의미가 있다.

(10) 病例 10 寒濕腎着腰痛

① 일반적인 사항 : ○○○, 남, 41세, 교사, 독일인. 1979년 10월 3일 초진.

② 主訴 : 腰痛 및 腰薦部가 沈重하고 冷痛이 있은 지 이미 6개월 정도 되었다.

③ 현 病歷 : 6개월 전 이사 시 긴장하여 일을 하면서 땀에 젖은 옷을 입은 채 갑자기 비를 맞고, 寒氣에 노출된 후 요통이 발생하였다. 당일 저녁 즉각 전신에 沈重痛이 발생하고 불편하였다. 그 다음날 또 요부 및 薦部에 冷痛을 느꼈으며, 이후 또 요부 주위(帶脈이 순행하는 곳)에 沈重感이 있고, 또 떨어지는 것 같은 감이 나타났다. 또 허리를 굽히고 펴기가 불편하였으며, 비를 맞거나 寒氣를 맞으면 더욱 가중되었으나 따뜻한 것을 만나면 편해졌다. 대소변 및 식사는 정상이었다. 舌苔薄膩, 脈沈하였으며 약간 느렸다. 일찍이 본 병원에서 전기치료를 하였으나 효과가 없었다. 요부의 X-ray 사진에서는 이상 소견이 없었다.

④ 과거력 : 좌골신경통을 앓은 지 2년 정도 되었으며, 10개월 전 본 科에서 침치료를 받고 치유되었으며 재발하지 않았다.

⑤ 辨證 : 寒濕痺阻하여 經脈失暢한 腎着病으로 변증하였다.

⑥ 治則 : 溫陽散寒除濕.

⑦ 取穴 : 腎兪・大腸兪에 瀉灸를 하고 모두 12회 침구치료를 하였

다. 그 가운데 3회는 命門穴을 가하였는데 溫熱感이 腰部 · 薦部 및 季肋部에 나누어 도달되었다. 매번 격 1~2일에 1회 침치료하였다.

⑧ 효과 : 네 번째 진료 후 요부 및 薦部의 冷痛이 경감하였으나 요부 주위(帶脈이 순행하는 곳)가 沈重하고 떨어지는 것 같은 감은 여전히 있었다. 일곱 번째 진료 후 요부와 薦部의 冷痛이 분명하게 감소하였으며, 요부 주위가 沈重하고 떨어지는 것과 같은 감도 경감하였다. 열 번째 진료 후 치유되었다. 열한 번째, 열두 번째 치료를 하여 치료 효과를 확고히 하였다.

⑨ 按 : 이 환자는 노동으로 땀이 나서 옷이 젖은 상태에서 다시 비를 맞아 찬 기운에 노출되어 요통이 발생한 것이다. 寒濕한 邪氣가 몸이 虛한 틈을 타고 침입하여 陽氣가 痺着하여 다니지 못하므로 腰薦部의 冷痛이 발생하고, 요부 주위 帶脈이 순행하는 곳이 沈重하고 떨어지는 감이 있었다. 비를 맞거나 추위를 맞으면 증상이 가중되었다. 이것은 寒邪가 다시 침입한 것으로 陽氣가 다니지 못하기 때문이다. 본 例는 바로 ≪金匱要略 · 五臟風寒積聚病脈證幷治≫에서 "腎着之病, 其人身體重, 腰中冷, 如坐水中, 形如水狀, 反不渴, 小便自利, 飮食如故, 病屬下焦, 身勞汗出, 衣裏冷濕, 久久得之, 腰以下冷痛, 腹中如帶五千錢, 甘姜苓朮湯主之"라고 한 腎着病이므로 腎兪 · 大腸兪 · 命門에 瀉灸를 한다. 이렇게 하면 溫陽散寒除濕하여 通暢經脈하는 법을 사용한 것이므로 효과를 거둘 수 있다.

4) 맺음말

(1) 病例 유추

예 1은 瘀血이 經脈을 阻滯한 證에 속한다. 三稜鍼을 사용하여 委中穴을 點刺하여 血絡을 출혈한다. 이것은 行血祛瘀하여 通經脈하는 법을 사용하여 효과를 거둔 것이다.

예 2는 濕熱이 經脈을 蘊鬱한 證에 속한다. 침으로 陽陵泉·三陰交 및 환부 腧穴인 氣海兪·大腸兪·三焦兪·膀胱兪 등의 穴을 瀉한다. 이것은 淸利濕熱하여 通經活絡하는 법을 사용하여 효과를 거둔 것이다.

예 3은 腎陽이 溫照筋脈을 상실하여 발생한 증에 속한다. 침으로 關元·命門을 補한다. 이것은 溫補眞陽의 법을 사용하여 효과를 거둔 것이다.

예 4는 腎虛한데 氣虛가 혼합된 요통증에 속한다. 침으로 太谿·復溜·合谷을 補한다. 이것은 益氣하는 방법을 佐로하여 효과를 거둔 것이다.

예 5는 寒濕이 經脈을 막아 발생한 증에 속한다. 침으로 大腸兪·阿是穴·腎兪·志室·肓門·胞肓 등 患部 腧穴에 따로따로 瀉法을 사용하고 燒山火法을 배합한다. 이것은 溫散寒濕하여 通暢經脈하는 법을 사용하여 효과를 거둔 것이다.

예 6은 氣滯血瘀하여 經脈이 失暢한 證에 속한다. 침으로 間使·三陰交를 瀉한다. 이것은 行氣活血하여 通暢經脈하는 방법을 사용하여 효과를 거둔 것이다.

예 7은 腎精虧虛하여 筋脈失養한 證에 속한다. 침으로 腎兪·氣海兪를 補한다. 이것은 補腎壯腰하는 법을 사용하여 효과를 거둔 것이다.

예 8은 氣血虧虛하여 筋脈失養한 證에 속한다. 침으로 合谷·三陰交를 補한다. 이것은 補益氣血하여 養筋脈하는 법을 사용하여 효과를 거둔 것이다.

예 9는 氣滯血瘀하여 經脈을 阻滯한 證에 속한다. 침으로 間使·三陰交·太衝 등을 瀉한다. 이것은 疏肝理氣하고, 活血散滯하여 효과를 거둔 것이다.

예 10은 寒濕留注한 腎着病에 속한 證이다. 腎兪·大腸兪에 瀉灸하고, 때로 命門을 첨가한다. 이것은 溫陽散寒하는 방법을 사용하여 효과를 거둔 것이다.

예 5·10은 모두 寒濕腰痛에 속한다. 그 병의 위치는 모두 腰部에 있으므로 모두 患處를 취혈하는 법을 사용한다. 전자는 燒山火法을 배합하고, 후자는 艾灸를 배합한다. 두 방법은 모두 溫散寒濕의 작용을 일으킨다.

예 6·9는 모두 氣滯血瘀하여 발생한 요통이나. 단 전자는 삐어서 발생한 것이고, 후자는 분노가 鬱滯되어 발생한 것이다. 病因이 다르므로 전자는 行氣活血 通經止痛하는 법을 사용하고, 후자는 疏肝理氣 活血止痛하는 방법을 사용한다.

예 3·7은 모두 腎虛腰痛이다. 단 전자는 腎陽不足으로 인한 것이고, 후자는 腎精虧虛한 것이므로 두 가지의 취혈과 치료원칙에도 다름이 있다.

(2) 辨證과 치료

① 辨證 : 당연히 그 病因 및 겸하고 있는 증상 혹은 증후군으로 辨證한다. 여기에서 주요 論治는 요통을 위주로 한 것이다. 이 때문에 반드시 요통 위주의 주요 증후를 분명하게 辨證한 것을 기초로 하여 寒熱虛實과 겸하여 나타난 증상 혹은 동반되는 증후군을 분명하게 변증한다. 비로소 證型이 분별되면 辨證施治한다. ≪景岳全書·腰痛≫에서는

요통의 변증에 대하여 매우 상세하며, 실제와 매우 들어맞으므로 다음과 같이 뒤에 수록하니 참고하기 바란다. 예를 들면 "腰痛證凡悠悠戚戚, 屢發不已者, 腎之虛也; 遇陰雨或久坐痛而重者, 濕也; 遇諸寒而痛, 或喜暖而惡寒者, 寒也; 遇諸熱而痛及喜寒而惡熱者, 熱也; 鬱怒而痛者, 氣之滯也; 憂愁思慮而痛者, 氣之虛也; 勞動卽痛者, 肝腎之衰也. 當辨其所因而治之" 같은 것이다.

② 치료 : 동통을 보고서 바로 止痛의 방법을 사용하는 것은 불가하며 동통을 제지해야 한다. 止痛은 이것의 목적이며 방법은 아니다. 관건은 어떤 치료 방법으로 止痛의 목적을 달성하였는가 하는 것이다. 10개 病例의 證型, 治則 및 選穴을 보면 반드시 그 病因 病機 및 證型의 다름에 근거하여 다른 치료 법칙을 시술하며, 유관 腧穴을 선택하여야 비로소 요통을 제지하는 목적을 능히 달성할 수 있다. ≪證治匯補 · 腰痛≫에서 "治惟補腎爲先, 而後隨邪之所見者以施治, 標急則治標, 本急則治本; 初痛宜疏邪滯, 理經隧, 久痛宜補眞元, 養血氣"라 하였다. 이것은 標本緩急을 분명하게 구분하여 마땅히 祛邪하고, 마땅히 扶正하는 치료 법칙을 말한 것이다. 임상에 대하여 상당한 지도적인 의의가 있다.

요통병이 되는 것을 총괄하면 요부의 經脈에 영양이 되지 않거나 막혀서, 혹은 溫照하는 기능이 소실되어 발생한다. 이 때문에 반드시 요부의 經脈에 영향을 주어 발병하는 근원을 찾아야만 비로소 分型을 辨證하여 치료를 진행할 수 있다.

5) 기타

(1) 효과가 좋지 못한 이유

이 병의 치료 효과가 좋은 것과 나쁜 것은 의사의 辨證, 治療原則, 選穴 등의 방면이 정확한가 여부 이외 또 환자가 설명하는 病情의 진실 여부에 따라 결정된다. 환자가 病因, 病狀을 설명하지 않거나, 혹은 그 기타 원인을 덮어버리는 것 모두 치료 효과에 영향을 준다.

예를 들면 임상에서 많이 보이는 遺精, 帶下 및 房事가 과도한 것을 환자가 부끄러워하여 말하지 않거나, 그 원인을 가볍게 여겨 말하지 않으면 왕왕 침치료를 오래 하여도 요통이 치유되지 않는다. 후에 원인을 물어 알고 난 후 치료법칙을 바꾸면 요통이 치료될 뿐만 아니라 遺精 혹은 帶下 역시 따라서 치유된다. 遺精이나 帶下 혹은 房事가 과도한 것 모두 요통을 일으키거나 요통이 치유되지 않도록 하는 중요한 원인이 된다. 만약 근본적인 치료를 따르지 않으면 요통은 매우 치료하기 어렵다.

만약 遺精(夢遺)이 오래되어 요통이 일어난 환자를 침으로 치료하는데 腎虛腰痛으로 보고 補腎하였더니 요통이 처음에는 가볍다가 후에 중하였다. 實證으로 치료하려고 瀉法으로 바꾸어 하였더니 요통 역시 가중되었다. 補法을 사용하니 요통은 호전되었으나 遺精은 가중되었으며, 가중된 遺精을 오래도록 치료하니 요통 역시 가중되었기 때문에 瀉法으로 바꾸었는데 요통은 虛에 속하기 때문에 瀉하니 더욱 심해졌다. 후에 遺精을 침으로 치료하여 遺精이 치유되자 요통 역시 따라서 치유되었다.

(2) 斷鍼埋鍼法

1954년 우리 병원에 일본의사 몇 명이 새로 파견되어 왔다. 그들은 비록 침구의사는 아니었으나 모두 침구에 대한 어느 정도 지식이 있었다. 그 가운데 한 의사가 완고한 요통을 앓은 지 몇 년 되어 일찍이 각종 치료 방법을 사용하였으나 효과가 없어 최후로 斷鍼埋鍼法을 사용하였다. 鍼體를 절단하여 腎兪·氣海兪穴 내에 머무르게 한 지 이미 10여 년이 되었다. 요통이 발생하지 않았을 뿐만 아니라 침을 절단한 곳 역시 통증의 고통이 없었다. 또한 침을 절단한 것 때문에 불량 반응이 일어나지도 않았다. 여기에 수록하여 많이 참고할 수 있도록 한다.

(3) 瘀血腰痛에 委中 放血의 이유

넘어지거나 삐거나 하여 筋脈을 손상하면 氣機가 막히고 血行이 원활하지 못하므로 瘀血性腰痛이 나타난다. 三稜鍼을 사용하여 委中에 있는 血絡을 출혈(약 1~3ml, 그 출혈의 양은 환자의 체질에 따라 정한다)시킨다. 이것은 '視其血絡, 刺出其血, 无令惡血得入于經, 以成其疾'의 뜻을 따른 것이다. 瘀血腰痛은 그 委中穴處에 있는 血絡이 暗紅紫色으로 굵게 노출되어 있으며, 혈색은 暗紅 혹은 黑紫色(특히 陽實體質에서)이다. 血絡을 點刺하여 출혈하면 泄血通絡하며 血行瘀散의 효과를 거둘 수 있다. 惡血(瘀血)이 腰部 經脈에 阻滯되지 않게 해야 하는데 그렇지 않으면 요통이 오래되어 치유되기 어렵다. 임상에서 瘀血腰痛에 瘀血을 치료하지 않거나 委中穴을 放血하지 않으면 요통이 오래도록 치유되지 않는 것을 많이 볼 수 있다.

(4) 腰椎骨質의 증식과 腰腿痛

骨質의 증식은 骨質의 퇴행성 변화로 연령이 증가함에 따라 성인에서는 점차 증가한다. 椎幹部 신체검사와 임상소견에 근거하면 대다수에서 腰椎의 골질 증식이 있어도 결코 腰腿痛의 임상 소견은 없으며, 역시 腰腿痛이 치유되어도 腰椎骨質의 증식은 여전히 존재한다. 이 때문에 이것은 결코 병리형태상의 진실이 반영된 것은 아니다. 병변 부위의 神經根이 압박 되었는가 아닌가 하는 것을 보아야 하는데 만약 이미 압박을 받으면 국부 연조직의 긴장과 경련을 치료하여야 한다. 치료를 통하여 滲出이 정지되고, 水腫이 흡수되게 하여 연조직의 긴장과 경련이 해소되어야 환자의 腰腿痛이 비로소 완해 혹은 치유된다.

(5) 요통에 帶下病이 겸하여 보이면 帶下를 먼저 치료

帶下病은 濕邪가 우선이 되며, 任帶脈이 먼저이고 대부분 脾腎經의 虛 혹은 肝經의 濕熱이 下注하였기 때문이다. 帶脈은 季脇에서 起始하여 요부를 한 번 돌아 約束하는 것을 총 관리한다. 腰部는 腎의 府가 된다. 그러므로 帶下病에는 가볍거나 중하거나 간에 요통 및 腰痠 증상을 볼 수 있다. 당연히 여성 요통 환자를 진단하고 치료하는 데는 마땅히 帶下病이 있는지 없는지 주의해서 알아본다. 만약 帶下病이 있으면 요통에 우선하여 帶下病을 먼저 치료한다. 帶下病이 치유되면 요통 역시 따라서 치유된다. 만약 帶下病이 치유되었는데 여전히 요통이 있으면 두 가지 病機가 하나로 섞여 있는 것이므로 다시 辨證하여 요통을 치료하여야 한다.

(6) 임상에서 만난 것들

① 무릇 요통이 있는데 기질성 병변이 없고, 또 虛虧와 風寒濕痺證이 없으며, 오래 치료하여도 효과가 없는 자는 당연히 가장 먼저 기침 혹은 재채기할 때 요통이 더 심한지 아닌지를 물어야 한다. 만약 그러하다면 비록 타박이나 삔 것으로 인한 것이 아니더라도 타박 혹은 삔 것으로 일어난 氣血瘀滯型 腰痛으로 치료한다. 침으로 間使·三陰交를 瀉하여 行氣活血함으로써 止痛하면 효과가 더욱 좋다.

② 무릇 증상 가운데 기침, 재채기 혹은 심호흡, 허리를 비틀어 돌리면 요통이 극렬한 자는 대부분 氣血瘀滯型腰痛에 속한다. 침으로 間使·三陰交를 瀉하여 行氣活血한다. 刺鍼 후 기침, 재채기 혹은 심호흡, 허리를 비틀어 돌리기를 해도 동통이 감소하지 않은 자는 마땅히 대부분 요추간판탈출, 腰椎腫瘤, 轉移된 瘤 등을 고려하여 진일보하게 실험실 및 방사선검사 혹은 轉科하여 확진해야 한다.

단순성 요통 환자는 風寒邪를 感受하지 않았기 때문에 기후 변화와 무관하다. 그리하여 다방면의 치료를 하여도 효과가 없으며, 침으로 환처를 취혈하여 치료를 하여도 효과가 없는 자는 마땅히 침으로 환처 腧穴을 瀉하고, 鍼上에 艾條를 가하여 灸를 하면 그것은 능히 溫通血脈하여 동통을 멈추게 한다.

3. 좌골신경통

1) 개요

좌골신경통은 좌골신경 통로 및 그 분포 구역 내의 동통을 말한다. 보통 足太陽膀胱經 혹은 足少陽膽經이 지나가는 순행 路線上에 통증이 나타난다. 이 병은 中醫學에서 '痺證', '腰腿痛'의 범주에 속한다. 그 病因과 病機는 서로 섞여 복잡하며 또 鍼灸臨床에서 흔히 보이는 질환이므로 독립적인 편을 만들어 토론하기로 한다.

침구는 原發性에 대하여 비교적 좋은 효과를 거둘 수 있다. 續發性으로 일어난 것에 속한 예를 들면 요추간판탈출증, 脊椎腫瘤, 척추결핵 등도 原發病 위주로 치료한다. 여기에서는 주로 원발성좌골신경통의 치료를 논한다.

이 병은 병인이 많고, 病機 역시 복잡하므로 증상을 대할 때 원인을 분명하게 조사하고, 辨證論治하며, 결코 단순하게 통증으로써 지통하는 것은 불가하며 通爲主로 하여야 한다.

임상표현 및 轉歸에 근거하면 이 병에는 寒濕阻滯, 氣滯脈絡, 氣滯血瘀, 氣血虧虛, 濕熱蘊鬱 및 腎精虧虛 등의 證型이 있다. 앞의 4개 證型이 많이 보인다. 이제 이상 몇 개 證型의 證治와 病案을 다음과 같이 나누어 설명한다.

2) 변증론치

이 병의 임상 표현은 대부분 한쪽 腰腿 부위에 잠시 동안 나타나거나 혹은 지속적인 동통이 있다. 대부분 腰・臀部 혹은 恥骨 부위에서 시작하여 大腿 後側, 小腿 후나 혹은 외측을 따라 足部에 이르는 放射性疼痛이 발생하여 하지에 痠困痛, 脹痛, 跳痛, 刺痛, 抽掣痛, 痲木痛 혹은 空痛, 灼熱痛 등이 나타났으며, 움직이면 가중되었다. 환자는 항상 편안한 자세를 유지하려고 하였다. SLRT는 양성이었다. 압통점은 第4・5腰椎棘突起 사이에서 수평으로 외측 1.5~2cm處와 오금, 小腿 外側 및 外踝 후 등에 있다. 病因, 病程, 疼痛 등의 특징과 동반한 증후군에 근거하여 證型을 구별하여 辨證施治한다.

단순히 鍼刺止痛의 방법을 사용하여 止痛하는 것은 불가하다. 證治治療는 주로 辨證取穴하여 整體治療 위주로 하며 患部 腧穴을 배합 취혈하는 것이다. 단순성동통에 속하며 證型이 없는 자는 患部取穴하여 對證治療 위주로 한다.

(1) 寒濕阻滯型

① 主證 : 腰部와 엉덩이 부위 經筋에 掣痛이 발생하여 아래로 내려가 大腿後側, 膝膕部, 小腿外側 및 足背外側으로 확산된다. 寒氣를 만나면 통증이 극렬하고, 患肢는 차갑게 느껴지며, 따뜻한 것을 만나면 편하다. 통증이 심하면 활동에 영향을 주는데, 비가 오거나 寒氣를 만나면 가중된다. 舌苔白膩, 舌質淡紅, 脈象弦緊 혹은 緩하다.

② 治則 : 散寒祛濕, 通經活絡한다.

③ 取穴 : 침으로 瀉하고 患肢의 環跳·陽陵泉·殷門·阿是穴에 灸를 가한다. 만약 腰腿部에 凉感이 있으며 동통이 극렬한 자는 患處의 痛點에 火罐을 가한다.

(2) 氣滯脈絡型

① 主證 : 좌골신경 부위 동통 이외 항상 持續性脹痛, 기침이나 심호흡 및 재채기 동작 시에 통증이 심해지며, 활동에 제한을 받는다. 舌苔薄白, 脈弦하다.

② 治則 : 行氣散滯, 通經活絡한다.

③ 取穴 : 침으로 間使와 患部에 관계있는 穴을 瀉한다.

(3) 氣滯血瘀型

① 主證 : 좌골신경 부위의 동통 이외에도 항상 脹痛·刺痛, 혹은 피가 쏟아지는 것과 같은 통증, 壓痛이 분명하고, 기침 및 재채기나 몸을 비트는 동작을 할 때 통증이 심해지며, 痛處가 이동하지 않고, 활동에 제한을 받는다. 舌苔薄白, 舌質紫暗, 脈象弦澁하다.

② 治則 : 行氣活血, 通暢經脈한다.

③ 取穴 : 질환을 앓은 지가 단시간이면 침으로 間使・三陰交를 瀉하여 行氣活血한다. 환자에게 심호흡 및 기침이나 몸을 비트는 동작을 시키면 동통이 즉시 경감될 수 있다. 질환을 앓은 지가 오래된 자는 上方의 환부와 관계있는 腧穴(通經活絡)을 침으로 瀉하는데 교대로 시술하여 원인과 결과를 아울러 치료한다.

(4) 氣血虧虛型

① 主證 : 좌골신경 부위 동통 이외에도 항상 持續性痠困痛과 痲木痛이 있으며, 按壓 시 통증이 감소하고, 활동이 무력하다. 舌淡, 舌苔薄白, 脈象沈弱 혹은 沈細하다. 혹은 氣血虧虛한 병증이 동반된다.

② 治則 : 補益氣血한다.

③ 取穴 : 침으로 合谷・三陰交를 補하여 補益氣血하면 八珍湯의 효과가 있다. 만약 本虛標實에 속하는 자는 上方의 환부와 관계있는 腧穴을 더불어 시술하면 通經活絡하는 방법을 응용한 것으로 동시 혹은 교대로 시술한다. 이것은 虛實을 아울러 치료하는 것이다.

만약 氣血虧虛에 속하고 實證을 끼고 있지 않은 자는 患部의 腧穴을 배합하여 취혈하는 것은 옳지 않다. 이것은 瀉하여 더욱 虛해지게 하고, 補하여 經氣를 易滯하게 하기 때문이다.

만약 補益氣血法을 홀로 사용하기 위하여 침으로 合谷・三陰交를 補한 경우 經氣를 峻補하거나 易滯할 것이 두렵다면 間使를 瀉하여 行氣한다. 이렇게 하면 通暢經氣의 利益도 있고, 또 峻補하여 滯塞에 이르게 하지도 않는다.

(5) 濕熱蘊鬱型

① 主證 : 좌골신경 부위 통증 이외에도 患肢가 沈重하며 熱感이 있고, 혹은 무겁고 떨어지는 것 같은 느낌과 微熱 그리고 통증이 있다. 舌體 後部는 黃膩, 舌質은 偏紅, 脈弦 혹은 濡數 혹은 滑數하다.

② 治則 : 淸利濕熱, 通經活絡한다.

③ 取穴 : 침으로 陰陵泉(透天凉法을 배합한다)과 患肢의 環跳・胞肓・阿是穴을 瀉한다. 濕熱 증상이 분명한 자는 이상의 患部 腧穴에 透天凉法을 가할 수 있다.

만약 脘部가 답답하고 음식 먹는 것이 좋지 않으며, 갈증이 나지만 물을 마시려 하지 않고, 소변이 황색이고 변비(혹은 溏), 전신이 무겁고 떨어지는 것과 같은 감이 있는 자는 침으로 曲池・陰陵泉・足三里 혹은 三陰交를 瀉하거나 혹 患部의 유관 腧穴을 취하여 瀉하는데 동시 혹은 교대로 시술하면 標本을 겸하여 치료하는 것이다.

이 型은 또 坐骨神經炎에서 많이 보이며, 대부분 熱重型 혹은 濕型보다 熱이 重하다. 만약 전신에 증상이 없는 자는 침으로 患肢의 環跳・委中(혹은 陽陵泉, 동통이 少陽經線에 있는 자에게 사용)・阿是穴을 瀉하는데 모두 透天凉法을 배합한다. 만약 血分에 熱이 있는 것이 보이는 자는 三陰交에 透天凉法을 배합하여 瀉한다. 濕熱 증상이 분명한 자는 陰陵泉을 배합하여 瀉한다.

(6) 腎精虧虛型

① 主證 : 좌골신경 부위 통증 이외에도 항상 腰脊疼痛을 동반하며, 발과 무릎에 힘이 없고, 患肢가 痠軟하며, 오래 서 있지

못하고, 추위를 두려워하며 다리가 차갑다. 舌苔薄白, 脈象沈遲하다.

② 治則 : 溫補腎陽, 塡補精血한다.

③ 取穴 : 침으로 關元·腎兪·太谿를 補하면 右歸飮의 효과가 있다. 患部의 腧穴을 배합하는 것은 不可한데, 補하는 것은 타당하지 않고, 瀉하는 것은 虛한 것을 돕는 것이다.

이외 肥大性脊椎炎으로 일어난 좌골신경통에서 첫 번째로 주의해야 할 것은 腰部의 腧穴 예를 들면 脊椎 옆의 痛點을 가하는 것이며, 두 번째로 주의해야 할 것은 辨證取穴 처방을 배합하여 치료하는 것이다.

髖骨(hip bone)부터 足에 이르는 腓骨外側 陽交穴부터 光明穴處에 脹痛, 痠困痛, 痲脹痛이 발생한 자는 대부분 頑固性坐骨神經痛에 속하므로 마땅히 침으로 患側의 環跳·陽陵泉·陽交·光明穴 등을 瀉한다. 만약 髖骨부터 股部에 이르는 동통은 소실되고 腓骨外側 陽交穴에서 光明穴에 이르기까지 脹痛, 痲木痛 혹은 痠困痛이 남아 있는 자는 陽交·光明 등의 혈 위주로 취혈한다.

이 병에서 만약 구체적인 동통 부위나 통점이 없는 자는 대부분 虛虧에 속하므로 통증으로 止痛하는 것은 불가하며, 單純止痛해야 하는데 이때는 證型이 같지 않은 데 근거하여 辨證取穴하며, 整體治療할 수 있다. 소수의 病例에서 환처에 劇痛이 있고, 누르면 통증이 감소하는데, 혹 體虛症狀을 동반하여 혹 實證으로 보고 치료하였으나 효과가 없으면 실은 虛虧性疼痛에 속한다. 이것을 단순히 劇痛이 있다하여 實로 보고 환부를 取穴하여 만약 瀉法을 시술하면 虛한 것을 虛하게 하는 폐단을 조성할 수 있다.

環跳는 이 병을 치료하는데 상용하는 유효혈이다. 鍼感이 經을 따라 足趾에 이르러 通經活絡, 驅邪散滯, 宣通氣血 등의 효과를 반드시 거둘 수 있게 해야 한다. 만약 전신증상이 없으면서 좌골신경통만 나타난 자는 이 穴을 침으로 瀉하는 대증치료를 한다. 혹 강자극을 하고 留鍼하지 않으면 역시 좋은 효과를 거둘 수 있다. 만약 효과가 없으면 그 동통이 있는 經線을 보고 腧穴을 선별하여 배합할 수 있다. 예를 들면 足少陽經線을 순행하는 자는 風市・陽陵泉・丘墟 등의 穴을 배합하여 瀉하고, 만약 足太陽經線을 순행하는 자는 殷門・委中・崑崙 등의 穴을 배합하여 瀉한다.

3) 임상례

(1) 病例 1 氣血虧虛하여 經脈失養한 경우

① 일반적인 사항 : 史○○, 여, 59세, 南陽市 解放路 135호 거주.

② 主訴 : 下肢痛을 앓은 지 이미 반년이 되었다.

③ 현 病歷 : 반년 전부터 左側腰薦部와 髖股(coxofemoral)部에서 아래를 향하여 坐骨神經線을 따라 足部까지 동통 마목감이 있었으며, 걸을 때 및 서 있을 때 가중되었다. 휴식 시에 동통이 완화되고, 기후 변화와는 무관하였다. 평시에 頭暈, 호흡이 가쁘고, 가슴이 뛰고, 소변은 黃濁하였다. 소변이 黃濁할 때는 하지통이 중하였다. 舌苔薄白, 脈象沈緩하였다. 일찍이 本 科에서 좌골신경통으로 환부 取穴하여 국부 치료하면서 通經活絡하는 방법을 사용하여 15회 침치료하였으나 효과가 좋지 못하였다. 이어서 中藥과 洋

藥으로 치료하였으나 역시 효과가 없었다. 기왕력으로 1964년 風濕性關節炎을 앓았으나 이미 치유되었다. 1964년 原發性高血壓을 앓아 지금까지 치유되지 않았다.

④ 辨證 : 氣血虧虛하여 經脈失養한 증에 속하는 것으로 辨證하였다.

⑤ 治則 : 補益氣血을 主로 하고 疏理氣機를 佐로 하였다.

⑥ 取穴 : 침으로 合谷・三陰交를 補하고, 間使를 瀉하였다. 매번 1~2일을 건너 1회 침치료하였다.

⑦ 효과 : 세 번째 진료 후 동통이 경감하였다. 일곱 번째 진료 후 坐骨神經痛이 분명하게 감소하였으며, 정신 상태도 호전되었다. 열 번째 진료 후 坐骨神經痛이 거의 치유되었으며, 동반된 증상들이 분명하게 호전되었다. 열두 번째 진료로 치유되었다.

⑧ 방문 : 침으로 치유하고 나서 반년이 되어도 재발하지 않았다고 하였다.

⑨ 按 : 이 예는 氣血虧虛에 속한 증후로서 經脈에 영양을 공급하지 못하여 발생한 坐骨神經痛이다. 앞에서 열다섯 번 患部取穴하여 通經活絡, 宣導氣血法을 시술한 것은 虛한데 實로 보고 치료하였기 때문에 효과를 거두지 못한 것이다. 이번에는 脈證, 病程 및 치료 경과에 의하여 辨證取穴을 바꾸고 整體治療하기 위하여 補益氣血을 主로 하면서 疏理氣機法을 佐로 하여 시술하였으므로 효과를 거둘 수 있었다. 침으로 合谷・三陰交를 補하였으므로 補益氣血의 작용이 있고, 間使穴을 배합하여 瀉한 목적은 疏理氣機를 佐로 하려는 데 있다. 이렇게 한 첫 번째 이유는 峻補하면 經氣가 澀滯할 것을 두려워하였기 때문이며, 두 번째는 동통이 반드시 氣機不暢한 滯를 끼고 있으므로 순수하게 補하

는 것은 불가하다 생각되어 佐를 겸하였다.

(2) 病例 2 氣血虧虛하여 筋脈失養한 경우

① 일반적인 사항 : 李○○, 남, 42세, 농민.

② 主訴 : 腰 및 下肢痛이 있은 지 2개월이 되었다.

③ 현 病歷 : 동통이 있는 부위는 腰部 및 右大腿 後側, 小腿外側이다. 걸으면 酸困無力하며, 비가 오거나 寒氣에 노출되면 重感이 있다. 氣短, 乏力 등의 증상을 동반하였다. 일찍이 止痛片 및 抗風濕藥物을 복용하였으나 효과가 나타나지 않았다. 肢體關節에 腫脹이나 변형이 없고, 舌質淡, 苔白, 脈細數하였다.

④ 辨證 : 氣血虧虛, 筋脈失養에 속하는 坐骨神經痛으로 辨證하였다.

⑤ 治則 : 補益氣血하여 筋脈得養한다.

⑥ 取穴 : 合谷·三陰交.

⑦ 操作 : 兩合谷·三陰交를 취한다. 鍼으로 補法을 시술하고, 격일 1회 치료한다.

⑧ 효과 : 위의 방법에 따라 8회 치료로써 치유되었다.

⑨ 按 : 이 병은 中醫의 '痺證' 着痺의 범주에 속한다. 환자는 타고난 체질이 허약하고, 坐骨神經이 走行하는 부위에 동통이 있으며, 아울러 乏力 및 氣短 등의 증상이 보였다. 氣血虧虛, 筋脈失養에 속하는 坐骨神經痛으로 辨證하였다. 그러므로 合谷·三陰交를 補하여 補益氣血하므로 筋脈得養하여 질병이 치유되었다.

(3) 病例 3 氣滯血瘀하여 經氣失暢한 경우

① 일반적인 사항 : 巴○○, 남, 51세, 南陽縣 外貿局 직공. 1980년

10월 4일 초진.

② 主訴 : 腰 및 下肢痛이 있은 지 이미 3년이 되었다. 재발한 지는 이미 30일이 되었다.

③ 현 病歷 : 3년 전 무거운 물건을 지고 腰部를 삐끗하였으며, 당시 좌측 요통이 있었고, 이어서 좌측 하지 足少陽經線을 따라 外踝處에 이르기까지 發作性 跳痛과 刺痛이 있었다. 허리 굽히기, 기침, 옆으로 돌리기, 다리 들고 걷기 등의 동작을 할 때 통증이 심하였으며, 수면에 영향을 주었다. 좌측 環跳·陽陵泉穴處에 壓痛이 분명하였는데, SLRT에서 양성이었다. 3년 이후 매번 일을 할 때 허리를 삔 후 재발하였다. 이번에도 재발한 지 이미 30일이 되었다. 洋醫에서 좌골신경통으로 진단하였다. 일찍이 中藥과 洋藥 및 單方藥으로 치료하였으나 효과가 현저하지 않았다. 1977년 요추 X-ray 검사에서 第2·4腰椎骨質이 증식되어 있었다.

④ 辨證 : 증상은 氣滯血瘀, 經氣失暢에 속하는 것으로 변증하였다.

⑤ 治則 : 行氣活血하여 經氣를 통하였다.

⑥ 取穴 : 침으로 間使·三陰交를 瀉하고, 격일 1회 침치료하였다.

⑦ 효과 : 두 번째 진료 후 기침 및 허리 옆으로 돌리기와 다리 들어 걷기 동작을 할 때 동통이 경감하여 능히 지팡이에 의지하여 걸을 수 있었다.

세 번째 진료 후 허리 옆으로 돌리기와 다리 들어 걷기 동작을 할 때 腰部에 겨우 微痛이 있을 정도여서 걸어와서 진료받았다.

다섯 번째 진료로 치유되었다.

⑧ 방문 : 1981년 7월 3일 침으로 치유된 후 재발하지 않았다고 하

였다.

⑨ 按 : 이 예는 氣滯血瘀型으로 변증하였다. 환자는 허리를 삐어 氣滯血瘀, 經氣失暢한 것과 관계가 있으므로 좌측 요 및 하지에 동통이 나타나고, 跳痛, 刺痛, 허리를 굽힐 때나, 기침을 할 때, 허리를 옆으로 돌릴 때, 다리를 들고 동작할 때 통증이 동반되었다. 침으로 間使(行氣하여 散滯)·三陰交(活血祛瘀함으로써 通經)를 瀉하여 行氣活血함으로써 經氣를 통하여 효과를 거두었다. 病機는 氣滯血瘀하여 經氣를 막아 발생한 것이므로 患部의 腧穴을 취하지 않고 通經活絡하여 그 標를 치료하였다. 行氣活血法을 시술한 것은 그 本을 치료하여 標病이 소실된 것이다.

(4) 病例 4 氣血이 雙虧한데 腎虛를 끼고 있는 경우

① 일반적인 사항 : 王○○, 남, 37세, 南陽市 二胶廠 職工. 1973년 9월 12일 초진.

② 主訴 : 腰 및 下肢痛이 있은 지 이미 2년이 되었다.

③ 현 病歷 : 원인이 분명하지 않게 좌측 요통이 나타났으며, 이후 左下肢痛이 나타났고, 아울러 左下肢 足太陽經線에 단단한 감이 나타났으며, 足少陽經線에 痲木이 나타났다. 다리를 들어 움직일 때 左側腰髋痛이 있고, 쪼그리고 앉았다가 일어 설 수 없으며, 걸을 때 갑자기 좌측 무릎이 軟해지는 감이 있고, 발이 걸려 쉽게 넘어졌다. 걸을 때 무력하고, 숨이 가쁘고, 頭暈, 심장이 뛰고, 몸이 피곤하며 힘이 없고, 꿈이 많고, 잠을 자려고 눕기 좋아 하고, 尿頻尿急, 排尿 시 무력하며, 항상 방울방울 떨어지는 감 등이 있었다. 脈象은 沈細無力하였다.

④ 辨證 : 증상은 氣血雙虧에 속하며 腎虛를 겸한 좌골신경통으로 변증하였다.

⑤ 治則 : 補益氣血, 補腎壯腰.

⑥ 取穴 : 첫 번째부터 열네 번째 진료는 침으로 合谷·三陰交를 補하여 補益氣血하고, 열다섯 번째부터 열일곱 번째 진료는 침으로 合谷·復溜(補腎의 작용이 있다)를 補하여 益氣補腎壯腰한다.

⑦ 효과 : 네 번째 진료 후 요통이 경감하였다. 여섯 번째 진료 후 소변의 횟수가 감소하였으며 배뇨 시 힘이 있고, 頭暈과 가슴이 뛰는 것이 감소하였다. 열세 번째 진료 후 거의 치유되었다. 열일곱 번째 진료로 치유되었다.

⑧ 방문 : 1974년 3월 15일 침으로 치유되었다고 알려 주었다.

⑨ 按 : 이 예는 氣血虧虛에 腎虛를 겸한 좌골신경통 증후와 관계가 있다. 氣血虧虛하여 筋脈을 失養하므로 左下肢에 동통이 나타나고, 좌측 무릎이 연약해지는 증상이 동반되고, 걸을 때 힘이 없었다. 숨이 가쁘고, 頭暈, 가슴이 뛰고, 잠을 자려고 눕기를 좋아하고, 몸이 피곤하며 무력한 등의 증상이 있었다. 氣虛에 腎虛不固가 합하였으므로 尿頻尿急, 排尿 시 힘이 없고, 배뇨가 깨끗하지 않고 항상 방울방울 떨어지는 감이 있었다. 脈象은 虛虧한 徵에 속하였다. 그러므로 첫 번째부터 열네 번째 진료는 補益氣血하는 법을 사용하여 침으로 合谷·三陰交를 補하여 효과를 거둔 것이다. 또 침으로 合谷을 補하여 補氣하며 膀胱氣化 기능을 도우므로 방광을 조절할 수 있다. 三陰交를 補하면 養血益脾하는데 특히 三陰交는 三陰經이 交會하는 穴이므로 脾肝腎을 補益하여 배뇨를 도운 것이다. 그러므로 여섯

번째 진료 후 소변횟수가 감소하고, 배뇨 시 힘이 있었다. 열다섯 번째에서 열일곱 번째 진료에는 침으로 合谷·復溜를 補하여 益氣補腎하였다. 이렇게 함으로써 좌골신경통이 거의 치유되는 상황 하에 三陰交를 復溜로 바꾸어 補腎한다. 補腎하여 방광을 조절하기 위해서는 合谷穴을 배합하면 尿頻尿急 및 배뇨 시 깨끗하지 못하고 항상 방울방울 떨어지는 것을 치료한다.

(5) 病例 5 氣滯血瘀하여 經脈이 失暢한 경우

① 일반적인 사항 : 張○○, 여, 36세, 南陽縣 潦河公社 潦河東大隊 거주. 1982년 1월 14일 초진.

② 主訴 : 下肢痛을 앓은 지 이미 한 달 정도 되었다. 1개월 전에 화를 낸 후 무거운 물건을 지고 나서 요통이 시작되었다. 이어서 左側下肢痛이 있고, 그 동통 부위는 左側臀部이며, 足太陽經을 따라 足跟部에 이르렀다. 기침, 심호흡, 허리 돌리기 및 다리를 들어 움직이는 동작을 하면 통증이 심하였으며, 患處는 跳痛·刺痛이 있어 걸음걸이 및 睡眠에 영향을 주었다. 일찍이 中藥으로 치료하였으나 효과가 없었다.

③ 辨證 : 氣滯血瘀하여 經脈이 失暢한 증에 속하였다.

④ 治則 : 行氣活血하여 經脈을 通暢한다.

⑤ 取穴 : 침으로 間使·三陰交를 瀉하여 行氣活血하고, 침으로 좌측 環跳穴(鍼感이 足少陽經을 순환하여 足部에 이른다)·委中(어떤 때는 殷門을 刺鍼한다)·承筋(때때로 承山으로 바꾼다)을 瀉하는 通暢經脈하는 법을 교대로 사용한다.

⑥ 효과 : 첫 번째 치료 후 기침 및 심호흡할 때 하지동통이 경감하였다. 두 번째 진료 후 患肢의 동통이 분명하게 감소하였으며, 몇 걸음을 걸을 수 있었다. 다섯 번째 진료 후 능히 300m를 걸을 수 있었다. 여덟 번째 진료 후 능히 500m를 걸을 수 있었다. 열여섯 번째 진료 후 거의 치유되었다. 열일곱 번째에서 스무 번째 진료로써 치료 효과를 확실히 하였다.

⑦ 방문 : 1982년 4월 10일 침으로 치유한 후 재발하지 않았다고 알려왔다.

⑧ 按 : 이 예는 肝氣鬱結하여 脈絡에 氣滯한데 다시 무거운 물건을 지면서 筋脈이 손상하여 瘀血이 停蓄하였기 때문에 氣滯血瘀하고, 經氣阻滯한 좌골신경통의 승후와 관계가 있다. 그러므로 整體治療를 위하여 行氣活血하는 방법과 患部를 取穴하여 通暢經脈하는 방법을 교대로 시술하였다. 이것은 因果를 아울러 치료하여 효과를 거두는 것이다. 이 예는 병을 앓은 시간이 짧은데 치료효과가 완만한 원인은 처음에 氣滯脈絡으로 인하여 經氣失暢한데 다시 무거운 물건을 들어 筋을 손상하고, 瘀血이 阻滯하여 병이 되었기 때문이다.

(6) 病例 6 寒濕痺阻한데 脾腎兩虛를 겸한 경우

① 일반적인 사항 : 張○○, 여, 38세, 南陽市 油廠 직공. 1976년 11월 10일 초진.

② 主訴 : 腰 및 右下肢痛이 있은 지 이미 1년여 되었다.

③ 현 病歷 : 1년여 전부터 腰部에 痠痛이 있고, 白帶下가 많았으며, 우측 腰 및 右下肢坐骨神經線 路線上에 서늘한 통증

이 있었다. 局部取穴하여 침구치료를 하자 좌골신경통이 분명하게 감소하였지만 腰部에는 여전히 痠困痛이 있고, 白帶下와 腹脹 및 便溏이 있으며, 대변은 하루에 3회 보았다. 평시에는 經期가 6~7일 앞 당겨졌으며, 매회 월경은 5~7일간 하였다. 舌苔는 薄白滑潤, 脈濡하였다. 근 몇 개월간 腰部에 痠痛 및 白帶下가 가중되었다.

④ 辨證 : 證은 寒濕痺阻하여 經脈失暢한데 脾腎兩虛한 증후가 겸해진 것에 속하였다.

⑤ 治則 : 가장 먼저 補腎健脾, 和中制濕한 다음에 溫散寒濕, 通暢經脈하는 방법을 사용하였다.

⑥ 取穴 : 첫 번째와 두 번째 진료에서는 침으로 腎兪・陰陵泉을 補하고, 足三里를 先少瀉後多補하였다. 세 번째에서 열여섯 번째 진료는 침으로 右環跳・環中・阿是穴을 瀉하고, 모두 鍼上에 艾條灸를 사용하여 溫經散寒祛濕하였다.

⑦ 효과 : 첫 번째 진료 후 요통 및 帶下가 경감하였다. 두 번째 진료 후 요통 및 帶下가 분명하게 경감하였다. 그러므로 세 번째부터 열여섯 번째 진료에서는 患部取穴로 바꾸어 좌골신경통을 치료하였다. 세 번째 진료 후 腰部는 아프지 않았으나 右下肢疼痛은 남아 있고, 휴식을 해도 여전히 통증이 있었다. 여섯 번째 진료 후 右下肢疼痛이 분명하게 감소하였다. 아홉 번째 진료 후 右下肢에 微痛이 있고, 능히 일을 할 수 있었다. 열여섯 번째 진료 후 치유되었다.

⑧ 방문 : 1978년 5월 28일 침으로 치유된 후 재발하지 않았다고 알려 주었다.

⑨ 按 : 이 예는 원래 腎虛腰痛을 앓고 있고, 帶脈이 조절 기능을 상실하고, 脾虛濕阻하여 帶下가 나타난 것이므로 가장 먼

저 補腎健脾制濕하는 방법을 사용한 것이다. 침으로 腎兪(補腎)·陰陵泉(健脾利濕)을 補하고, 足三里를 先少瀉後多補(和胃建中)하여 요통과 帶下가 분명하게 감소하기를 기다린 후 세 번째부터 열여섯 번째 치료에서 오직 좌골신경통을 치료하였다. 寒濕이 침입하여 經脈阻滯, 氣血不暢하여 발생한 요통이므로 患部를 取穴하여 溫經散寒, 通經活絡하는 방법으로 효과를 거두었다.

이런 종류는 먼저 補腎健脾, 和中制濕한 다음에 溫散寒濕, 通暢經脈하는 방법을 사용하는데 이전에 단순히 散寒通經하는 법을 사용하는 것과 비교하여 효과가 양호하다. 이것은 먼저 補虛扶正하므로 正이 勝하여 抗邪作用을 돕기 때문이다.

(7) 病例 7 寒濕이 經脈을 막아 經脈이 失暢한 경우

① 일반적인 사항 : 劉○○, 남, 63세, 唐河縣 別店公社, 肖朋大隊 肖朋村 거주. 1982년 4월 8일 초진.

② 主訴 : 하지에 凉痛을 앓은 지 이미 4년이 되었다.

③ 현 病歷 : 4년 전 일을 하여 땀을 흘리고, 휴식 시 바람이 부는 곳에 오래 앉아 있어 風寒을 맞은 후 요통이 발생하였다. 우측 髖股(coxofemoral)部에서 足少陽經線을 따라 凉痛이 足部에 이르러 걷는데 영향을 주었다. 활동을 하면 통증이 극렬하였으며, 때때로 뽑아드는 것 같은 劇痛이 있었고, 비를 맞거나 寒氣를 맞으면 가중되었다. 따뜻한 기운을 만나면 편안했다. 일찍이 中藥과 양약 및 전래의 單驗方을 오래도록 사용하였으나 효과가 없었다.

④ 辨證 : 증상은 寒邪가 經脈을 막아 經氣가 失暢한 것으로 辨證

하였다.

⑤ 治則 : 溫經散寒, 通暢經脈.

⑥ 取穴 : 침으로 우측 環跳(鍼感이 足少陽經線을 따라 아래로 내려가 足部에 도달된다)·陽陵泉·光明을 瀉하고, 모두 鍼上에 艾條灸를 가하였다. 매번 隔 1~2일에 1회 침치료하였다.

⑦ 효과 : 첫 번째 진료 후 右下肢의 凉痛이 경감하였다. 두 번째 진료 후 右髖部의 동통이 없었다. 세 번째 진료 후 치유되었다. 치료효과를 확실히 하기 위하여 네 번째 진료를 하였다.

⑧ 按 : 환자는 회갑을 넘겼으며, 寒熱을 참지 못하고, 邪氣의 침입도 받지 않았다. 일을 하여 땀을 흘리고 바람을 맞았는데 寒邪가 虛한 틈을 타고 經脈에 침입하여 經氣가 막혀 氣血의 운행이 不暢하여 우측하지에 凉痛이 나타났으며, 비가 오고 寒氣에 맞으면 증상이 가중되었다. 뽑아드는 것 같은 통증이 있고, 차가운 것을 만나면 수축되어 당기는 증상이 나타났다. 전신증상은 없었기 때문에 患部取穴하여 病所로 바로 전달되는 방법을 사용하였다. 침으로 瀉하고 右環跳·陽陵泉·光明 등 足少陽膽經腧穴에 灸를 가하여 溫經散寒, 通暢經脈함으로써 효과를 거둘 수 있었다.

(8) 病例 8 氣血瘀滯한데 氣血虧虛가 합해진 경우

① 일반적인 사항 : 朱○○, 남, 36세, 南陽市 鎖廠, 職工. 1970년 1월 18일 초진.

② 主訴 : 腰 및 下肢痛이 있은 지 이미 2개월 정도 되었다.

③ 현 病歷 : 2개월 전 腰部를 삐끗한 후 요통이 발생하였다. 左側 腰髖部부터 통증이 시작하였다. 기침, 재채기, 심호흡, 허

리 비틀기 등의 동작을 하면 통증이 심하였다. 후에 또 좌측 하지통이 나타났으며, 특히 小腿部에 혈액이 거꾸로 쏟아지는 것과 같은 극렬한 통증과 空痛이 교차하여 일어났고, 걷기 활동이 연약하게 느껴졌다. 口乾, 숨이 가쁘고, 힘이 없는 등의 증상이 동반되었다. 어떤 때는 두통도 있었다. 脈象은 沈弱하였다. 일찍이 行氣活血 약물로 오래도록 치료하였으나 분명한 효과를 보지 못하였다.

④ 辨證 : 증상은 氣血瘀滯, 經氣失暢한데 氣血虧虛, 經脈失養이 합해진 것으로 변증하였다.

⑤ 治則 : 가장 먼저 行氣活血로써 그 標實을 치료하고, 다음에 補益氣血하여 그 本虛를 치료하면 標本을 겸하여 치료한 것이 된다.

⑥ 取穴 : 첫 번째와 두 번째 진료에서는 침으로 三陰交・太衝을 瀉하여 行氣活血하였다. 세 번째에서 다섯 번째 진료에서는 침으로 合谷・三陰交를 補하여 補益氣血하였다. 매번 1~2일을 隔하여 1회 침치료하였다.

⑦ 효과 : 첫 번째 진료 후 기침과 허리를 비틀 때 腰髖疼痛이 경감하였다. 두 번째 진료 후 기침과 허리를 비트는 활동을 할 때 左側 腰髖痛이 이미 없었다. 네 번째 진료 후 좌측하지에 혈액이 쏟아지는 것과 같은 劇痛・空痛 및 걸을 때 軟하게 느껴지는 감이 이미 치유되었으며, 정신 상태도 좋았다. 다섯 번째 진료로 치유되었다.

⑧ 按 : 환자는 평소 몸이 건강하였으나 허리를 삐끗 한 후 氣血瘀滯, 經氣失暢하여 기침이나 허리 비틀기와 심호흡 및 재채기할 때 腰髖痛이 심하였다. 후에 行氣活血하는 약을 과다하게 복용하여 正氣를 손상하고, 氣血을 耗損하였다.

원래 氣血瘀滯가 있는데 經脈失暢하였으므로 腰髖痛이 치유되지 않았다. 또 좌측하지 특히 小腿部에 혈액이 쏟아지는 것과 같은 劇痛·空痛과 함께 걸으면 연약해지는 감을 느끼는 등 氣血虧虛의 좌골신경통 증후가 나타났다. 이 때문에 치료에서 가장 먼저 침으로 三陰交(活血祛瘀)·太衝(行氣散滯)을 瀉하여 行氣活血, 通暢經脈함으로써 그 標를 치료하였으며, 두 번째 진료 후 外實의 병이 緩解되었다. 세 번째 진료에서 다섯 번째 진료는 合谷(補氣)·三陰交(養血)를 침으로 補하여 補益氣血함으로써 그 內虛를 치료하였다. 먼저 그 邪氣를 제거한 후 그 正氣를 도우므로 標本을 겸하여 치료한 것으로 虛實을 같이 치료하여 효과를 보는 방법이다. 두 가지 方을 사용하는 것은 모두 辨證取穴, 整體治療한 것이다.

(9) 病例 9 濕熱蘊鬱하여 經脈이 失暢한 경우

① 일반적인 사항 : 李○○, 남, 38세, 湖北省 襄樊市 교외 거주. 1985년 7월 2일 진료.

② 主訴 : 腰 및 右下肢에 무겁고 피곤하며 떨어지는 것과 같은 통증이 있은 지 이미 6개월 되었다. 미세하게 열감이 있고, 그 동통 부위는 우측 腰髖部에서 足少陽經脈 순행 경로상에 있으며, 걷기가 곤란하고, 지팡이에 의지해야 겨우 걸을 수 있었다. 비가 오거나 寒氣에 맞으면 가중되었다. 惡心, 口苦, 갈증이 있으나 물을 마시려 하지 않고, 소변은 황색이며 便溏, 음식 먹으려는 생각이 없는 등의 증상이 있었다. 舌苔黃膩, 舌邊紅絳, 脈象濡數하였다. 일찍이 中藥 및 單方을 사용하여 寒濕性腰腿痛으로 치료하였는

데 치료하면 할수록 더욱 중하여졌다.

검사는 제4 · 5요추 우측에 壓通點이 분명하였고, SLRT에서 양성이었다. CBC 및 ESR과 ASO 모두 정상 범위에 속했다. 오늘 본원 정형외과로부터 전과되어 좌골신경통으로 침구치료를 받으러 왔다.

③ 과거 치료 경과 : 2개월 전 일찍이 本科에서 右環跳 · 陽陵泉 등의 혈을 취하여 침으로 瀉하고 '6. 26 治療機'를 배합하여 通電, 12회 치료하였으나 효과가 없었다.

④ 辨證 : 증상은 濕熱蘊鬱, 經脈失暢에 속한 것으로 변증하였다.

⑤ 治則 : 淸利濕熱, 和胃暢中.

⑥ 取穴 : 침으로 曲池 · 陰陵泉 · 足三里를 瀉하였다. 매번 1~3일을 隔하여 1회 침치료하였다.

⑦ 효과 : 세 번째 진료 후 우측 하지에 있던 무겁고 피곤하며 떨어지는 것과 같은 통증 및 미세하게 있던 熱感이 경감하였다. 惡心도 호전되었고, 먹는 음식량도 증가하였다. 여덟 번째 진료 후 우측 腰髖 및 우하지에 있던 무겁고 피곤하며 떨어지는 것과 같은 통증이 분명하게 감소하였다. 제4 · 5요추 右側旁에 있던 壓通點은 이제 분명하지 않았고, 舌苔薄黃하였으며, 동반된 증상 모두 다를 정도로 호전 혹은 경감되었다. 열두 번째 진료 후 이미 지팡이 없이 능히 600m를 걸을 수 있었으며, 동반 증상도 거의 치유되었다. 열네 번째 진료 후 치유되었다.

⑧ 방문 : 1986년 12월 5일 침치료 후 치유되어 재발하지 않았다고 하였다.

⑨ 按 : 이 예의 病因 病機는 濕熱의 邪氣가 經脈을 蘊鬱하여 經氣가 막혀 있으므로 氣血運行이 不暢하여 우측 요부 및 하

지가 무겁고 피곤하며 떨어지는 것과 같은 통증이 있으며, 미세하게 열감이 있어 걷는 데 영향을 주었다. 비가 오거나 寒氣를 맞으면 통증이 심해지는 것은 濕熱이 속박을 받기 때문이다. 濕熱邪가 中宮에 留滯하므로 惡心, 口苦, 음식을 먹을 생각이 없고, 갈증이 나도 물을 마시려 하지 않는 등의 증상이 나타났다. 濕熱이 下注하므로 소변이 황색이며, 便溏하였다. 舌質・舌苔와 脈象은 濕熱內蘊한 徵에 속하였다. 中藥 및 單方藥을 사용하여 寒濕性腰痛으로 보고 치료하여 그 病機를 어긋나게 하였으므로 치료하면 할수록 더욱 증상이 중해졌다. 이것은 濕熱邪를 더욱 도왔기 때문이다. 지금 整體治療를 하려고 辨證取穴하여 침으로 曲池(肌膚의 열을 맑게 함)・陰陵泉(利濕行濕)・足三里(和胃暢中하여 中宮의 濕熱을 치료)를 瀉하면 淸利濕熱, 和胃暢中의 방법으로 빠른 효과를 거둔 것이 된다.

과거 本科에서 患處를 취하여 病所에 바로 도달하게 經脈을 通暢하는 법으로 시술을 시작하여 12회 치료하였으나 무효였다. 이것은 처방이 證에 맞지 않았고, 法이 診斷에 맞지 않게 誤診誤治하였기 때문이다.

(10) 病例 10 腎精虧虛하여 經脈失養한 경우

① 일반적인 사항 : ○○○, 남, 40세, 교사, 독일인. 1978년 10월 23일 초진.

② 主訴 : 腰 및 下肢痛을 앓은 지 이미 2년이 되었다.

③ 현 病歷 : 2년 전 좌측 요부 및 하지동통이 시작되어 독일 모 병원에서 風濕性坐骨神經痛으로 진단받고 洋藥으로 3개월

치료하여 동통이 분명하게 감소하였다. 그러나 계속하여 치료하여도 더 이상의 효과는 나타나지 않았으며, 아울러 遺精이 나타났는데 그 빈도가 더욱더 빈번하였다. 좌측 요부 및 하지가 痠軟沈痛하였으며, 걸을 때 힘이 없고, 양발과 무릎이 痠軟하였다. 후에 또 독일 모 병원에서 좌골신경통으로 진단받고 치료하였으나 역시 효과가 없었다. 그래서 특별히 中國鍼灸專門家의 치료를 구하였다.

④ 현 증상 : 좌측 腰 및 下肢에 痠困痛이 있으며, 그 동통 부위는 腰部에서 足部에 이르렀으며, 足太陽經脈 路線上에 있다. 걸을 때 연약하며, 양측 발과 무릎이 무력하였다. 遺精은 매번 1~3일을 隔하여 1회 있었으며, 때때로 滑精이 있었다. 環跳穴에 壓痛이 분명하지 않았다. 多夢少寐, 心煩, 頭暈健忘, 양 눈에 昏花가 있고, 口咽乾燥, 소변은 약간 황색, 때때로 兩足跟痛 등의 증상이 동반 되었다. 脈象은 細數無力하였다.

⑤ 辨證 : 증상은 腎精虧虛하여 經脈失養한 좌골신경통에 陰虛火旺하여 心腎不交로 인한 遺精이 겸한 것으로 변증하였다.

⑥ 治則 : 가장 먼저 遺精을 치료하기 위해 滋陰淸火, 交通心腎한 연후에 補益精血하여 益經脈하였다.

⑦ 取穴 : 첫 번째부터 여덟 번째 치료는 침으로 神門을 瀉하고 復溜를 補하였다. 아홉 번째 치료는 上方에 太谿를 가하여 補하였다. 열 번째부터 열여덟 번째 진료는 침으로 三陰交와 太谿를 補하였다.

⑧ 효과 : 세 번째 진료 후 꿈을 많이 꾸고 잠이 적고 心煩한 증상이 경감하였으나, 좌측 腰部 및 下肢는 여전히 痠軟沈痛하였고, 양측 무릎과 발도 무력하였다. 여덟 번째 진료 후

꿈을 많이 꾸고 잠이 적으며 頭暈 및 양눈에 昏花 등이 나타나는 증상은 모두 경감하였으며, 遺精도 분명하게 감소하였다. 침치료 20일에 遺精이 3회로 줄었다. 열세 번째 진료 후 좌측 腰部 및 下肢의 痠軟沈痛이 분명하게 감소하였으며, 동반된 증상도 다를 정도로 호전 및 치유되었고, 침치료 30일에 이르자 滑精이 발생하지 않았다. 근 10일간 遺精이 없었으며, 정신 상태도 호전되었다. 열일곱 번째 진료 후 좌측 腰部 및 下肢의 痠軟沈痛이 거의 치유되었으며, 걷는데 兩下肢도 힘이 있었고, 동반된 증상도 거의 치유되었으며 40일에도 滑精이 발생하지 않았다. 근 20일간 遺精이 나타나지 않았다. 열여덟 번째 진료 후 치유되었다.

⑨ 방문 : 1979년 10월 3일에 와서 전에 요통으로 침치료하러 왔는데 그때 침치료로 요통이 치유되고 재발하지 않았다고 하였다.

⑩ 按 : 이 예는 처음에 좌골신경통을 앓아 洋藥을 사용하여 효과를 본 것은 方과 證이 맞았기 때문이다. 그 후 遺精이 나타나 精血이 손상되었으므로 洋藥이 효과가 없고 도리어 좌측 요부 및 하지에 痠軟沈痛이 나타나고, 발과 무릎에 힘이 없고 때때로 足跟痛 등의 腎精虧虛 증상이 나타났다. 침구치료를 할 때 임상 증상은 다음과 같았다. 陰虛火旺, 心腎不交로 遺精과 잠을 잘 못 자는 등의 증후군과 腎精虧虛로 經脈失養한 증상이 발생하였다. 후자는 전자의 원인이 되므로 가장 먼저 침으로 神門(淸心安神)을 瀉하고, 復溜(滋補腎陰)를 補하여 滋陰淸火, 交通心腎함으로써 黃連阿膠湯의 효과를 거두었다. 아홉 번째 진료에서는 太谿를

補하여 補腎固精함으로써 腎의 封藏 기능을 유익하게 하였다. 遺精과 滑精을 거의 조절할 수 있었으므로 열 번째에서 열여덟 번째 진료에서는 침으로 太谿(補腎)·三陰交(養血)를 補하여 補益精血함으로써 經脈을 유익하게 하는 법을 사용하였다. 이렇게 하여 좌골신경통을 치유하였을 뿐만 아니라 동반된 腎精虧虛의 증후 역시 치유되었다. 이런 치료 법칙은 바로 둑을 쌓아 물을 막고 둑을 튼튼하게 하는 本을 치료하는 방법이다.

4) 맺음말

(1) 病例 유추

例 1과 2의 證은 氣血虧虛하여 經脈失養한 증에 속한다. 침으로 合谷·三陰交를 補하고, 間使를 瀉하여 補益氣血함으로써 經脈을 유익하게 하며, 行氣하는 법을 佐로 하여 효과를 거둔 것이다.

例 3의 證은 氣滯血瘀하여 經氣失暢한 증에 속한다. 침으로 間使·三陰交를 瀉하여 行氣活血함으로써 효과를 거둔 것이다.

例 4의 證은 氣血虧虛한데 腎虛를 끼고 있는 증에 속한다. 침으로 合谷·三陰交·復溜를 補하여 補益氣血함으로써 經脈을 유익하게 하고, 補腎하는 법을 佐로 하여 효과를 거둔 것이다.

例 5의 證은 氣滯血瘀하여 經脈阻滯한 증에 속하므로 침으로 間使·三陰交를 瀉하여 行氣活血함으로써 經脈을 通暢하게 하고, 침으로 患部의 環跳·委中·承山을 瀉하여 通暢經脈하는 법을 교대로 시술함으로써 효과를 거둔 것이다.

例 6의 證은 寒濕痺阻하여 經脈失養하며 아울러 脾腎兩虛한 증을 겸한 것이다. 먼저 腎兪·陰陵泉을 補하고, 足三里를 먼저 少瀉한 후

多補하며, 후에 患部와 관계있는 腧穴을 침으로 瀉하고 灸를 가하여 먼저 補腎建脾, 和中制濕하고 후에 溫散寒濕, 通暢經脈하는 방법을 시술하여 효과를 거둔 것이다.

例 7의 證은 寒邪痺阻하여 經脈失暢한 증에 속한다. 患部의 環跳·陽陵泉·光明穴을 침으로 瀉하고 灸를 하여 溫經散寒, 通暢經脈하는 법을 시술함으로써 효과를 거둔 것이다.

例 8의 證은 氣滯血瘀하고 經氣失暢한데 氣血虧虛하여 經脈失養이 합해진 증에 속한다. 먼저 침으로 三陰交·太衝을 瀉하고, 후에 合谷·三陰交를 補하여 먼저 行氣活血함으로써 그 標實을 치료하고, 후에 補益氣血함으로써 그 本虛를 치료하는 방법으로 효과를 거둔 것이다.

例 9의 證은 濕熱蘊鬱하여 經脈失暢한 증에 속한다. 침으로 曲池(肌膚의 열을 해소함)·陰陵泉·足三里를 瀉하여 清利濕熱, 和胃暢中하는 법을 시술함으로써 효과를 거둔 것이다.

例 10의 證은 腎精虧虛하여 經脈失養한 좌골신경통에 腎虛火旺, 心腎不交하여 遺精이 나타난 것으로 겸증에 속한다. 먼저 침으로 神門을 瀉하고 復溜를 補한 후 침으로 三陰交·太谿를 補하여 먼저 滋陰清火, 交通心腎함으로써 遺精을 치료하고, 후에 補益精血함으로써 經脈을 유익하게 하여 효과를 거둔 것이다.

이상의 10개 病例를 보면 그 가운데 證型이 다르면 治則과 取穴處方 역시 다르다. 證型이 같지만 兼證이 다르면 그 治則과 取穴處方이 같고, 佐로 하는 治則과 取穴이 다르다.

(2) 사용 腧穴

辨證論治와 임상례 가운데 사용된 腧穴을 통계로 보면 다음과 같다.

① **辨證取穴** : 三陰交·合谷·間使·陰陵泉·足三里·太谿·腎兪·曲池·關元·復溜·太衝 등 11개 腧穴이며 앞의 8개 腧

穴을 비교적 상용하였다.

② **患部取穴**：環跳・陽陵泉・委中・風市・承山・阿是穴・環中・殷門・光明・陽交・丘墟・崑崙・承筋・胞肓 등 14개혈이며 앞의 9개 腧穴을 비교적 상용하였다.

5) 기타

(1) 痛則不通과 通則不痛

'痛則不通'과 '通則不痛'에서 전자는 病機를 지칭하는 말이며, 후자는 治則을 지칭하는 말이다. 이 병의 동통은 不通과 관계가 있으며, 不通하여 일어난 통증은 그 원인이 여러 방면에 걸쳐 있다. 어떤 종류의 원인이 동통을 조성하였는지 불문하고 반드시 經脈阻滯, 經氣不通한 이 하나의 病機가 존재한다. 氣滯, 血瘀, 寒凝, 熱鬱, 濕熱 등은 모두 經氣를 阻滯한다. 經氣不通을 점유하는 성분은 다르며, 그 동통의 정도도 다르고, 通暢經氣하기 위해 시행하는 방법 역시 다르다. 寒에 속하는지, 熱에 속하는지, 氣血에 있는지, 그것이 虛인지, 實인지, 혹은 寒熱이 섞여 있는지, 虛實이 아울러 보이는지, 혹은 氣滯血瘀 氣虛血滯한지, 혹은 實한 가운데 虛를 끼고 있는지, 虛한 가운데 實을 끼고 있는지 등 구체적인 정황에 근거하여 經氣通暢에 영향을 주는 원인을 식별하고, 主가 되는 것과 次가 되는 것을 가늠하여 補하는 가운데 通하는 것을 취하거나 通하는 가운데 補를 해야 한다. 즉 이것은 補하는 것이 많고 通하는 것이 적거나, 通하는 것이 많고 補하는 것이 적은 것이다. 이것은 通하지만 補하는 것이 없거나, 通함으로써 補하는 것이다. 이것은 溫中하면서 通을 겸하거나, 通하면서 溫을 겸하거나, 溫과 通을 겸하여 시술하는 것이다. 이것은 行氣 위주이거나, 行血 위주이거나, 行氣活血을 아울러 중시하는 등 구체적인 것을 시행을 하는 것이다.

氣血虧虛나 腎精虧虛나 肝腎不足에 속하여 經脈失養한 자는 마땅히 그 동통 정도를 보고 만약 동통이 비교적 분명한 자는 반드시 經氣阻滯의 성분이 있으므로 補益氣血, 補益精血, 補益肝腎하여 益經脈하는 처방을 사용하는 가운데 通暢經氣하는 법을 佐로 하여 補中하면서 통을 해야 한다.

(2) 임상에서 만나는 것들

① 무릇 이 병에 기질성병변이 없고, 또 虛虧 및 風寒濕痺證이 없는데 오래도록 치유되지 않는 자는 가장 먼저 기침, 심호흡 혹은 재채기할 때 동통이 있는지 없는지 重한지 여부를 물어야 하며, 만약 그렇다면 비록 타박이나 삔 것이 아니라도 역시 타박이나 삔 것으로 일어난 氣血瘀滯型으로 치료한다. 침으로 間使・三陰交를 瀉하여 行氣活血하여 止痛하면 효과가 매우 좋다.

② 무릇 증상에 기침, 재채기 혹은 심호흡 혹은 하지를 활동하면 동통이 극렬해지는 것이 나타나면 침으로 間使・三陰交를 瀉한다. 혹 침으로 患部 腧穴을 瀉하여 극렬한 통증이 감소하지 않는 자는 당연히 대부분 요추간판탈출, 腰部腫瘤, 전이된 암 혹은 髖關節의 기질성 병변 등을 고려하여 轉科하여 확진을 받거나 진일보된 검사를 받아야 한다.

③ 어떤 단순성좌골신경통 환자는 風寒濕邪를 맞지 않고, 또 기후변화와 무관하고, 여러 가지 처방과 의학적인 치료를 하여도 효과가 없는 자는 당연히 침으로 患部 腧穴을 瀉하고, 鍼上에 艾條로 灸를 가한다. 이것은 溫通血脈하여 止痛하기 때문에 왕왕 양호한 효과를 거둘 수 있다.

④ 어떤 환자의 主訴는 단순성좌골신경통으로 다른 불편함이 없으며, 침치료를 하면 당연히 효과가 있어야 하지만 효과가 없는 자

는 진일보하게 病情 혹은 病因을 물어봐야 한다. 왕왕 遺精 혹은 帶下 등의 병과 관계가 있는 경우가 있다. 이때에는 침으로 遺精 혹은 帶下를 치료하여 遺精 혹은 帶下가 치유되면 좌골신경통도 따라서 치유된다.

⑤ 腰椎骨의 증식으로 일어난 좌골신경통은 침으로 患肢側 腰椎骨質이 증식한 요추의 옆 혹은 壓通點處를 瀉하고, 環跳穴을 배합하여 瀉하면 왕왕 좋은 효과를 거둘 수 있다.

(3) 좌골신경염과의 감별

濕熱蘊鬱과 熱鬱經脈한 좌골신경통은 대부분 좌골신경염이 되어 좌골신경통을 일으키는데 임상에서 비교적 적게 보인다. 그래서 항상 소홀히 하므로 誤診 誤治하기 쉽다. 임상에서 나타나는 증상은 다음과 같다. 患肢가 沈重하며 熱痛, 혹 좌골신경 노선을 따라 微熱이 있는 동통이나 혹 灼熱과 같은 통증, 혹은 灼熱과 혈액이 쏟아지는 것과 같은 통증, 혹은 微熱이 있으면서 刺痛, 혹은 灼熱感이 있으면서 痲木이 있는 脹痛이 있으며, 통증이 있어 가까이 접근할 수 없다. 또 濕熱內盛 혹은 熱邪蘊鬱이 내재한 증후군을 동반한다. 辨證取穴은 대부분 淸利濕熱 혹은 淸熱凉血하는 腧穴을 배합한다. 患部取穴은 瀉法을 사용하며 透天凉法을 배합하여 患肢의 鬱熱을 淸宣하거나 患肢 經脈을 淸暢하여 효과를 거둔 것이다.

46. 李影의 腰痛 치료

李影(1938 ~)

男, 長春中醫學院附屬醫院 鍼灸主任醫師.

劉冠軍 編, 現代鍼灸醫案選, 北京, 人民衛生出版社, 1988 : 95-6.

1) 일반적인 사항

王○○, 남, 48세, 목공. 1979년 2월 28일 초진.

2) 개요

좌측 腰部 및 腿部에 지속적으로 바늘로 찌르는 것과 같은 통증이 하루가 있었다. 환자는 지난밤 寒氣에 접촉하고 나서 새벽에 갑자기 동통이 발작하여 참을 수 없어서 사람을 보내 차로 병원에 후송하였다. 오전에 연이어 시내에 있는 4개 병원에 가 모두 坐骨神經痛으로 진단 받고 대증치료를 받았으나 통증의 경감이 없어 오후 4시에 진료 받으러 왔다.

3) 검사

고통스러운 얼굴로 좌측 臀部에 바늘로 찌르는 것과 같은 동통과 아울러 大腿 후방으로 통증이 放散되어 신음을 그치지 않았고 下肢도 감히 움직일 수 없었다(다른 사람이 안아 들고서 입원실로 들어왔다). 秩邊·殷門·委中 등의 穴에 모두 壓痛이 있고, SLRT에서 양성, 舌淡苔薄白, 脈象沈緩하였다. 坐骨神經痛으로 진단하였다. 이것은 寒濕의 邪氣가 脊膂 사이에 침범하여 발생한 것이다.

4) 치법

溫經散寒, 活絡止痛法을 사용하였다.

5) 치료 및 경과

좌측 大腸兪 · 秩邊 · 殷門 · 委中을 취하여 瀉法을 사용하였다. 아울러 秩邊과 殷門 두 개 穴은 701電麻儀를 사용하여 通電治療하였다. 留鍼은 30분간하였다. 刺鍼으로 통증이 정지하자 拔鍼하였고, 환자는 스스로 차를 타고 집으로 돌아갔다.

두 번째 진료(2월 29일) 후 밤에 통증이 없었고, 단지 걸을 때 좌측 腿部가 조금 沈重한 감이 있고, 腰臀部가 酸重하고, 길을 약간 멀리 걸을 때 한번 웅크리고 앉아 있어야 한다고 호소하였다. 刺鍼 穴은 전과 같게 하였고, 효과를 확실하게 하기 위하여 中極을 가하여 刺鍼하고, 아울러 溫鍼灸法을 시술하였다. 모두 10여회 치료하자 증상이 없어지고 치유되었다. 1년 후 추적조사 하였으나 재발하지 않았다.

6) 按

이 병은 原發性坐骨神經痛으로 中醫에서는 '臀股風'이라 부른다. 그 발병은 寒濕의 邪氣가 膀胱經을 침범하여 脊膂에 머무르기 때문이다. 그 통증의 氣勢는 급하고, 아울러 膀胱經을 따라 放散한다. 그러므로 秩邊 · 委中 등의 穴處에 壓痛이 나타난다. 鍼刺는 모두 腰背 下肢 동통을 치료하는 膀胱經穴인 大腸兪 · 秩邊 · 殷門 · 委中을 취하여 刺鍼한다. 刺鍼을 하면 足太陽의 經氣를 통하고 조절하여 氣血이 通暢하므로 '通則不痛'한다. 中極은 膀胱經의 募穴이므로 溫鍼을 하면 膀胱經의 經氣를 통하고 조절할 뿐만 아니라 寒邪를 몰아내는 효과가 있다. 이 방법은 효과를 확실하게 하고, 만족할 만한 효과를 거두는 데 도움을 준다.

47. 李綽成의 腰肌勞損 치료

李綽成(1916 ~)

男, 漢族, 四川省 射洪縣 사람. 成都市 西城區 中醫醫院中醫主治醫師, 成都市 名老中醫.

呂景山 외 2인 주편, 單穴治病選萃, 中國 북경시, 人民衛生出版社, 2002 : 427.

1) 개요

痞根穴(第1・2腰椎 棘突起에서 옆으로 3.5寸處, 좌우 각 1穴)을 사용하여 腰肌勞損을 치료하였다. 50여 년 간 수천 건의 임상 실천을 통하여 모두 만족할 만한 효과를 거두었다. 재발한 자도 있었으나 다시 치료하면 역시 효과가 좋았다.

2) 조작

환자는 仆臥位를 취하고 3.5~4寸 毫鍼을 사용하여 穴位處에서 가장 통증이 심한 부위에 進鍼한다. 脊柱 방향을 향하여 45° 경사지게 2.5~3寸 정도 刺入하며, 麻感이 大腿와 膝 및 足으로 전도되게 한다. 다시 痞塊 부분에 艾條溫和懸灸를 15~30분간 한다. 灸가 局部를 紅潮가 되게 하고, 피부에 땀이 약간 나게 하면 더욱 좋다. 매번 5~10분 간격으로 鍼頭를 1회 진동하고, 拔鍼 후 다시 火罐을 시술한다. 매일 혹은 격일 1회 鍼治療하며, 8회가 1療程이 된다.

3) 전형적인 病例

① 일반적인 사항 : 周○○, 남, 56세. 1974년 4월 5일 진료하였다.

② 현 병력 및 증상 : 요통이 있은 지 10여 년이 되었다 가벼울 때는 항상 痛感이 있었으며, 重하면 바로 눕거나 엎드리며 돌려 누울 수가 없었다. 잠잔 후 몸을 뒤집고 침대에서 일어날 때 모두 통증이 있었고, 활동 후에는 통증이 경감하였다. 中藥과 양약을 장기간 복용하였으나 치유되지 않았다. ESR은 높게 치우쳐 있었으며, 나머지는 모두 이상이

없었다. 觸診을 하니 腰大筋痞根穴處에 敏感한 壓痛痞塊點이 있었다. 좌측과 비교하여 우측이 현저하였다.

③ 치료 및 경과 : 상술한 조작 방법에 따라 시술하면 鍼感이 양호하고 腿, 膝, 足에 傳導 되었다. 痞塊는 鍼治療에 따라 점차 축소되었으며, 痛感도 날로 감소하여 15회 치료로 완치되었다. 13년 후 방문하였는데 비록 古稀가 넘었으나 다시 재발하지 않았다.

48. 張士杰의 腰痛 치료

張士杰(1931 ~)

男, 漢族, 北京市 사람. 北京市鼓樓中醫醫院 鍼灸科 副主任醫師. 鍼灸에 長技가 있고, 太谿穴을 취하여 질병을 잘 치료하였다. 〈援物比類應用太谿〉, 〈中風淺識〉을 국제 침구 관련 학술회의에서 발표하였다.

張士杰 著, 古法鍼刺擧隅, 중국 북경, 화학공업출판사, 1995 : 41-4, 46, 63.

1. 坐骨神經痛

이 병은 좌골신경통로 및 그 분포 구역 내, 즉 臀部로부터 大腿 후방과 小腿 외측을 따라 遠端을 향하여 放散되는 동통이 있는 것을 말한다. 병인은 原發性과 續發性으로 나눌 수 있다. 原發性은 좌골신경염과 같은 것으로 주로 神經間質炎, 서늘한 기운을 맞거나 병소 감염과 관련이 있다. 續發性은 해당 신경 인근 조직의 병변과 연계하여 일어나는 것으로 그 손상받은 부위에 따라 또 다음과 같이 나눌 수 있다.

1) 根性坐骨神經痛

예를 들면 요추간판돌출(prolapse of lumbar intervertebral disc), 비대성척주염, 腰椎滑脫(lumbar spondylolisthesis), 요추결핵, 腰脊膜神經根炎, 馬尾 혹은 圓椎部位腫瘤 등은 모두 이것을 일으킬 수 있다.

2) 幹性坐骨神經痛

腰薦神經叢 및 坐骨神經幹 인근 병변으로 일어난 것, 예를 들면 薦腸關節炎(sacro-iliilis), 子宮附件炎(adnexitis), 髖關節炎(coxarthritis), 腫瘤, 姙娠 등은 모두 이것을 일으킬 수 있다.

이 병은 中醫 辨證을 하면 痺證의 범주에 속하며, 병의 위치는 膀胱經에 있다. ≪靈樞 · 經脈≫에서는 "膀胱足太陽之脈…是動則病…脊痛, 腰似折, 髀不可以屈, 膕如結, 踹如裂…是主筋 所生病者…項 · 背 · 腰 · 尻 · 膕 · 踹 · 脚皆痛"이라 하였다. 이 段의 묘사와 이 병은 매우 유사하다. 그러므로 병이 膀胱經에 위치한다고 할 수 있다. ≪靈樞≫

에는 '風痹'가 있고, ≪傷寒論≫에는 '濕痺'가 있다. ≪素問·痺論篇≫에는 "風寒濕三氣雜至合而爲痺也"라고 하였다. 그 機轉은 ≪靈樞·周痺≫에서 "風寒濕氣, 客于外分肉之間, 迫切而爲沫, 沫得寒則聚, 聚則排分肉而分裂也, 分裂則痛, 痛則神歸之, 神歸之則熱, 熱則痛解, 痛解則厥, 厥則他痺發"이라 한 것을 보면 痺가 비록 三氣가 섞여 된 것이지만 一氣 위주의 병이 된다는 것을 알 수 있다. 그 가운데 風氣가 勝한 것은 쉽게 멈춘다. 그러나 寒氣가 勝하여 발생한 痛痺는 寒이 陰邪가 되어 근육 근골 사이에서 머물러 凝結되어 흩어지지 않으므로 陽氣가 통행할 수 없어 통증이 발생한 것이므로 감당할 수가 없다. 그리고 濕氣가 勝하여 된 着痺는 濕邪가 흘러들어와 더하여 이동하지 않으므로 혹 동통이 있거나 頑麻不仁하는데 모두 치료되기 어려운 질환이다. 그리고 坐骨神經痛은 도리어 대부분 寒이 濕痺를 끼고 있는 것에 속한다. 이 병의 치료는 ≪素問·痺論篇≫의 "經脈之分, 各有所發, 各隨其過, 則病瘳也"라는 원칙에 근거하고, ≪靈樞·厥病≫의 "足髀不可擧, 側而取之; 在樞合中, 以員利鍼, 大鍼不可刺"에 따라 가장 먼저 太陽少陽이 相合하는 髀樞穴(즉 環跳穴)을 選穴할 수 있다. 刺鍼에는 援物比類法을 이용하고, ≪靈樞·周痺≫의 "痛從上下者, 先刺其下以過之, 後刺其上以脫之"를 참고하여 먼저 崑崙을 刺鍼한 후 環跳穴을 刺鍼한다. 이하 原發性과 續發性坐骨神經痛 각 1례를 들어 토론한다.

3) 임상병례

(1) 병례 1

① 일반적인 사항 : 王某, 남, 25세, 간부.

② 현 병력 및 증상 : 1967년 겨울 어느 날 갑자기 下背部酸痛 및 腰部僵直感을 느끼고 몸을 돌리자 左臀部를 따라 아래를

향하여 내려가 大腿後側 및 오금, 小腿外側과 아울러 遠端을 향하여 방산되는 극렬한 동통이 나타났다. 小腿外側과 足背部에 한동안 심한 燒灼感 및 刺鍼한 것과 같은 동통이 동반되어 조금도 운동을 하거나 동작을 할 수 없었다. 수면 시에는 단지 健側을 아래로 내리고 患側의 股膝關節을 약간 굽힐 수 있었다. 북경 모 의원에서 坐骨神經炎으로 진단 받았으며, 2주간 치료 받아 小腿外側 및 足背部의 燒灼感이 이미 조금 없어진 이외 나머지 증상들은 여전하였다.

③ 검사 : 바로 설 때 몸은 健側을 향하여 경사지고, 下肢는 股膝關節을 조금 굽히고, 발을 감히 착지하지 못하였다. 脊柱는 健側을 향하여 볼록하게 하고, 左側 坐骨이 섭하는 부위, 股關節 후방, 오금, 腓骨小頭 및 外踝後方과 腓腸筋部 모두에 분명한 壓痛, SLRT(+), 그리고 SLRT할 때 膝關節을 굴곡하면 동통이 소실, 小腿의 筋力이 輕度 減退, 踝反射가 분명하게 약화하였다.

④ 진단 : 足太陽膀胱經에 寒과 濕痺가 겸한 것으로 진단하였다.

⑤ 치료 : 먼저 崑崙에 刺鍼하고 나서 후에 環跳를 刺鍼하고 寒한 자는 熱法을 사용하였다. ≪內經≫의 鍼下熱法과 관계 있는 것을 사용하였다. 天·地·人 三部로 나누어 呼氣 시 內鍼하여 가볍게 천천히 刺入하는데 人部에 이르면 九陽數를 행한다. 그런 후에 힘 있게 鍼을 進鍼하고 나서 힘을 빼고 천천히 鍼을 들어 올리는(緊按慢提) 동작을 三回하고 寒하면 留鍼하는데 고요하게 오래 留鍼한다. 補를 기대한다면 반드시 무엇인가 얻은 것 같은 느낌이 있으면 氣가 조절된 것이므로 吸氣 시 빠르게 拔鍼한다. 만약 氣

가 느리게 도달하거나 반응이 없으면 그 숫자에 구애됨이 없이 手技를 행하여 ≪靈樞・終始≫에서 말한 것처럼 "補則益實, 實者脈大如其故而益堅"하기를 기다렸다가 그친다. 이러한 이유는 아마도 이러한 예가 多喜, 多怒, 數怒하다가 쉽게 해소되어 重陽이 되고 陰人에서 자못 많기 때문이다. 그러므로 陰陽의 離合이 어려워 神이 능히 먼저 다니지 못하고, 氣至 역시 느리게 된 것이다. 모두 16회 鍼刺하여 병이 치유되었다.

(2) 병례 2

① 일반적인 사항 : 吳某, 남, 56세, 점원.

② 현 병력 및 증상 : 1983년 가을이 끝나갈 때 허리를 굽히고 무거운 물건을 옮기고 난 후 下背部痛, 腰酸 및 腰部僵直이 나타났다. 모 병원에서 척추관절병으로 진단받고 약물과 물리치료를 2개월 받았으나 병이 호전되지 않았을 뿐만 아니라 동통이 도리어 腰部부터 아래를 향하여 大腿後側, 小腿外側 및 足踝部로 放散되었다. 기침, 재채기, 힘쓸 때 혹은 허리를 굽힐 때 통증이 더욱 극렬하였다. 누울 때는 동통이 완화되고 앉으면 加重되었으며, 심지어 걸을 때 더욱 불편하여 즉시 우리 병원에 내원하였다.

③ 검사 : 제4・5요추 부위의 棘突起 間隙과 横突起에 모두 壓痛이 있었다, 腰椎의 前彎曲이 소실되었고, 薦脊筋痙攣, 背部운동 제한, 腰椎는 患側을 향하여 彎曲, SLRT(+), 小腿外側 및 足背部의 피부 감각 감퇴, 足背 및 拇趾背伸 혹 跖屈筋 힘의 약화, 踝反射 소실, 좌골신경 경로상에 경미한 압통이 있었다.

④ 진단 : 腎陽虛乏으로 火가 土를 生하지 못하여 土가 水를 제어하지 못하므로 水濕이 膀胱經에 凝滯한 寒夾濕痺로 진단하였다.

⑤ 치료 및 경과 : 앞의 예와 같은 방법을 사용하여 10여 회 刺鍼하였다. 비록 병이 緩解가 되었으나 때때로 輕하였다가 때때로 重하였다. 그 원인을 살펴보니 拔鍼하고서 養生하지 아니하여 발생한 것이었으므로 휴식하게 하였다. 刺鍼이 10여 회에 미치지 못했는데도 모든 증상이 소실되었다.

2. 原發性肌筋膜綜合證

① 일반적인 사항 : 劉某, 여, 45세.

② 현 병력 및 증상 : 항상 허리를 굽혀서 하는 일을 2년 정도 하고서 腰背部 疼痛이 발생하였다. 지금은 비록 일하는 자세를 바꾸었으나 疼痛이 여전히 있으며, 腰背部의 활동 기능에 분명하게 장애가 있었다. 薦棘筋(sacrospinal muscle)을 따라 여러 곳에서 긴 밧줄 모양의 肥厚한 筋肉 및 膜이 만져지지만 분명한 壓痛은 없었다. ≪靈樞・經筋≫에서는 "足太陽之筋, … 上挾脊上項"이라 하였다.

③ 치료 : 援物比類.

양측 崑崙을 취하여 刺鍼하자 통증이 날로 경감하여 모두 12회 刺鍼으로 치유되었다.

참고

援物比類 : ≪素問 · 示從容論篇≫에서 詳見.

3. 急性腰部損傷

① 일반적인 사항 : 王某, 여, 32세.

② 현 병력 및 증상 : 새벽에 일어나면서 갑자기 腰部 捻挫를 당하여 바로 요통이 발생하였으며, 다음날 통증이 극렬하여 눕거나 엎드리거나 몸을 돌릴 수 없고, 다니기가 곤란하였다. 腰部 근육에 분명한 硬結이 나타나고, 腰$_{14,15}$椎間隙과 棘突起 및 양측에 분명한 壓痛이 나타나 腰部 활동에 제한을 받았다. 腰는 腎의 府라 하였고, ≪靈樞 · 經脈≫에서는 "膀胱足太陽之脈…循肩髆內, 挾脊抵腰中, 入循膂, 絡腎屬膀胱"이라 하였다.

③ 치료 : 援物比類.
양측 崑崙穴에 刺鍼하자 병은 즉시 반 정도가 소실하였고, 2회 치료로 치유되었다.

4. 梨狀筋(piriformis m.)綜合證

① 일반적인 사항 : 潘某, 남, 28세.

② 현 병력 및 증상 : 外地로부터 북경으로 여행을 와서 결혼하였

다. 부부관계 시 자세가 부적당하여 하지에 捻挫가 있는 느낌을 자각하였고, 또 風邪를 맞은 다음 즉시 左側臀部 깊은 곳에서 酸脹疼痛과 아울러 臀部를 따라 小腹部 및 大腿外側을 향하여 放散痛이 있었다. 會陰部에 불편감이 있고, 陰囊과 睾丸 역시 疼痛이 있고, 陰痿가 와 발기가 되지 않았다. 梨狀筋 走行 부위에 분명한 壓痛이 있으며, SLRT에서 60° 以前에는 疼痛이 분명하게 있다가 60°가 넘으면 도리어 경쾌하였다. ≪靈樞・經脈≫에서 "膀胱足太陽之脈…其支者, 從腰中下挾脊貫臀"이라 하였고, ≪靈樞・經別≫에서 "足太陽之正…其一道下尻五寸, 別入于肛, 屬于膀胱, 散之腎"이라 하였다.

③ 치료 : 援物比類.

患側 崑崙에 刺鍼하니 즉시 痛症이 멎었다.

49. 鄭魁山의 腰脚痛 치료

鄭魁山(1918 ~)

男, 漢族, 河北省 安國縣 사람. 甘肅中醫學院 鍼灸科 명예주임, 교수. 中國鍼灸學會 理事. 일찍이 鄭毓琳으로부터 배움. 이어서 河北中醫實驗所, 中國中醫研究院 鍼灸研究所, 甘肅中醫學院에서 의료, 과학연구 및 교육 업무에 종사하여 풍부한 침구 임상 경험을 쌓았다. 저서로는 ≪鍼灸集錦≫, ≪子午流注與靈龜八法≫ 등 3部의 著作 약 60萬 字가 있다. 발표 논문으로는 〈對熱補, 凉瀉鍼刺手法的實驗觀察〉 등 49편 약 15萬 字가 있다. 학술상 鍼刺手法, 子午流注, 靈龜八法의 연구 응용과 八法을 응용한 疑難雜病 치료에 특기가 있다.

鄭魁山 編著, 鄭氏鍼灸全集, 중국 북경, 인민위생출판사, 2000 : 448-55, 656, 659.

1. 脊椎炎

이 병은 일종의 만성진행성 관절 질환이다. 中醫學에서 요통의 범주에 속한다. 대부분 正氣不足한데 風·寒·濕 三氣가 虛한 틈을 타고 들어와 발생한 것이다.

1) 主症

脊椎와 腰背部에 痠痛, 筋肉萎縮, 壓痛, 척추강직성기형, 운동장애가 있다.

2) 治療

① 頸椎 : 天柱·風池·大椎·大杼·風門에 刺鍼한다.
② 胸椎 : 大椎·身柱·大杼·風門·心兪·至陽·膈兪·肝兪·脊中에 刺鍼한다.
③ 腰椎 : 命門·腎兪·關元兪에 刺鍼한다.
④ 薦椎 : 關元兪·腰陽關·膀胱兪·八髎·腰兪·秩邊·環跳에 刺鍼한다.

이상 穴位에 熱補法을 사용하고 留鍼하지는 않는다. 이렇게 하면 補益肝腎, 祛風散寒, 通利關節, 活血止痛의 효과가 있다.

1956년 中醫研究院 鍼灸研究所에서 집계한 총 33례 가운데 유효율 93.9%, 치유율 42.4%였다. 早期 치료하면 효과가 좋았으며, 晩期 척추강직증의 치료 효과는 좋지 않았다.

3) 임상병례

(1) 병례 1

① 일반적인 사항 : 朱○○, 남, 41세, 약제사. 腰腿痛이 있은 지 2년이 되어 1953년 10월 16일 내원하였다.

② 현 병력 : 환자는 1951년 5월 요통과 左腿痛이 시작되어 1952년 증상이 점가 가중되었다. 1952년 12월부터 1953년 10월 協和醫院 腦系科와 骨科에서 검사하였다. X-ray 촬영 6~7차에서 腰薦椎關節炎, 坐骨神經痛으로 진단하였다. 일찍이 살리실산나트륨과 비타민을 복용하였고, 아울러 組織療法, 전기치료, 이온투입법을 사용하여 장시간 각종 치료법을 사용하였으나 빈번히 腰腿痠痛을 느끼고, 허리를 굽힐 수 없었으며, 쪼그려 앉을 수도 없어 서서 변을 본지가 이미 2년이 되었다. 특히 날씨가 흐리면 疼痛이 더욱 극렬하여 진료를 받으러 왔다.

③ 검사 : 身體瘦弱, 舌質淡, 舌苔薄白, 脈沈緊, 脈搏 분당 72회, 혈압 16.0/10.4kPa(註 : 1kPa = 7.501mmHg), 心·肺·肝·脾는 이상 소견이 보이지 않았다. 第2腰椎부터 第2薦椎까지 약간 부종이 있고, 紅色發赤은 없고. 壓痛, 左臀部筋肉肥大, 右臀部筋肉萎縮이 있었다.

④ 변증 : 腎氣素虛, 風寒濕 侵襲으로 변증하였다.

⑤ 치법 : 補腎强腰, 祛風散寒, 通利關節의 치법을 채택하여 치료하였다.

⑥ 치료 및 경과 : 脊中·命門·腎兪·關元兪·膀胱兪·秩邊을 취하여 進火補法을 사용하여 매일 1회 치료하였다. 鍼治療를 5회하자 疼痛이 감소하여 쪼그려 앉을 수 있어 대변

시의 고통이 해소되었다. 치료 2개월, 鍼治療 40회에 이르자 疼痛이 거의 소실되어 능히 허리를 굽힐 수 있고, 쪼그려 앉을 수 있어 출근하여 일을 시작하였다. 이후 매 주 1~2회 침치료하면서 한편으로 치료하고 한편으로 관찰하였다. 모두 7개월 치료하면서 또 20회 침치료하여 총 침치료한 횟수는 60회였다. 증상이 회복되어 건강하게 생활하였다. 동시에 臀部의 근육이 점차 정상으로 회복되었다. 1955년 12월 3일 X-ray 촬영에서 병변이 발견되지 않았다.

(2) 병례 2

① 일반적인 사항 : 張○○, 남, 38세, 幹部. 腰脊椎疼痛이 있은 지 10년이 되어 1954년 2월 17일 내원하였다.

② 현 병력 : 환자는 1943년 전신관절통이 있는 가운데 腰部脊椎部가 더욱 심하였으며, 침대에 누워 1년 정도 일어나지 못하였다. 3년간 요양하여 증상이 경감하였으나 때때로 좋아졌다가 나빠지는 증상이 이미 10여 년이 되었다. 1953년 증상이 다시 발생하여 전보다 더욱 심하였다.

③ 주요 증상 : 腰部痠痛, 兩下肢無力, 어떤 때는 저절로 다리가 흔들리고, 항상 심장 박동이 불규칙하고, 頭痛, 不眠이 있으며, 피곤하며 힘이 없었다. 우측 腰部의 근육 위축이 있어 湖南湘雅醫院에서 風濕性關節炎으로 진단받았다. 潮濕한 지역에서는 치료할 방법이 없고 반드시 건조한 지역으로 옮겨 장기 요양을 하여야 할 것으로 인식하였다. 그리하여 북경으로 와 協和醫院에 입원하여 각과 의사들이 돌아가면서 진료하고, 전후 X-ray 사진을 20장 찍고 腰薦部關節炎으로 진단하였다. 일찍이 내복약과 각종 요법으로 치료

하였으며, 아울러 北戴河로 가서 요양하면서 頭痛과 심장 박동은 호전되었으나 腰薦部 疼痛과 腿痛 등은 분명한 호전이 없었다. 근래 모든 脊椎部 痠痛이 있고, 특히 腰部가 더욱 심하고, 시큰시큰하며 피로하였다. 兩腿痠痛無力, 피로 시 양다리가 저절로 제멋대로 떨며 파동을 일으켰으며, 음식감소, 소화불량 증상이 있어 내원하였다.

④ 검사 : 面色潮紅, 舌質淡, 苔薄白, 脈沈遲, 脈搏 분당 68회, 혈압 12.7/6.67kPa(註 : 1kPa = 7.501mmHg), 心肺肝脾에는 이상이 보이지 않았다. 腰薦椎의 彎曲이 고르지 않고, 腰薦部 근육 위축이 있고, 피부는 윤택하지 않고 황색이며, 허리를 굽히기가 곤란하였다.

⑤ 변증 : 腎氣不足한데 風寒濕이 침범한 것으로 변증하였다.

⑥ 치법 : 補腎培元, 祛風散寒, 舒筋利節의 방법으로 치료하였다.

⑦ 치료 및 경과 : 肝兪・腎兪・關元兪・命門・次髎를 취하여 進火補法을 사용하였다. 치료 20일, 鍼治療 13회가 되자 背部에 조각조각 紅點(充血點)이 나타나고, 피부에는 가려움이 나타나면서 요통은 즉시 정지하였다. 계속하여 2개월 치료하면서 침치료 39회에 도달하자 전신의 동통이 완전히 소실하였다. 날씨 변화 시에도 역시 불편감이 발생하지 않았고, 출근하여 일을 할 수 있었다. 단지 환자의 질병이 너무 오래되어 身體가 과도하게 쇠약하였기 때문에 일을 오래하고, 머리를 너무 많이 쓰면 피곤하고 腰痠感을 느껴서 이후 매주 1회 침치료하면서 5월말까지 관찰하였다. 총 42회 치료하자 腰薦部의 근육 위축 상태가 호전되어 腰部의 彎曲이 자유롭고, 정신적인 면이나 체력적인 면이 많이 호전되어 건강을 회복하였다. 계속적인 관찰을

위하여 통상적인 연락 이외 1955년 8월 X-ray 검사를 1회 하였으나 병변이 발견되지 않았다. 최근 연락하니 평소와 같이 일을 하고 있으며, 腰部筋肉은 이미 정상을 회복하였다고 하였다.

2. 坐骨神經痛

이 병은 일종의 증상을 보고 진단한 것으로 원발성과 속발성으로 구분할 수 있다. 대부분이 요추간판병변, 요추관절 및 고관절병변으로 인하여 속발한다. 中醫學의 痺症 범주에 속한다. 대부분 肝腎不足, 勞損 및 風寒濕이 침범하여 발생한다.

1) 主症

동통이 臀部와 大腿 후면으로부터 小腿 外側 혹은 後側을 향하여 내려가 足跟部에 이른다. 몸을 뒤집거나 허리를 굽히거나 쪼그려 앉거나 걷기가 모두 힘들었다. 臀點・委中・承山穴 등에 壓痛이 있고, SLRT가 양성이었다.

2) 治療

秩邊・阿是穴에 刺鍼하여 燒山火法을 사용하고, 留鍼은 10~20분 하였다. 혹은 腰椎穿刺하여 鍼을 '穴位埋線'함으로써 經絡을 소통하였다.

風寒濕으로 인한 것(기후 변화가 극렬하면)은 胞肓・風市・承山・

飛揚을 배합, 燒山火法을 사용하여 祛風散寒한다. 勞損으로 인한 것(염좌, 타박으로 인한 손상, 혹은 근육 위축, 아울러 피로 遺精이 보이면)은 腎兪·關元兪·環跳·陽陵泉을 배합, 熱補法을 사용하여 補益肝腎, 舒筋活血한다. 추간판탈출로 인한 것은 병변 부위의 穴位를 취하여 燒山火法을 사용하여 活血散瘀한다.

1964년 3월 中醫研究院 西苑醫院에서 燒山火法을 사용하여 치료한 총 57례 가운데 유효율 98.3%, 치유율 31.6%였다. 효과를 보인 것은 평균 2.7회, 치유는 13.3회였다. 1973년 2월 成縣醫院에서 '穴位埋線'을 사용하여 치료한 총 71례 가운데 유효율은 98.6%였다. 평균 1.1회에서 효과를 보였고, 치유율은 33.8%였다. 평균 4.1회에서 치유되었다. 風寒濕과 勞損으로 인한 것은 치료 효과가 비교적 높았다. 추간판탈출로 인한 것은 치료 효과가 비교적 낮았다.

3) 임상병례

(1) 병례 1

① 일반적인 사항 : 柯○○, 남, 52세, 유아원 幹部. 腰腿痛이 있은 지 1개월이 되어 1962년 3월 26일 내원하였다.

② 현 병력 : 환자는 1개월 전 찬 기운을 맞은 후 右下肢痲木感과 脹感을 느껴 휴식을 취해도 소실되지 않았다. 거의 3~4일이 되어 우측 사타구니 통증이 극렬해지고, 몸을 뒤집을 수 없고, 다리를 굽힐 수 없어 스스로 신을 벗을 수도 없었다.

③ 검사 : 허리를 굽히는 것이 45°도 되지 않고, 右側臀部疼痛이 있었다. 後伸과 측만은 영향을 받지 않았다. 右下肢는 걸을 때 약간 跛行이 있었고, 척추 활동 범위는 정상이었다. 腰

部와 엉덩이 부위 紅腫은 없었으며, 右臀點과 居髎・環跳 등에는 분명한 壓痛이 있었다. 아울러 大腿를 향하여 放散痛이 있으며, 4字 test와 SLRT에서는 陽性이었다. 膝腱反射와 深淺感覺에는 이상이 보이지 않았다. 舌苔는 淡黃, 脈弦, 우측은 비교적 細하였다.

④ 변증 : 風寒이 足太陽經으로 侵襲한 것으로 변증하였다.

⑤ 치법 : 祛風散寒, 疏通經絡, 溫筋鎭痛의 치법을 사용하였다.

⑥ 치료 및 경과 : 우측 秩邊・居髎・環跳・風市・飛揚을 취하여 燒山火法을 사용하고, 留鍼은 10~20분, 隔日 1회 치료하였다. 1회 침치료하였으나 우측 사타구니와 다리에 燒痛이 있어 능히 누를 수 없었다. 반일이 경과하자 점차 통증이 소실하였다. 3회 침치료하자 壓通點이 거의 소실되고, 활동할 수 있었다. 4字 test와 SLRT에서 陰性이었다. 치료효과를 공고히 하기 위하여 또 2회 침치료하였다. 치유되자 진료를 중지하였다. 6개월 경과 후 확인하였으나 재발하지 않았다.

(2) 병례 2

① 일반적인 사항 : 鄭○○, 남, 44세, 軍幹部. 腰腿痛이 있은 지 5년이 되어 1962년 7월 6일 내원하였다.

② 현 병력 : 환자는 20세에 군에 들어가 행군과 작전으로 피곤한 생활을 하여 줄곧 정신과 체력이 좋지 않았다. 1957년 7월 寒風을 맞은 후 左腿痛이 발생하여 부대의원에서 좌골신경통으로 진단, 전기치료, 水治療 및 침구치료를 받고 즉시 치유되었다. 1958년 봄에 다시 발생하여 위와 같은 방법으로 치료하여 동통이 비록 경감하였으나 이후 左腿

외측의 知覺이 둔하고, 다리가 점차 가늘고 연해져 보행이 곤란하였다. 寒冷한 기운을 만나면 증상이 심하였다. 근 1주일간 동통이 심하고, 걷기, 쪼그려 앉기를 하면 腰腿部가 모두 통증이 있었다.

③ 검사 : 척추의 기형은 없고, 腰部에도 紅腫이나 壓痛이 없으며, 腰部 前屈 45° 시 좌측 臀部에 동통이 있었다. 後伸 및 側彎에는 영향을 받지 않았고, 左腿 근육은 우측에 비하여 위축되어 분명하게 가늘어져 있었다. 좌측 坐大骨孔이 있는 부위에 분명한 壓痛이 있고, 아울러 大腿 후방을 향하여 放散되었다. SLRT 시 양성 반응이 나타났고, 舌苔淡黃, 脈弦細하였다.

④ 변증 : 腎氣素虛, 風寒外侵으로 변증하였다.

⑤ 치법 : 補腎强腰, 祛風散寒, 疏通經絡法을 사용하였다.

⑥ 치료 및 경과 : 兩腎兪·關元兪, 左秩邊·飛揚을 취하여 燒山火法을 사용하였다. 留鍼하지 않았다. 침치료 2회 후 동통이 경감하였다. 침치료 3회 후 쪼그려 앉아도 통증이 없었다. 상술한 穴位에서 腎兪를 減하고, 環跳를 加하였다. 陽陵泉은 8월 15일까지 치료하여 침치료 17회가 되자 증상이 소실하여 腰腿 활동이 자유롭고, SLRT가 음성이었다. 단지 근육 위축은 분명한 회복이 없었으나 진료를 중지하였다. 3개월 후 확인하였으나 재발하지 않았다.

(3) **병례** 3

① 일반적인 사항 : 楊○○, 남, 34세, 농민. 左腿痛이 1개월여 되어 1972년 11월 11일 내원하였다.

② 현 병력 : 환자는 같은 해 10월 초 갑자기 左臀部 및 左腿部에 통

증이 발생하여 걷지 못하고, 허리를 굽힐 수도 없었다. ○○위생소에서 페니실린 주사와 침구치료를 받았으나 동통이 경감되지 않았다. 날씨가 흐리고 비가 오면 상태가 더욱 심하여 몸을 뒤집기가 힘들고, 쪼그려 앉기, 발걸음을 내디디기, 기침, 재채기할 때 극렬한 통증이 발생하였다.

③ 검사 : 허리를 앞으로 굽힐 수 없고, SLRT와 4字 test에서 양성이었다. 左胞肓 · 秩邊 · 委中 · 承筋 · 承山 등의 穴에 분명한 壓痛이 있었다.

④ 변증 : 風寒濕이 膀胱經에 侵襲한 것으로 변증하였다.

⑤ 치법 : 祛風散寒, 疏通經絡하는 치법을 사용하였다.

⑥ 치료 및 경과 : 左側胞肓 · 秩邊 · 承筋 · 承山 등의 穴에 7일에 1회 埋線하였다. 埋線 2회 후 동통이 거의 소실되었다. 이후 위의 穴에서 承筋穴을 생략하고 계속하여 2회 埋線하였다. 2회 치료 후 증상이 소실되어 치료를 종료하였다. 12월 28일 다시 조사하였으나 정상으로 회복되었다. 1973년 1월 30일 확인하였으나 재발하지 않았다.

3. 腰肌勞損

이 병은 대부분 急性外傷으로 인한 후유증이다. 많이 보이는 것은 부적당하고 과도한 어떤 동작으로 인하여 軟組織이 손상 받아 근육의 起始點 혹은 근막, 인대, 관절낭 및 연골 등 조직에 무균성염증이 발생하여 동통이 발생한 것이다. 中醫學의 傷筋, 腰痛의 범주에 속한다. 대부분 腎虛, 勞損 및 風寒濕 外邪가 침범하여 발생한 것이다.

1) 主症

① 초기형 : 腰部 혹 臀部의 동통이 극렬하고, 활동 제한, 腰脊筋痙攣이 있다. 어떤 것은 放散痛이 下肢에 이르고, 허리를 옆으로 돌릴 수 없고, 腰臀部 軟組織 부근에 솜뭉치와 같은 條索狀 腫物이 있고, 壓痛이 분명하다.

② 만성형 : 腰部 혹은 臀部에 동통이 있으며, 때때로 가벼워졌다가 때때로 심해진다. 어떤 것은 酸痛, 脹痛, 錐痛, 鈍前, 放射性痛이 있으며, 활동에 제한을 받고, 척추는 측만기형이 있고, 腰背部痙攣, 腰臀部軟組織 부근을 누르면 서로 다르게 조금 딱딱한 結節狀 혹은 條索狀 腫物이 있고, 분명한 壓痛이 있다.

2) 치료

① 초기형 : 關元兪・志室을 취하여 燒山火法을 사용하며, 留鍼하지 않는다. 拔鍼 후 手小節에 刺鍼하여 平補平瀉法을 사용하며, 30분간 留鍼한다. 留鍼중 3~5분마다 1회 行鍼한다. 한편으로는 조작하고, 한편으로는 腰部를 활동한다. 환자에게 점차 腰部와 下肢를 활동하게 한다. 이렇게 하면 活血化瘀, 疏經止痛한다.

② 만성형 : 志室・腎兪・秩邊・阿是穴를 취하여 燒山火法을 사용하며, 10~20분 留鍼한다. 이로써 補腎培元, 理氣活血, 舒筋利節한다.

腰筋에 硬結, 條索狀 腫物이 있으며, 結節과 條索狀 종물의 邊緣에 進鍼하여 燒山火法을 사용하면 消堅散結한다.

局部가 청자색이고 瘀血이 있는 것은 膈兪·肝兪를 배합하여 平補平瀉法을 사용하면 活血化瘀한다. 下肢로 放射痛이 있어 행동이 불편하면 秩邊·環跳를 취하여 平補平瀉法을 사용하면 疏經止痛한다.

3) 임상병례

(1) 병례 1 : 초기형

① 일반적인 사항 : 魯○○, 여, 18세, 북경대학 학생. 요통으로 인하여 3일간 옆으로 허리를 돌리거나 움직일 수 없어 1962년 4월 23일 입원하였다.

② 현 병력 : 환자는 3년 전 농촌에서 농작물 베는 일을 20여 일간하여 노력으로 인한 피로가 과도한 후 腰部筋肉痛을 느꼈다. 아울러 左側膝關節과 伸側筋肉痛이 동반되었다. 날씨가 더우면 비교적 통증이 가벼웠으나, 기후 변화가 있거나 혹 겨울에 날씨가 寒冷하면 동통이 더욱 심해졌다. 발병 후 병원에서 腰肌勞損으로 진단받고 中藥과 양약을 복용하고, 貼膏藥과 外部藥 등으로 장기 치료하여 동통이 감소하였다. 그러다가 3일 전 걸려 넘어지면서 腰部가 손상되어 요통이 더욱 심해져 움직일 수 없어 입원하였다.

③ 검사 : 腰部 좌측에 6×5cm 정도되는 피부 표면이 거친 腫脹으로 홍색을 띠고 痂皮가 형성되어 있었다. 좌측 志室穴 피하를 어루만지면 3×12cm 정도되는 마치 솜뭉치와 같은 軟質의 條索狀 腫物이 있고, 壓痛이 분명하게 나타났다. 第10胸椎에서 第2腰椎는 弓背狀이 나타나고 좌측으로 彎曲되어 있었다. 腰部는 前彎과 左右側彎 활동이 양호하

였다. 後伸 시 동통을 느꼈다. 腰椎$_{1\sim3}$棘突起를 두드리면 통증이 있었으나 四肢 활동은 자유로웠다. 신경검사상 이상 소견은 나타나지 않았다. X-ray에서는 胸$_{12}$椎 左側肋骨이 右側에 비해 분명하게 짧아져 있었다. 모든 椎體와 다른 것들은 이상이 없었다. 舌苔薄白, 脈沈細하였다.

④ 진단 및 변증 : 洋醫에서는 腰肌勞損으로 진단하였다. 中醫는 腎氣素虛, 勞累過度, 損傷經筋으로 辨證하였다.

⑤ 치법 : 補腎振陽, 活血化瘀, 舒筋止痛法을 사용하였다.

⑥ 치료 및 경과 : 腎兪・志室・關元兪를 취하여 燒山火法을 사용하고, 留鍼하지 않았다. 拔鍼 후 手小節을 취하여 平補平瀉法을 사용하였으며 5분에 1회 行鍼하였다. 한편으로 조작하고 한편으로 환자가 腰部를 활동하게 하였다. 刺鍼 후 腰部疼痛이 경감하였다. 隔日 1회 鍼治療하였으며, 鍼治療 3회한 후 요통이 분명하게 감소하고 능히 활동할 수 있었다. 環跳・陽陵泉을 추가하여 刺鍼하였다. 9회 鍼治療 후 腰腿痛이 소실되고, 腰部의 腫物이 점차 감소하였으며, 壓痛이 벌써 많이 소실되었다. 곧 腎兪・關元兪・志室로 바꾸어 取穴하여 6월 11일까지 치료하여 鍼治療 횟수가 20회에 도달하자 요통과 腫物이 완전히 소실하였고, 각종 활동이 자유로웠다. 진료를 멈추고 10일간 관찰하였는데 이상이 없어 6월 26일 치유되어 퇴원하였다. 같은 해 9월 환자가 보내 온 편지를 받으니 다시 재발하지 않았다고 했다.

(2) 병례 2 : 만성형

① 일반적인 사항 : 李○○, 남, 32세, 中央党校 노동자. 요통이 반

복 발생한 지 11년이 되어 1961년 10월 29일 입원하였다.

② 현 병력 : 환자는 1950년 밭에 나가 일을 하다가 허리를 상하여 腰腿痛으로 활동할 수 없었다. 2~3개월 치료하여 점차 회복되었으나 힘든 일을 하면 바로 요통이 있었다. 어제 뽕밭에 나가 뽕잎을 딸 때 땅에 앉아 쉬다가 일어날 때 갑자기 허리에서 극렬한 통증이 나타나 걸을 수 없었다. 당시 두 사람이 부축하여 병원 의무실에 데리고 와 진통제를 주사하고, 中藥과 양약을 복용하였으나 효과가 나타나지 않아 입원하였다.

③ 검사 : 체온 36°, 舌苔白膩, 脈沈遲, 맥박 60회/분, 혈압 14.7/9.33kPa(註 : 1kPa = 7.501mmHg), 마음이 유쾌하지 않고, 心과 肺의 질병은 없으며, 腹軟, 肝脾도 만져지지 않고, 腰部 활동은 제한받고, 志室穴을 만지면 약간 딱딱한 호두 크기의 結節狀 腫物이 만져지고 분명한 압통이 있었는데 좌측이 더욱 심하였다.

④ 진단 및 변증 : 洋醫에서는 腰肌勞損으로 진단하였다. 中醫에서는 腎氣素虛, 勞累過度, 感受寒濕, 損傷經筋으로 辨證하였다.

⑤ 치법 : 補腎培元, 散寒利濕, 消堅散結, 疏筋止痛法을 사용하였다.

⑥ 치료 : 志室 · 關元兪 · 阿是穴(結節上 腫物의 주변에서 腫物의 중간을 향하여 進鍼)을 취하여 燒山火法을 사용하고, 10분간 留鍼, 매일 1회 刺鍼하였다. 鍼治療 1회에 요통이 경감하였고, 3회 치료에 허리를 움직일 수 있었고 腫物이 점점 작아졌다. 치료한 지 11일 만인 11월 8일에 요통이 소실되었다. 활동이 자유롭고, 腰部의 腫物이 軟하게 변하고, 점점 작아져 치유되어 퇴원하였다. 1962년 6월 20일 방문하였으나 재발하지 않았다.

50. 程莘農의 腰痛 치료

程莘農(1921 ~)

男, 漢族, 江蘇省 淮陰市 사람. 中國中醫研究院 鍼灸研究所 主任醫師. 12세 때 그 부친을 따라 中醫書籍을 열심히 공부하였다. 1936년 淮陰 名醫 陸慕寒을 스승으로 삼고 中醫內婦科學을 배우고 도제 수습 기간이 끝난 후 독립하여 개업하였다. 1947년 중의사 합격 증서를 받았다. 해방 초기 江蘇省 淸江市 中西醫研修班과 江蘇省 中醫研修學院에서 깊이 있는 연구를 하고, 承淡安, 孫晏如와 같은 유명한 鍼灸家들의 가르침을 받았으며, 졸업 후 학교에 남아 가르치는 일을 하였다. 1957년 후 北京中醫學院 鍼灸教育팀의 팀장을 맡고, 아울러 부속병원 침구과 부주임, 주임 등의 직책을 맡았다. 1975년 이후 中國中醫研究院 鍼灸研究所 經絡研究室 主任, 北京國際鍼灸訓練센터 副主任, 北京市中醫學會 顧問, 中國鍼灸學會 副會長 등의 직책을 맡았다. 수십 년 의료에 종사하면서 스승으로서 마땅히 지켜야할 도리를 계승하였고, 溫病 치료에 장기가 있으며, 특히 舌診을 우선으로 하였다. 鍼灸醫術을 깊이 연구하고, 鍼灸臨床과 가르치고 배우는 일에 뜻을 세웠다. 鍼灸科學은 源流를 중시하고, 理·法·方·穴을 모두 철저히 이해하고, 반복 실천을 거쳐 가르치고 배우는 것과 임상을 결합하여 한 세트의 鍼灸學教材를 편집할 것을 주장하였다. 일찍이 국내외 각종 鍼灸訓練班을 가르치고 교육하는 100여 개일을 맡았다. 〈十四經點穴法〉을 촬영한 1부의 영화를 지도하여 衛生部 2等奬을 받았다. 주요 저술로는 ≪中國鍼灸學≫ 등이 있으며, 모두 100萬余 字가 된다.

程莘農 主編, 中國鍼灸學, 中國 北京, 人民衛生出版社, 2005 : 552-4.

1) 개요

요통은 腰部의 동통을 이름인데 이것은 환자가 느끼는 자각증상의 하나이다. 腰는 腎의 府가 되므로 요통과 腎의 관계는 밀접하다.

임상에서 많은 질병들이 요통을 일으킬 수 있다. 여기에서는 外感寒濕, 內傷腎氣뿐만 아니라 外傷捻挫로 인하여 발생한 腰痛症을 아래와 같이 서술한다.

2) 병의 원인과 발병 기전

① **感受寒濕** : 冷濕地에 눕거나 앉아 있거나, 물을 건너거나, 비를 맞거나, 일을 많이 하여 땀을 많이 흘렸거나 하여 寒濕邪가 經絡에 침범 滯留하여 經氣가 막혔기 때문에 요통이 발생한다.

② **腎氣虛損** : 房事가 과도하여 精氣가 소모되면 腰部의 經脈에 濡養 작용이 상실되어 요통이 발생한다. ≪素問·脈要精微論篇≫에서 말하기를 "腰者 腎之府 轉搖不能 腎將憊矣"라고 하였다.

③ **外傷捻挫** : 외상으로 經脈과 氣血에 손상을 받으면 瘀血이 발생하여 요통이 된다.

3) 辨證

(1) 寒濕證

① **主證** : 寒濕邪를 받은 이후 많이 발생하고, 腰背가 무겁고 아프며, 허리를 굽히고 펼 수 없다. 혹은 통증이 臀部와 下肢

로 이어진다. 患部의 근육이 당겨지고, 항상 寒冷感을 느끼며, 날씨가 흐린 날이면 심해진다. 舌苔白膩, 脈沈弱 혹은 沈遲하다.

② 증후 분석 : 寒濕이 달라붙어 물러가지 않고 經絡에 막히면 氣血이 不暢하여 腰部가 차갑고 아프며 무거워서 허리를 돌릴 수가 없다. 흐린 날씨에 영향을 받아 氣血이 더욱 鬱滯되므로 통증이 극렬해진다. 苔白膩, 脈沈弱 혹은 沈遲한 것은 모두 寒濕이 停滯된 증상이다.

(2) 腎虛證

① 主證 : 병의 발생이 완만하고, 요통은 시리고 괴로운 특징이 있다. 날이 가도 치유되지 않고, 마음은 권태로우며 무릎은 약해지고 무력하며, 일을 하면 심해지고, 침대에서 휴식하면 완화된다. 陽虛에 치우친 자는 小腹拘急, 面色㿠白, 口中和, 手足不溫, 脈沈細 혹은 沈遲, 舌質淡하다. 陰虛에 치우친 자는 心煩失眠, 口燥咽乾, 面色潮紅, 五心煩熱, 脈細弱 혹은 細數, 舌質紅少苔하다.

② 증후 분석 : 腰部는 腎의 府가 되고, 腎은 骨髓를 主한다. 腎精이 虧虛하면 骨髓가 충분하지 못하여 腰背部가 시리고 괴로우며 무릎이 약하고 힘이 없어진다. 일을 하면 精氣를 손상하므로 통증이 심하다. 누우면 氣가 고요해지므로 통증이 감소된다. 腎陽虛하면 腰腹과 四肢를 따뜻하게 할 수 없으므로 小腹이 拘急하고, 四肢가 따뜻하지 않게 된다. 面色㿠光, 口中和, 脈沈細 혹은 沈遲, 舌質淡한 것은 모두 陽虛의 증상이 된다. 腎陰虛하면 腎水가 위로 올라가 心火를 다스릴 수 없으므로 心煩, 失眠한다. 腎陰虛하

면 內熱이 발생하므로 面色潮紅, 五心煩熱한다. 口燥咽乾, 脈細弱 혹은 細數, 舌紅少苔한 것은 陰虛 혹은 陰虛內熱하기 때문이다.

(3) 外傷證

① 主證 : 腰部에 捻挫歷이 있다. 腰脊에 뻣뻣한 통증이 있으며, 일반적으로 아픈 곳은 고정되어 이동하지 않는다. 손으로 누르거나 허리를 옆으로 돌릴 때 통증이 더욱 심해진다. 舌質淡紅 혹은 紫暗, 脈弦 혹은 澁하다.

② 증후 분석 : 筋脈이 捻挫傷을 받으면 氣血이 暢通하지 않고, 經脈에 瘀血이 막히므로 요통이 심하게 나타난다. 또한 통증은 고정되어 있는데, 누르면 통증이 심하다. 弦脈은 통증을 주관한다. 舌質紫暗, 脈澁한 것은 瘀血의 증상이다.

4) 치료

(1) 치법

督脈·足太陽經穴 위주로 取穴한다. 行氣止痛, 舒筋活絡한다. 寒濕은 鍼灸를 병용한다. 腎陽虛는 鍼灸竝用하고, 鍼刺 時는 補法을 상용한다. 腎陰虛는 鍼刺 時 補法을 사용한다. 外傷은 鍼刺 時 瀉法을 사용하고 혹은 點刺하여 出血한다.

(2) 처방

腎兪·腰陽關·委中을 취한다. 寒濕에는 大腸兪·關元兪를 배합한다. 腎陽虛에는 命門·腰眼을 배합한다. 腎陰虛에는 志室·太谿를 배합한다. 外傷에는 水溝·腰痛穴·阿是穴을 배합한다.

(3) 방의

腰部는 腎의 府가 되므로 腎兪를 취하여 益腎氣하고, 灸를 하면 능히 寒濕을 제거할 수 있다. 腰陽關은 국부 取穴한 것이고, 委中은 四總穴의 하나이다. 이 穴은 腰背痛을 遠道治療하기 위하여 取穴한 것이다. 大腸兪・關元兪를 취한 것은 祛風散寒, 通經止痛하기 위한 것이다. 命門・腰陽關에 鍼灸를 병용하면 補腎陽, 益腎精할 수 있다. 志室・太谿는 補益腎陰 할 수 있다. 督脈은 脊裏를 순행하므로 水溝를 취하는 것은 循經遠道에 따라 取穴한 것으로 腰脊强痛을 치료할 수 있다. 腰痛穴은 염좌로 인한 요통 치료에 유효한 효과가 있는 奇穴이다.

5) 참고

① 이 증은 腎臟疾病, 風濕病, 類風濕病, 增殖性脊椎炎, 腰肌勞損 및 外傷 등에서 볼 수 있다.

② 요추병변이 있는 사람은 상응 부위의 華陀夾脊穴을 취하여 1.0~1.5寸 直刺하고 留鍼하며, 또한 다른 치료를 배합하여 치료한다.

51. 鄭毓琳의 腰腿痛 치료

鄭毓琳(1896 ~ 1967)

河北省 安國縣 출신. 중국침구계의 名老中醫 가운데 한 사람이다. 政務院 醫務室 鍼灸醫師. 그는 臨證, 手法을 중시하였고, 남과 다른 방법의 학설을 내놓았으며, 방법을 一新하고, 임상에서 시험하였으며, 치료 효과가 탁월하여 국내와 해외에서 명성이 높았다.

劉冠軍 主編, 中醫鍼法集錦, 中國 南昌市, 江西科學技術出版社, 1997 : 186, 191-2.

1) 例 1

① 일반적인 사항 : 仲○○, 남, 39세, 12월 11일 초진하였다.

② 현 병력 : 14년 전 전쟁 기간에 冷水 속에 한번 떨어진 후 左側大腿가 아프기 시작하였다. 당시 鍼을 맞고 약을 먹고 나서 緩解되었다. 1956년 5월 左腿疼痛이 재발하였다. 먼저 胯部(環跳穴 부근)에 동통이 나타나고 이어서 下內側을 향하여 放散하였다. 곧바로 膝上部 내측에 도달해서는 바늘로 찌르는 것 같은 동통이 나타났는데 그 해에 침구치료를 하여 동통이 소실되었다. 1957년 12월 7일 어떠한 유인도 없이 左下肢疼痛이 또 발작하였다. 이번에는 먼저 膝部부터 통증이 시작하였으며, 이어서 위를 향하여 放散되어 大腿內側 및 腰薦部에 이르렀다. 몸을 돌리고, 쪼그리고 앉기, 서기에서 모두 곤란한 감이 있었다. 西醫에서 '腰薦神經根炎(lumbosacralradiculitis)'으로 진단하였다.

③ 검사 : 形盛氣壯, 面色潤澤, 左下肢는 걷기가 곤란하였으며, 혈압은 146/100mmHg이고 기타 이상 소견은 없었다.

④ 변증 : 이것은 風寒이 足太陽膀胱經으로 流注하여 氣血凝結하므로 不通한 것과 관계가 있었다.

⑤ 치법 : 驅除風寒, 疏通經絡하는 치법을 사용하였다.

⑥ 치료 및 경과 : 腎兪(雙)·關元兪(左)·膀胱兪(左)·中膂兪(左)·胞肓(左)(足太陽膀胱經 위주로 한다). 1회 鍼治療하자 즉시 침대에서 내려와 걸을 수 있었다. 12월 12일 다시 取穴하여 大腸兪(左)·次髎(左)·中髎(左)·白環兪(左)·秩邊(左)穴을 2일간 取穴하였는데 돌려 가면서 사용하고, '燒山火' 手法을 사용하였다. 12월 19일까지(제8회

치료 시) 치료하자 혈압이 120/70mmHg로 낮아졌으며, 左腿疼痛症이 거의 소실되었으나 저녁시간에 약간의 동통이 있었다. 상하로 氣血이 不通하였기 때문으로 보고 次髎(左)·中髎(左)·膀胱兪(左)를 취하였고, 同側의 承筋·委中 두 穴을 추가하였다. 이로써 上下氣血이 서로 통하게 하였다. 다음번에 왔을 때는 밤에도 통증이 없다고 하였다. 21회 鍼治療할 때는 疼痛이 소실하였고, 몸 뒤집기, 쪼그려 앉기, 일어서기 등의 활동을 할 때 불편한 감이 없어져 이미 치유됨을 알 수 있었다. 치료를 확실히 하기 위하여 또 補法을 사용해 양측 肝兪·腎兪·中髎 등의 穴을 3회 치료하였다.

2) 例 2

① 일반적인 사항 : 馬○○, 남, 25세, 1956년 12월 21일 초진하였다.

② 현 병력 : 1953년 6월 臀部 筋肉痛이 시작되어 尾骨 및 坐骨部位에 痲木, 左腿部位에 痲痺感, 걸을 때 솜을 밟는 것 같았다. 당시 제4외래진료부에서 '坐骨神經痛'으로 진단하였다. 현재 주요 증상으로는 腰薦部 疼痛, 腰部의 前後 屈伸을 하지 못하고, 머리를 숙이거나 몸을 돌리기를 하지 못하고, 걷기 역시 곤란하였다.

③ 검사 : 兩尺脈沈遲, 腎兪·關元兪·上髎 등의 穴處에 壓痛이 있었는데 左側이 더욱 분명하였다.

④ 변증 : 이것은 風寒이 足太陽膀胱經으로 流注하여 氣血이 凝結하고 不通하였기 때문으로 변증하였다.

⑤ 치법 : 驅除風寒, 活血止痛法으로 치료하였다.

⑥ 치료 및 경과 : 肝兪(雙)·脊中·上髎(雙)·秩邊(左) 穴位에 燒

山火法을 사용하여 腰·背部에 熱이 나고 땀이 조금 나게 하였다. 鍼治療가 3회에 이르자 腰背痛이 감소하고 몸을 움직이기가 부드러워졌는데 左腿의 痲木感은 감소하지 않았고, 쪼그려 앉기도 여전히 곤란하였다. 다시 補腎固本과 舒筋活絡法을 사용하여 치료하였다. 腎兪(雙)·關元兪(雙)·環跳(左)를 취하였다. 腎兪·關元兪 등의 穴은 여전히 燒山火法을 사용하여 腰部와 腹部에 熱이 나게 하였다. 環跳穴을 刺鍼할 때는 酸 혹은 麻 혹은 脹熱 혹은 전기에 감전된 것과 같은 감이 발 뒷부분에 도달되게 하고, 10~20분간 留鍼하였다. 또 7회 鍼治療하자 상술한 증상이 거의 소실하였다. 치료효과를 확고히 하기 위하여 위에서 열거한 두 종류의 取穴을 교대로 사용하여 총 27회 刺鍼하자 회복되었다.

3) 例 3

① 일반적인 사항 : 蔣○○, 여, 22세, 1957년 10월 7일 초진하였다.

② 현 병력 : 1954년부터 1956년까지 과도하게 濕한 집에 거주하였다. 1956년 내몽골의 찬바람이 부는 곳에서 하루 종일 일하였다. 얼마 뒤 腰部에 약간의 微痛이 있었고, 반달이 지나자 腰痛·胯痛이 점차 심해졌다. 먼저 바늘로 찌르는 것과 같은 통증이 있고, 이어서 경련이 나타나서 발가락까지 미쳤다. 동작은 허리를 굽힐 수 없고, 쪼그려 앉을 수 없으며, 일어서기 움직이기 및 침대에서 몸을 뒤집기 모두가 곤란한 감이 있었다. ○○병원에서 '坐骨神經痛'으로 진단받았다.

③ 검사 : 신체가 비교적 허약하지만 面色은 아직 潤澤하였다. 그러나 걷기가 힘들고, 腰薦部에 畸形은 보이지 않고, 左臀部 環跳穴處에, 腓腸筋, 外踝 후 崑崙穴處에 비교적 분명한 壓痛이 있었다. 슬관절 펴기, SLRT에서 30°에 이르자 경미한 동통이 있었으며, 60°에 이르자 患肢에 견인성 동통이 나타났다.

④ 변증 : 腎虛한데 風寒이 足太陽膀胱經과 足少陽膽經에 流注하여 氣血凝結하므로 不通하여 발생한 것으로 변증하였다.

⑤ 치법 : 먼저 溫補腰腎, 舒經活絡의 치법을 사용한다.

⑥ 取穴

가. 제1조 : 腎兪(雙)・上髎(雙)・中髎(雙)・秩邊(雙).

나. 세2소 : 關元兪(雙)・次髎(雙)・胞肓(雙).

⑦ 치료 및 경과 : 위 두 組의 穴을 돌려가며 사용한다. 매일 1회 鍼治療하며, '燒山火' 手法을 사용하여(留鍼하지 않는다) 腰薦部에 熱感이 있게 하였다. 5회 鍼治療 후 증상이 크게 감소하였고, 18회 鍼治療 후에는 腰腿痛이 거의 소실되었다. 또 일어서기, 쪼그려 앉기, 앉기, 몸 뒤집기 역시 크게 곤란하지 않는 등 즉시 일 할 수 있을 정도로 회복되었다.

11월 14일 다시 진료하여 보니 밤에 腰腿痛이 있는 것, 몸 뒤집기 및 앉기가 곤란한 주요 증상이 있었다. 또 以前 穴位에 따라 10회 鍼治療하였다. 비록 동통이 크게 감소하였지만 매일 밤에 여전히 微痛과 酸脹感이 있었다. 다시 驅除風寒과 疏通經絡의 치료법을 사용하였다. 이 치료법에 따라 제1조 膀胱兪(左)・胞肓(左)・次髎(左)・承山(左)과, 제2조 關元兪(左)・中膂兪(左)・環跳(左)・下髎(左)

를 取穴하여 鍼治療하였다. 이 두 組의 取穴에 근거하여 연속하여 45회 鍼治療하니 완전히 치유되었다.

52. 周德安의 腰五鍼으로 腰痛 치료

周德安(1939 ~)

男, 漢族, 天津市 薊縣 사람. 北京中醫醫院 鍼灸科 副主任醫師. 1965년 北京中醫學院(現 北京中醫藥大學) 中醫科(6년제)를 졸업, 謝兆豊 등으로부터 가르침을 받았다. 현재 中國鍼灸學會 常務理事, 國家級 名老中醫, 中國鍼灸學會 鍼灸器材專業委員會 委員, 衛生部 痲醉藥品委員會 委員, 北京鍼灸學會 副會長, 中國保健技術專門家委員會 委員, 北京中醫醫院 學術委員會 委員, 잡지 ≪中國鍼灸≫ · ≪北京中醫≫ 편찬위원. 中西醫 이론에 정통할 뿐만 아니라 40여 년에 이르는 임상 실천으로 中醫藥 및 鍼灸治療를 응용하여 고혈압, 관상동맥병, 중풍, 각종 동통, 신경쇠약, 神經性耳聾, 小兒多動症, 老人性癡呆, 파킨슨씨병, 男女不姙症 등 여러 종류의 질병을 치료한 풍부한 경험이 있다. 특히 鍼灸로써 신경계통 질병을 치료하는 데 장기가 있다.

저술로는 40여 년간의 연구와 임상을 비탕으로 한 수십여 편의 논문이 있다.

北京聯合大學中醫藥學院에서 강의와 臨床을 겸하였으며, 全國鍼灸水準向上班講座를 설치하여 많은 學生의 환영을 받아 연속으로 3년간 우수 교사로 평가 받았다. 또 國際鍼灸訓練센터에서 가르치는 일을 담당하여, 국내외 제자 1,000여 명을 배출하였다. 여러 번 한국 · 독일 · 일본 등의 나라에 가서 학술교류와 의료 활동을 진행하여 '東方神醫'라는 영예를 얻었다.

周德安 著, 鍼灸八要, 중국 북경, 북경과학기술출판사, 2003 : 171-2, 207-8.

1. 腰痛

1) 慢性(腎虛 혹은 寒濕型)

腰痛五鍼(大腸兪 · 十七椎下 · 秩邊).

2) 急性(捻挫傷)

攢竹 · 養老 · 後谿 · 人中 · 委中 · 崑崙 등 임의로 1개 穴을 選穴한다. 手法은 强刺戟을 하는 것이 마땅하고, 동시에 腰部를 움직인다.

2. 좌골신경통

1) 後線組

大腸兪 · 十七椎下 · 秩邊.

2) 側線組

環跳 · 風市 · 陽陵泉 · 飛揚 · 崑崙 · 絶骨 · 太衝.

3. 腰五鍼의 임상응용

腰五鍼은 필자가 腰腿痛을 치료하는 과정 중에 종합한 하나의 유효한 處方穴이다. 兩大腸兪・十七椎下・兩秩邊을 포괄하여 총 3개 穴名 5개 鍼穴이다.

腰腿痛은 임상에서 많이 보이며, 다발하는 병의 하나이다. 中老年에 많이 발생하며, 기타 연령에서는 寒濕을 맞았거나 捻挫傷을 당하면 있을 수 있다. 이 병은 과로로 腰筋을 해쳤거나, 腰薦神經根炎(lumbosacralradiculitis), 강직성척추염, 脊椎骨質增殖, 요추간판탈출증, 요부염좌와 요부타박상, 腰腿의 風濕病 및 좌골신경통 등에서 볼 수 있다. 대부분의 원인은 年老하여 腎氣虛衰, 혹은 寒濕한 곳에 오래도록 누워 있거나 무거운 것을 억지로 오래 들거나 捻挫나 타박상으로 일어나기도 한다. 주요 증상은 腰痛, 腿痛 혹은 腰痛이 腿部까지 이어진다. 가벼운 것은 腰腿酸痛으로 편하지 못하지만 활동에 장애를 받지는 않는다. 중하면 허리를 굽히거나 펴지 못하여 기능에 제한을 받는다.

腰五鍼을 응용하여 腰腿痛을 치료할 때 手法은 補法을 사용하며, 局部에는 灸를 가할 수 있다. 捻挫와 타박상에는 瀉法을 사용할 수도 있다. 局部에 부항을 사용하여 瀉血할 수도 있다.

腰腿痛은 임상에서 많이 보이며, 다발하는 병의 하나로 일반적으로 모두 腎兪・委中을 主穴로 하여 치료한다. 저자의 임상 과정을 종합하면 상술한 5개 穴을 사용하여 양호한 효과를 거둔 것으로 귀납할 수 있다. 처방 가운데 大腸兪・十七椎下는 腰薦關節 부근에 있으며, 腰部 활동의 축이 되고, 經絡의 氣血이 모두 비교적 풍부하다. 이 때문에 3개 穴에 刺灸를 하면 通經活絡하고 運行氣血한다. 大腸兪는 膀胱經에 속한다. 膀胱은 表를 主하고, 腎과 더불어 서로 表裏를 이루므로 補腎散寒, 解表通絡의 효과가 있다. 十七椎下는 第5腰椎 棘突起下에 위치하며, 督脈에 속한다. 督脈은 脊을 貫하고 腎에 속한다. 腰는 腎의 府이므로 이 穴은 强腰壯脊, 補腎散寒한다. 秩邊은 역시 膀胱經의 穴이 되고, 腎府에 가까이 있으므로 補腎散寒할 수 있다. 필자가 경험한바

이 穴은 通絡止痛의 작용이 環跳穴보다 강하다. 3穴을 합하여 좌우 모두 5개 穴을 腰腿痛의 치료에 사용하면 매번 비교적 좋은 효과를 거둘 수 있다.

아래에 전형적인 病例 하나를 소개한다.

① 일반적인 사항 : 周○○, 남. 45세. 1976년 12월 초진.

② 현 병력 : 만성적인 요통이 있은 지 2년이 되었다 하였으며, 금년 가을 추수를 하고나서 요통이 가중되었으며, 감전되는 느낌이 양쪽 다리에 미치고, 우측이 가볍고 좌측이 중하였다. 허리를 펴고 굽히기가 곤란하고, 정상적인 일을 할 수가 없고, 침상에서 몸을 뒤집고 앉기가 힘들었다. 일찍이 스스로 부항을 하고, 膏藥을 붙이고, 아울러 鍼灸治療를 4회하였으나 효과를 보지 못하였다. 환자는 먹는 것은 양호하였고, 대소변도 고르며, 비록 고통스러운 표정을 보였으나 얼굴은 항상 좋았다. 舌淡紅, 苔薄白, 脈沈弦滑하였다.

③ 변증 : 전체적인 것을 볼 때 本證은 당연히 腎虛外寒에 속하는데 강제로 무거운 것을 들어 腎府가 손상되어 經脈이 不通하여 발생한 것이다.

④ 치료 및 경과 : 위의 방법에 따라 取穴하고, 局部에 灸를 가하여 溫腎散寒, 通經活絡의 효과를 거두었다. 5회의 치료를 하여 몸을 뒤집고 허리를 굽힐 수 있었지만 허리를 뒤로 젖히거나, 무거운 물건을 질 수는 없었다. 계속 5회 치료하여 자유롭게 허리를 굽히는 활동을 할 수 있고, 右腿痛은 이미 소실되었으나 허리 및 左腿에는 微痛이 있었다. 이 때문에 또 2회의 療程을 더 치료하여 완치되었다.

53. 朱璉의 腰脚痛 치료

朱璉(1909 ~ 1978)

女, 漢族, 江蘇省 溧陽縣 사람. 江蘇志華産科學校를 졸업하였다. 抗日戰爭 前 石家庄에 있는 正太鐵路醫院에서 의사로 있었으며, 그 후 石家庄에서 스스로 진료소를 설치하여 공산당의 지하공작을 엄호하였다. 1935년 중국공산당에 가입하였다. 77사변 후 八路軍 129師 衛生部 副部長 겸 野戰醫院 院長, 延安中國醫科大學 副校長, 晋冀魯豫邊區 人民政府衛生局 局長 겸 邊區醫院 院長, 華北人民政府 衛生部 第一副部長 등의 직책을 역임하였다. 중국 건국 후 衛生部 婦幼衛生局 局長, 中醫研究院 副院長 겸 鍼灸研究所 所長 등의 직을 역임하였다. 延安에 있을 때 鍼灸醫師 任作田의 문하생이 되어 장기간 鍼灸研究에 종사하였다. 후에 또 파블로브학설을 깊이 연구하였으며, 아울러 이것으로 鍼灸로써 질병을 치료하는 원리를 해석하려는 시도를 하였고, 鍼灸가 인체 면역기능에 대한 영향 등 다방면의 기초 이론을 연구하였으며, 鍼灸實驗所를 적극 준비하여 건립하였다. 저서에 1951년에 간행한 ≪新鍼灸學≫이 있다. 이 책은 중국 건국 후 첫째가는 鍼灸에 관한 큰 저작물로서 국내외에 큰 영향을 주었다.

朱璉 著, 新鍼灸學, 中國, 人民出版社, 1951 : 309-11, 318-20.

1. 腰腹神經痛

1) 개요

腰腹部의 신경통은 칼로 자르는 것 같은 양상의 疼痛으로서 疼痛이 腰部로부터 腸骨部(하복부 양쪽의 兩片大骨을 腸骨이라 부름), 臀部, 下腹部, 鼠蹊部(大腿와 下腹이 연접하는 곳), 外陰部와 大腿 전면에 파급된다. 일반적인 원인 이외에도 下肢와 腹部에 서늘한 기운을 받거나 下腹部 裏面의 질병과 자궁 위치가 바르지 못하면 항상 이런 종류의 병이 발생한다.

만약 이런 종류의 질병이 있는데 치료를 잘하지 못한 경우 침구로써 일시적인 止痛을 할 수 있다.

2) 取穴

三焦兪・腎兪・氣海兪・大腸兪・小腸兪・關元兪・上髎・肓門・志室・帶脈・維道・髀關・環跳를 취한다.

2. 股神經(femoral nerve)痛

1) 개요

股神經은 腰部로부터 시작하여 上腿의 正上面에 분포하며, 分枝(伏在神經이라 부른다)는 下腿內側을 따라 大脚趾의 外側과 다른 脚趾의 內側에 도달한다. 股神經에 疼痛이 있을 때 길을 걸으면 疼痛이 더욱 심해진다.

2) 取穴

三焦兪*・腎兪*・氣海兪*・小腸兪*・大腸兪*・環跳・髀關・陰包・血海・陰陵泉・地機・大都를 취한다(* 표시는 患處가 있는 쪽의 穴位에 刺鍼, 즉 患處가 左側이면 左側, 患處가 右側이면 右側 穴位에 刺鍼).

3. 外股皮下神經痛

1) 개요

外股皮下神經痛이 단독으로 발생하는 경우는 비교적 적다. 항상 股神經痛과 함께 발생한다. 발생 시 上腿 외부로부터 통증이 발생하여 膝關節로 파급된다.

2) 取穴

主治 要穴은 命門・腎兪・氣海兪・髀關・中瀆・環跳・伏兎・梁丘를 취한다.

4. 閉鎖神經痛

1) 개요

閉鎖神經은 上腿 내측에 분포한다.

2) 取穴

命門・腎兪・陰廉・足五里・箕門・陰包・曲泉・中都・行間・陰陵泉을 취한다.

5. 精系神經痛(속칭 陰莖痛)

1) 개요

精系神經痛은 대부분 手淫 혹은 房事過度로 인하여 발생한다. 睾丸疼痛은 精系神經을 따라 腰部로 파급된다. 항상 痙攣이 일어나고, 睾丸에 지각 과민, 가끔 腫大가 나타난다. 鍼灸의 목적은 交感神經下腹神經叢에 자극을 주어 진정시키는 것이다.

2) 取穴

腎兪・大腸兪・氣海兪・關元兪・八髎・足三里・三陰交를 취한다.

6. 坐骨神經痛

1) 개요

이 병의 발생 원인은 寒氣를 받거나 과로, 外傷 등으로 인한 것 이외에 薦骨神經叢의 腫瘍, 임신, 宿便 등으로 압박을 받거나, 당뇨병, 빈혈, 淋病, 梅毒, 脊髓膜炎 등으로 일어나기도 한다. 疼痛은 腰部로부터 시작하여 臀部, 大腿部 후면, 小腿 외측을 따라 足跟足背로 파급될 뿐만 아니라 大腿 전면의 腓骨神經을 따라 발꿈치까지 파급된다. 이런 종류의 疼痛은 야간에 더욱 심해진다. 疼痛은 오래갈 수 있으며, 疼痛이 발생하면 태우는 것과 같고, 찌르는 것과 같고, 찢어지는 것과 같고, 파고드는 것 같다. 대부분 동통은 위로부터 아래로 放散되고, 放散되는 길에 찬 것을 대면 바로 더욱 심해진다. 一側에 疼痛이 발생하는 것이 비교적 많고, 환자는 疼痛을 경감하기 위하여 몸을 항상 疼痛이 있는 방향을 향하여 굽히는 일종의 특수한 자세가 나타난다. 疼痛이 있는 다리를 바르게 펴거나 모두 위로 들거나 股關節을 굽히면 疼痛이 더욱 심해진다. 疼痛이 오래되면 疼痛이 있는 쪽의 다리가 가늘어지며, 근육에 경련이 나타나고, 피부 蒼白 혹은 潮紅, 땀 분비 이상 등의 증상이 나타난다. 이런 종류의 병은 壯年期의 사람이나 새로 발병한 경우에는 치료가 잘 된다.

2) 取穴

腎兪・氣海兪・大腸兪・小腸兪・八髎・環跳・髀關・承扶・殷門・足三里・三陰交・崑崙・陽陵泉・委中・委陽을 취한다.

7. 股神經痲痺

1) 개요

이 병의 환자는 대퇴를 들어 복부로 향하게 하거나 만곡한 대퇴를 곧게 펴려 하는 것이 모두 어렵다. 길을 걷는 것도 어렵고, 심지어 온전히 걸을 수가 없다. 슬개건반사도 소실된다. 이런 종류의 질병은 骨盤腔 내에 발생한 종양의 압박, 척수질환 혹은 외상으로 인하여 일어난다. 股神經의 작은 분지가 마비되면 분명한 운동 장애는 없지만 근육이 점차 위축되고 아울러 항상 전기에 감전된 것과 같은 감각이 있다.

2) 取穴

三焦兪 · 腎兪 · 氣海兪 · 大腸兪 · 箕門 · 陰包 · 血海 · 陰谷 · 曲泉 · 膝關

8. 閉鎖神經痲痺

1) 개요

이런 종류 질병이 단독으로 발생하는 것은 난산 이후에 발생하는데 흔히 보이는 것은 아니다. 그러나 항상 股神經痲痺와 함께 발생하는 것을 볼 수 있다. 주요 증상은 아픈 다리를 건강한 다리 위로 올려 받치지 못하고, 다리를 벌리는 것 역시 할 수 없다.

2) 取穴

三焦兪・腎兪・氣海兪・大腸兪・小腸兪・陰廉・足五里・陰谷・曲泉.

9. 坐骨神經痲痺

1) 개요

좌골신경마비의 원인은 대체적으로 股神經痲痺와 같다. 좌골신경이 모두 마비된 것은 上腿를 외측으로 旋轉하는 것이 곤란하고, 下腿屈曲 및 足의 운동 모두 장애가 있다. 발은 馬蹄와 같아 비록 腸腰筋과 大臀筋의 역량에 의존하여 다리를 들고 보행할 수 있지만 足趾가 지면으로 내디딜 때 고관절에서 과도한 굴곡이 되지 않을 수 없다. 이 때문에 '涉泥步' 혹은 '鷄步'라는 이름으로 부른다.

2) 取穴

承扶・殷門・環跳・浮郄・合陽・飛陽・三陰交.

脛・腓骨神經痲痺는 坐骨神經痲痺 類에 포괄된다. 이 때문에 脛・腓骨神經은 좌골신경의 分枝가 되어 取穴이 쉽다. 그러므로 아래와 같이 나누어 설명한다.

10. 脛骨神經痲痺

1) 개요

아픈 다리를 성한 다리 위에 교차할 수 없으며, 발바닥을 아래로 오목하게 할 수 없고, 발을 상반되게 위로 향하게 갈고리 모양을 할 수도 없다. 또 발바닥을 내측 아래로 향하게 비틀 수도, 외측 위를 향하게 비틀 수도 없는 소위 '外翻脚'을 형성한다. 어떤 때는 脚趾尖端의 兩節을 굴곡하여 '鷹爪脚'을 형성한다.

2) 取穴

위 穴 외에 委中·三陰交·交信·太谿·商丘·行間·公孫을 취한다.

11. 腓骨神經痲痺

1) 개요

아픈 다리의 脚尖이 下垂되고, 趾尖 역시 아래를 향한다. 脚掌의 외측은 아래를 향하여 비틀려 일종의 '內翻馬脚'을 형성한다.

2) 取穴

좌골신경마비 치료와 같은 穴 이외에 委陽·足三里·足上廉·條口·足下廉·懸鍾·俠谿·丘墟·解谿·內庭·崑崙을 취한다.

54. 秦亮甫의 요추간판탈출증 치료

秦亮甫(1924 ~)

男, 漢族, 江蘇省 武進縣 사람. 上海第二醫科大學 敎授, 中國鍼灸學會 理事, 附屬仁濟醫院 中醫科 主任 등을 역임하였다. 中醫 집안에서 태어나 어려서 아버지 秦志成으로부터 의학을 배웠다. 1946년 전국 제1회 高等中醫師 考試에 합격하였다. 鍼灸, 中醫內科 및 鍼麻醉의 의학 교육 연구에 정통하였다. 프랑스의 루이스바스더대학에 特約 교수로 초빙 받았다. 그가 책임지고 시행한 鍼刺麻醉에 관한 '鍼麻體外循環心內直視手術'로 1978년 全國科學大會獎을 받았다. 저서에는 ≪雜病醫案錄≫, ≪赴法鍼灸講義≫ 등 약 30萬 字가 있다. 발표한 논문으로는 〈經絡學說與辨證論治關係〉 등 64편 약 20萬余 字가 있다.

張卓 主編, 疼痛名醫診治絶招大全, 北京 : 中國中醫藥出版社, 2003 : 442-3.

1) 鍼灸

主穴로는 陽關·命門·十七椎穴을 配穴로는 大腸兪·腎兪·環跳·秩邊을 取穴하였다.

그는 脊柱로 督脈이 통과하는데 風寒邪가 침입하면 쉽게 督陽이 막히고, 氣血瘀滯하며, 脈絡失養하므로 局部가 酸冷하고 딱딱한 증상이 나타난다고 인식하였다. 치료는 당연히 溫照督陽, 活血通絡하였다. 동시에 鍼灸는 주로 督脈에 있는 穴位를 취하여 祛風寒, 化瘀滯, 和暢督脈, 協調陰陽하여 모든 陽을 인솔하여 祛邪하였다.

2) 藥物

鹿角霜·制附片·熟地·元胡·陳皮·制乳香·沒藥·桃仁·紅花·炒杜冲·川斷·桑寄生·當歸·川芎.

舌紅苔薄黃膩하면 黃芩을 가한다.

3) 病例

① 일반적인 사항 : 徐某, 남, 43세.

② 현 병력 : 1991년 9월 腰腿痛이 시작하였다. CT에서 腰椎$_5$～薦椎$_1$의 椎間板이 후방으로 돌출하여 양측의 隱窩(crypt)가 협착되어 있었다. 우측 下肢가 당기는 통증이 있어 일찍이 병원에 입원하여 견인요법으로 치료하였는데 증상이 緩解되었다. 1992년 2월 2일 病情이 갑자기 심해져 침대에 누워 활동을 할 수 없었다. 수술에 대한 두려움 때문에 中醫 치료를 받으러 왔다.

③ 진찰 : 腰腿痛으로 사람들이 들고 진료실로 들어 왔으며, 기분이 저하되어 있고, 식사는 할 수 있었다. 苔薄黃膩, 脈弦滑하였다.

④ 치료 및 경과 : 증상은 督脈이 막혀 絡脈이 不和하므로 溫通督陽, 活血通絡하기 위해 위의 처방을 1일 1제 煎湯하여 복용하게 하였다. 동시에 침구치료를 응용하였으며, 瀉法을 사용하고 30분간 留鍼하였다. 그 사이에 每穴 艾灸 2壯씩을 1주 2회 시술하였다. 약 복용 3주, 침구 6회 시술하자 지팡이에 의지하여 다닐 수 있었으며, 통증은 반감하였다. 같은 방법으로 5주 치료하여 능히 독립 보행할 수 있었다.

55. 陳全新의 좌골신경통 치료

陳全新(1933 ~)

男, 漢族, 廣州 사람. 中醫本科 졸업. 현 廣州中醫藥大學 教授, 廣東省中醫院 主任醫師, 中國鍼灸學會 常務理事, 廣東省鍼灸學會 會長. 廣東省 人民政府의 '廣東省名中醫' 칭호를 받음. 中醫世家 출신으로 계통적인 중의학과 현대의학 교육을 받았다. 1955년 졸업 후 모교의 부속의원에서 침구임상, 강의 및 연구에 종사하고 있다. 그는 중의학 계승발전과 함께, 옛것을 버리고 새것을 창조하는 일에 과감해야 하며, 기술에 정밀할 것을 제창하였다. 그의 학술 사상은 陰陽이 주도하여, 질병의 발생과 발전은 주로 臟腑經絡의 陰陽失調로 일어난다고 인식하였다. 이 때문에 辨證施治는 반드시 整體觀念에서 출발하는데 그 목적은 陰陽을 조화하여 평형을 이루는 데 있다. 그 施治는 華佗의 '鍼灸不過數處'와 運鍼에서 '鍼游于巷' 치법을 숭상하여 진단은 정확하고, 選穴은 적으며 정밀하고, 導氣補瀉手法을 잘 사용하여 치료효과가 탁월하였다. 1958년 예멘왕국에 중국의료전문팀원으로 참가하여 많은 痼疾病을 치료하여 표창을 받았다. 그의 교육 특징은 이론과 임상 실천이 긴밀한 연계가 있으며, 또 임상경험과 현대의학을 융합하여 학생들이 배우면 능히 사용할 수 있었다. 1987년 광동성고교국에서 수여하는 '高教先進工作者' 칭호를 받았다. 국내외에 발표 및 게재한 논문 80여 편과, 책으로 ≪臨床鍼灸新編≫과 ≪南方醫話≫(副主編) 두 권을 간행하였다. 1970년대 그는 消毒, 正確, 無痛, 快速한 旋轉進鍼法을 창조하여 당시 중국을 방문한 日本鍼灸師代表團으로부터 '飛鍼'이라는 칭송을 받았다. 1980년대 廣東京粤컴퓨터센터와 합작한 과제책임자로서 鍼灸마이크로컴퓨터진단용 소프트프로그램을 완성하여 廣東省科委에서 주관한 감정을 통과하고, 여러 차례 국외박람회에서 好評을 받았는데 '전통중의학과 현대과학을 서로 결합한 새로운 성과'이다. 근년에는 세계 각국에 교수, 학술고문 등으로 초빙되어 활약하고 있다.

陳秀華, 符文彬 主編, 陳全新鍼灸經驗集, 북경, 인민위생출판사, 2004 : 97-103.

1) 개요

좌골신경은 요추$_4$~천추$_3$ 신경근으로부터 조성된 것으로 臀部를 경과하여 하지 전반에 분포한다. 좌골신경 통로 및 그 분포 구역을 따라 동통이 발생하는 것을 좌골신경통이라 부른다. 좌골신경통은 일종의 임상종합병증으로 신경 그 자체의 병변뿐만 아니라 인근 조직의 병변 또한 續發할 수 있다. 해부 부위와 병인이 다른 것에 근거하여 根性과 幹性坐骨神經痛 2가지로 분류할 수 있다. 좌골신경통은 보통 腰足部가 寒氣를 받거나 勞損 등으로 발생한다. 또한 腰薦椎 병변으로, 혹은 骨盤附屬器炎, 임신, 梨狀筋炎, 당뇨병 등으로 인하여 續發할 수 있다. 병인이 다르게 발생한 좌골신경통은 침구치료의 치법과 치료 효과 역시 각기 다르다.

182례의 침구치료 임상자료를 통하여 나타난 것을 볼 때 寒濕, 勞損으로 인한 幹性坐骨神經痛은 효과가 비교적 만족스러웠다. 그리고 기타 병으로 續發한 것은 原發病 치료와 결합하자 비로소 효과가 있었다.

2) 일반자료

남 125례, 여 57례였다. 그 가운데 노동자 84례, 농민 32례, 간부 36례, 운동선수 18례, 기타 12례였다. 발병 인소는 寒邪를 맞음(腰足에 비교적 장시간 寒氣를 받음. 오랫동안 濕地에서 작업) 44례, 勞損(과도하게 뛰어다님, 하지 염좌) 76례, 요추간판탈출 22례, 요추비대성병변 32례, 당뇨병 5례, 임신 3례였다. 病程은 최단 1일, 최장 20년, 대부분 1~3개월이었다.

3) 辨證分型과 施治

좌골신경통은 中醫學에서 '痺症' 가운데 '經脈痺' 범주에 속한다. 陳全新은 經脈痺의 형성은 捻挫傷으로 인하여 氣血이 經絡에 瘀滯되어 불통하므로 통증이 발생한 것 이외 氣血虧虛하므로 寒濕邪가 虛한 틈을 타고 침입하여 經脈이 막혀 痺症이 발생한 것과 밀접한 관련이 있는 것으로 인식하였다. 陳全新은 中醫學의 病因, 病機, 병의 부위 및 환자의 체질이 달라서 나타나는 증상에 근거하여 통상적으로 보이는 經脈痺로 辨證하여 다음과 같이 구분하였다. 寒勝型 · 濕勝型 · 氣血鬱滯型 · 血瘀阻滯型의 4종류로 나누면서 辨證施治 원칙을 제시하고, 그 치료 규율을 탐구 토론하였다.

(1) 寒勝型

발병은 비교적 다급하게 일어나며, 대부분 腰足에 寒을 받은 病歷이 있으나 捻挫傷의 病歷은 없다. 병이 온 쪽의 하지에 疼痛拘急이 主徵이 된다. 매번 寒을 만나면 심해지고, 熱을 만나면 좋아진다. 小便淸利, 舌質淡하고 苔薄白, 脈은 대부분 細數 혹은 沈緊하다. 치료는 마땅히 溫通經絡을 위주로 한다. 鍼刺는 '寒則留之'의 원칙을 따라 鍼을 적게 놓고, 오래 留鍼하며, 대부분 艾灸를 配伍한다. 주로 臟腑經絡病候辨證에 근거하여 取穴한다.

① 邪氣가 足少陽經을 침범

통증이 엉덩이뼈 부근부터 아래를 향하여 下肢外側으로 放散하는데 經脈을 따라 股骨粗隆(intertrochanter of femur) 後方, 腓骨小頭 前下方을 순행한다. 혹은 外踝上에 비교적 분명한 壓痛이 있다. SLRT에서 하지 외측에 牽引痛이 나타난다. 主穴로 環跳 · 風市 · 陽陵泉 · 懸

鍾・丘墟를 취한다. 配穴은 膽兪・志室・大椎・肝兪를 취한다.

② 邪氣가 足太陽經을 침범

통증이 腰臀部로부터 아래로 내려가 下肢後方으로 확산되고, 經脈을 따라 순행 분포하며, 坐骨結節과 膕窩中點 및 腓腸筋中央에 비교적 분명한 壓痛處가 있으며, SLRT에서 下肢後方으로 牽掣痛이 나타난다. 主穴로는 秩邊・承扶・殷門・委中・承山穴을 취한다. 配穴로는 大腸兪・腎兪・膀胱兪・大椎・肝兪・膈兪를 취한다.

手法은 마땅히 深刺 久留하고, 鍼感이 患側 下肢를 향하여 전도되도록 하며, 鍼灸를 같이 시술할 수 있다.

협동요법은 病情에 따라 참고하여 아래와 같이 선택하여 사용한다.

가. 耳穴埋鍼 : 坐骨神經點・腰・臀・足點.

나. 梅花鍼 : 經脈 疼痛區를 따라 叩刺(腰, 臀局部의 동통은 부항을 가한다)한다.

다. 熨法 : 吳茱萸 60g과 거친 소금을 같은 양으로 혼합하여 볶아 뜨거우면 수건으로 싸서 痛處를 溫熨한다. 매일 수차례 한다.

라. 當歸注射液 穴位 주사 : 辨證하여 上述한 穴位를 選別하여 每穴 1ml 주입한다.

마. 電鍼 : 患側下肢에 있는 상하 각 하나의 穴位를 선택하여 密波 혹은 疏密波를 사용하는데 자극량은 중간으로부터 강하게, 환자가 견딜 수 있을 정도로 하고, 매일 1회, 매회 15분간 시술한다.

(2) 濕勝型

① 증상 : 발병이 비교적 완만하게 나타나며, 腰足酸痛과 아울러 下

肢牽引痛을 동반하는 것이 주증이 된다. 勞力으로 인하여 피로하거나 흐린 날을 만나면 증상이 증가한다. 환자는 대부분 정신이 피로하고 四肢가 권태로운 증상과 배가 빵빵하게 부르고 식욕이 떨어지는 증상이 동반된다. 舌質淡, 苔多薄膩, 脈濡하다.

② 治法 : 行氣化濕通絡 위주로, 鍼은 平補平瀉法을 사용한다.

③ 取穴 : 寒勝型 分經 辨證 取穴을 따르는 것 이외에 臟腑經氣와 밀접한 관련이 있는 背兪(腎兪・脾兪・肝兪)・大杼・氣海・三陰交・足三里 등의 穴을 배합하여 鍼灸를 병용한다.

④ 협동요법 : 病情을 참조하여 挑鍼辨證을 選用할 수 있으며, 上髎・次髎・中髎・下髎・阿是穴(過敏壓通點)을 선택한다. 매회 1~2穴, 혹은 寒勝型 협동요법의 가. 나. 다. 항을 참고할 수 있다.

(3) 氣血鬱滯型

① 증상 : 이 型은 발병이 모두 足部捻挫 혹은 勞損歷이 있다. 동통은 捻挫 후에 나타나며, 그 병리 기전은 주로 筋脈이 손상을 받거나 經絡에 氣血이 鬱滯하여 통하지 않으므로 痛症이 발생한 것이다. 患指 혹은 小腿에 掣痛이 있으며, 伸展時에 더욱 심해지며, 筋肉拘急하고, 經脈 循行 분포구역을 누르면 통증이 나타난다. 舌診을 하면 瘀斑이 보이고, 脈은 대부분 滑數하다.

② 治法 : 行氣通絡, 鍼은 瀉法을 사용한다.

③ 取穴 : 病情에 따라 分經辨證하여 取穴하는 것 이외에 委中・膈兪를 선택하며, 刺絡을 조금하여 經絡의 氣血을 소통한다. 艾灸를 하는 것은 옳지 않다.

한편으로 病情을 참조하여 상술한 협동요법의 나. 다. 라. 항을 選用한다.

만약 捻挫 후 下肢의 股關節부터 足背部에 이르기까지 牽引掣痛, 腿筋肉拘急하며, 伸展하면 더욱 심하고, 腰椎와 薦骨·膝骨 및 근육을 검사해도 손상이 없으면 대부분 筋脈이 손상을 입은 것이다. 만약 손상이 근골에 있고, 근육이 이동하여 뼈가 가지런하지 않다면 按摩와 牽引을 협동 시술해야만 효과가 있다.

(4) 血瘀阻滯型

① 증상 : 이 型은 대부분 허리를 굽히고 무거운 물건을 들거나 혹은 넘어지면서 허리를 삐어 腰脊部에 손상을 입어 발생한 것으로 갑자기 근육이 이동하여 뼈가 가지런하지 않아 瘀血이 經絡에 阻滯하여 통하지 않으므로 통증이 발생한 것이다. 그러므로 통증은 손상받은 곳으로부터 일어나며, 환자의 腰部는 强直痙急하며, 점차 下肢를 향하여 확산한다. 輕症은 腰足牽痛이 은은하며, 重症은 동통이 분명하다. 매번 활동 혹은 재채기할 때 동통은 더욱 극렬해지며, 직립 시 腰椎를 곧게 펴고, 심지어 측만 시 患椎 옆을 만지면 통증이 있으며, 누르면 동통이 足部를 향하여 放射한다. 經絡에 氣血과 瘀血이 막혀 통하지 않으므로 근육과 피부가 영양을 상실하여 不仁이 나타나며, 병이 오래되면 근육이 위축되고 마르게 된다. 舌診을 하면 瘀點 혹은 瘀斑을 볼 수 있고, 脈은 대부분 滑數하다.

② 治法 : 活血通絡한다. 鍼은 '菀陳則除之'의 원칙에 따라 瀉血法을 사용한다.

③ 取穴 : 分經하여 辨證取穴하는 것 이외에 새로 발병한 것은 委中·膈兪·腰部 阿是穴을 취하며, 瀉血을 조금한다.

④ 협동요법 : 按摩, 牽引(먼저 선택)한다. 동시에 1% 브로카인을 穴位 壓通點(약을 사용하기 전 과민 시험을 거친다)에 주사하는 치료법을 배합할 수 있다. 每穴마다 1~2ml 주입한다.

⑤ 按 : 腰椎의 捻挫傷은 瘀血이 經絡에 막혀 통하지 못함으로써 下肢의 筋脈에 掣痛이 나타나는 것으로 대부분 요추간판의 탈출로 인하여 坐骨神經根을 압박하여 발생하는 續發性 根性坐骨神經痛에 속한다. 輕症은 안마, 견인을 운용하여 교정하면 복위할 수 있으며, 鍼刺는 活血化瘀通絡 위주로 하면 효과를 볼 수 있다. 만약 치료를 하는데 효과가 나타나지 않고, 아픈 다리의 근육이 점점 빠지고 마르면 대부분 요추간판탈출이 심한 것이므로 CT 혹은 MRI를 의뢰하여 진단한다. 확진 후 기타요법을 배합하거나 외과수술도 고려한다.

여기에서는 또 당뇨병으로 인하여 속발한 것과 임신으로 인하여 발생한 좌골신경통 數例를 치료하였다. 전자는 마땅히 '本'과 '標'병의 兼治 방법을 채택하여 사용하였는데 本이 치유되자 標病도 제거되었다. 후자는 임신 시의 자궁 압박으로 인한 것인데 刺鍼이 유산을 일으킬 수 있으므로 이를 방지하기 위하여 매화침으로 足部 阿是穴을 가볍게 叩刺하거나 혹 오수유와 굵은 소금을 버무려 炒하여 데운 다음 外熨하면 증상이 경감한다. 산후에 압박이 완해하면 下肢筋脈의 동통이 소실된다.

4) 치료 효과의 평가와 통계

여기서 病例를 관찰한 것은 주로 問診으로 하였다. 치료 효과의 평가는 주로 동통 완해 정도에 근거하여 정하였다. 그 가운데 痊愈 항의 病例 부분은 5년 이상 추적 관찰하여 재발이 없는 경우다.

① 痊愈 : 1~2療程(매 療程은 10회) 치료를 경과한 후 좌골신경통이 소실되고, 環跳와 陽陵泉의 壓痛도 소실되며, SLRT에서 70°를 들어도 牽引痛이 없는 경우.

② 顯效 : 1~2療程 치료를 경과한 후 하지 활동을 해도 분명한 牽引痛이 없고, 環跳와 陽陵泉穴에 壓痛이 나타나지 않으며, SLRT에서 70°에 도달할 수 있으나 미세한 牽引痛이 있다. 혹은 치료를 하여 이미 위의 효과를 거두었지만 어떤 원인으로 인하여 치료를 중지한 사람.

③ 有效 : 치료 후 동통이 개선된 사람.

④ 無效 : 치료 후 동통의 개선이 없는 사람.

모두 182례를 치료하였는데 그 가운데 寒勝型 44례에서 痊愈 32례, 顯效 12례였다. 濕勝型 46례에서 痊愈 21례, 顯效 15례, 有效 8례, 無效 2례였다. 氣血鬱滯型 62례에서 痊愈 46례, 顯效 10례, 有效 6례였다. 血瘀阻滯型 22례에서 顯效 4례, 有效 8례, 無效 10례였다. 기타 8례(당뇨병 5례, 임신기 3례)에서 有效 6례, 無效 2례였다. 이 병례는 모두 腫瘤, 척추결핵 혹은 骨盤腔 질환 등으로 인한 續發性 坐骨神經痛은 제외하였다.

5) 몇 가지 체험한 것

陳全新은 이 병의 鍼灸治療에 대하여 특별히 다음과 같은 사항을 강조하였다.

(1) 辨證의 명확

坐骨神經痛은 일종의 임상 증상이다. 그것과 中醫學의 足太陽 혹은 足少陽筋脈痺는 서로 유사하다. 足太陽經 혹은 足少陽經 순행 노선을 따라 동통과 압통이 나타난다. 다른 병인으로 일어난 筋脈痺이기 때문에 鍼灸의 치료 효과와 예후 역시 큰 차이가 난다. 이 때문에 반드시 명확히 辨證하여야 한다.

(2) 치료의 整體 개념 중시

이 병의 임상 증상은 비록 하지에 주로 나타나지만 도리어 整體와 하나하나 상관이 있다. 본문의 통계자료에 근거하면 腰足部의 捻挫傷으로 인한 것과 체질은 분명한 관계가 없을 뿐만 아니라 대다수의 병례는 발병 전에 모두 氣血虛損의 병력이 있는 것을 조사할 수 있었다. 이것과 中醫學에서 기술한 '邪之所湊, 其氣必虛'의 病因 病機와 서로 일치한다는 것을 알 수 있다. 그러므로 이 병의 辨證施治는 병에 이르게 하는 外因과 병의 부위를 중시하는 것 이외에도 內因과 臟腑陰陽 조절 역시 소홀히 하지 않는 것이다. 그러므로 論治는 반드시 整體에서 출발하여야 한다. 다시 말하면 病情, 體質, 年齡, 病位에 근거하여 鍼下에 氣가 이르게 하는 整體的 施治를 하여야 비로소 효과를 거둘 수 있다. 임상 실천으로 증명된 것은 병이 오래되고 체력이 약하며 氣血이 허손된 환자는 마땅히 肝脾腎 조리에 주의하여야 하며, 아울러 탕제를 결합하여 치료하고, 보조적으로 적당한 야외 활동을 하면 건강을 유지하는 데 큰 도움을 받을 것이다.

(3) 협동치료의 선택

坐骨神經痛을 일으키는 病因은 자못 많기 때문에 鍼灸治療 역시 標와 本의 구별이 있다. 이 때문에 확진한 후 제때에 서로 적당한 협동요법을 선택하여 치료 효과를 높여 환자의 고통을 제거한다. 임상 실천으로 나타난 것은 下肢가 寒氣를 받거나 濕邪가 侵襲한 것 혹은 捻挫로 인하여 氣血 운행이 不暢하여 발생한 筋脈痺(주로 坐骨神經間質炎, 즉 原發性幹性坐骨神經痛)에 대하여 鍼灸가 經絡의 氣血을 소통하여 局部의 신진대사를 개선하고, 염증과 腫脹을 제거함으로써 만족할 만한 효과를 거둔 것이었다. 腰部捻挫傷으로 인하여 經絡에 血瘀阻滯가 일어난 筋脈痺(요추간판이 탈출된 續發性根性坐骨神經痛)는 鍼灸로써 증상을 개선할 수 있다. 단 탈출된 추간판이 제자리로 돌아오는 것은 불가능하나. 그러므로 동시에 안마와 견인을 배합하면 가벼운 것은 치유를 바랄 수 있다. 만약 치료를 하여도 증상이 경감되지 않으면 기타요법 혹은 외과적인 처치를 고려하여야 한다. 증상이 다른 병으로 인하여 속발된(예를 들면 당뇨병) 것은 本標同治를 하여야 비로소 효과를 거둘 수 있다.

(4) 예방

치료하여 病情이 완해된 후 腰部에 寒氣를 받는 것(예 : 습지에서 잠을 자는 행위)에 주의하고, 요부 捻挫傷을 방지(일하기 전 적당한 허리 운동)하도록 한다. 또한 체육 활동을 하여 몸을 단련한다.

56. 肖少卿의 腰痛 치료

肖少卿(1923 ~)

男, 漢族, 江蘇省 太興市 사람. 南京中醫學院 鍼灸科 敎授. 일찍이 李惠民으로부터 배웠다. 南京中醫學院 鍼灸教研室 主任, 經絡教研室 主任, 華東鍼灸學會 委員, 中國鍼灸學會 經絡研究會 理事, 홍콩中國鍼灸協會 顧問, 中醫雜誌 特約 編輯 등의 직책을 역임하였다. 中醫內科學에 정통하였고, 더욱이 鍼灸에 長技가 있어 男性不姙, 中風, 面癱 등의 증상에 비교적 유효한 효과를 거두었다. 저서로는 ≪中國鍼灸處方學≫, ≪中國灸法治療學≫, ≪中國鍼灸學史≫ 등이 있고, 〈鍼灸處方的原則與取穴的規律〉, 〈鍼灸治療間日虐臨床和實驗研究〉 등 70여 편의 논문이 있다. 그의 事蹟은 ≪中華當代名家大辭典≫에 실려 있다.

肖少卿 編著, 中國鍼灸處方學, 中國 銀川市, 寧夏人民出版社, 1998 : 256-61.

劉冠軍 編, 現代鍼灸醫案選, 北京, 人民衛生出版社, 1988 : 28-330.

1) 祛寒散濕健腰方

(1) 處方

腎兪(鍼刺, 艾條灸)・腰陽關(鍼刺, 艾條灸)・委中(鍼刺)한다.

(2) 證狀

寒濕腰痛은 風寒濕邪를 맞은 후 많이 발생한다. 혹 重痛, 혹 酸痲하고, 혹 拘急하여 허리를 굽히거나 펴지 못한다. 혹 통증이 腰・脊・腿・臀部로 이어지며, 당기는 것 같은 증상이 오래되고, 때때로 가벼워지거나 심해지며, 환부가 항상 寒冷하게 느껴지고, 기후 변화로 인하여 비가 오는 흐린 날씨와 寒冷한 기운을 만나면 증상이 더욱 심해진다.

(3) 隨症加穴

腰背痛이 서로 연결되면 崑崙(鍼刺)・殷門(鍼刺)을 加한다.

急性腰部 捻挫傷은 人中(鍼刺)・委中(瀉血)을 加한다.

(4) 方義

본 方은 祛寒, 散濕, 健腰 작용을 한다. 허리는 腎의 府이므로 腎兪를 刺鍼하거나 灸를 한다. 이렇게 하면 능히 腰部의 寒濕을 제거할 뿐만 아니라 調益腎氣한다. 足太陽의 脈은 挾脊, 抵腰, 絡腎하므로 委中穴을 刺鍼하여 瀉血하면 氣가 病所에 이르게 하여 止痛의 효과를 나타낸다. 腰陽關은 腰脊에 위치하는데 刺鍼을 하면 督脈의 陽氣를 激發하고, 健腰除濕의 효과가 있다.

(5) 穴의 효과 考證

① 腎兪

≪外臺秘要≫ : 腎兪主要痛不可俯仰反側.

≪鍼灸大成·通玄指要賦≫ : 腎兪把腰疼而瀉盡.

② 腰陽關

≪鍼灸學≫(江蘇) : 主治腰薦痛, 下肢痿痺, 月經不調, 遺精, 陽痿.

③ 委中

≪鍼灸大成·玉龍賦≫ : 更有委中之一穴, 腰間諸般任君攻.

≪鍼灸大成·通玄指要賦≫ : 腰脚疼, 在委中而已矣.

④ 人中

≪玉龍賦≫ : 强痛脊背瀉人中, 挫閃腰酸亦可攻.

2) 溫補腎氣强腰方

(1) 處方

命門(鍼刺, 艾條灸)·志室(鍼刺, 艾條灸)·太谿(鍼刺)한다.

(2) 證狀(腎虛腰痛)

병의 발생은 완만하고, 은은하게 통증이 나타난다. 혹은 새큰한 감이 많지만 통증은 적으며 면면히 이어지고, 腰腿部가 새큰하고 약화되며 힘이 없다. 겸하여 마음이 권태롭고 팔다리가 차갑게 느껴지며, 滑精 및 脈細 등의 증상이 있으면 腎陽虛가 된다. 虛煩, 尿黃, 脈數, 舌紅 등의 증상이 동반되면 腎陰虛가 된다.

(3) 隨症加穴

滑精이 동반되면 腎兪와 大赫를 鍼刺하고, 精宮은 拔火罐을 加한다.

夢遺가 있으면 神門과 心兪를 鍼刺한다.

陽痿가 있으면 腎兪과 關元에 鍼刺 및 艾條灸를 加하고, 三陰交는 鍼刺한다.

(4) 方義

本 方은 溫補腎氣强腰 작용을 한다. 命門을 취하여 腎中의 眞陽을 補하고, 志室을 취하여 腎中의 眞陰을 補한다. 두 穴을 서로 배합하면 腎의 기능을 더욱 도와준다. 腎經의 原穴인 太谿를 취하면 腎氣를 補하여 腰脊을 강하게 한다.

(5) 穴의 효과 考證

① 命門

≪神農經≫ : 治腰痛可灸七壯.

≪千金方≫ : 腰痛不能俯仰者, 令患人正立, 以竹杜地, 度至臍斷, 竹內以度背脊, 灸竹上頭處隨年壯.

② 志室

≪鍼灸甲乙經≫ : 腰痛脊急…志室主之.

③ 太谿

≪鍼灸大成·十二經治症主客原絡訣≫ : 腰痛足疼步難履…太谿·飛揚取最良.

(6) 비고

① 요통은 대부분 寒濕邪가 經絡에 阻滯되거나 腎虛, 捻挫傷 등으

로 발생한 것이다.

② 요통의 病因病機에는 두 가지가 있다. 첫째 寒濕腰痛은 風寒水濕의 邪氣가 經絡에 침범하여 腰部의 氣血 운행 기능을 상실하기 때문에 발생한다. 둘째 腎虛腰痛은 과도한 섹스로 인하여 腎을 상하면 精氣가 손상된다. 腎虛하면 그 外府가 영화롭지 못하여 요통이 발생한다.

③ 본 병은 腰部의 軟組織 손상, 筋肉에 風濕이 침범한 경우 및 脊柱病變 등에서 많이 볼 수 있다.

④ 이 병의 치법은 寒濕腰痛은 足太陽·督脈經穴 위주로 取穴한다. 手技法은 平補平瀉法을 사용하고 灸를 加한다. 腎虛腰痛은 腰部 兪穴과 足少陰經穴 위주로 取穴한다. 腎陽虛하면 鍼灸를 병용하고, 腎陰虛하면 鍼刺를 단독으로 사용한다. 격일 1회 시술하고, 매회 20분 留鍼한다.

(7) 成方選錄

① ≪類經圖翼≫, ≪鍼灸要覽≫ : 腰閃挫疼, 起止艱難 – 脊中·腎兪 각 三壯, 命門·中膂兪·腰兪 각 七壯.

② ≪醫學綱目≫ : 閃着腰疼 – 氣海.

③ ≪醫學綱目≫ : 腰閃挫氣痛 – 尺澤·委中·人中·陽陵泉·束骨·崑崙·下髎.

④ ≪類經附翼·天元太乙歌≫ : 脊部搶挫로 허리를 돌리기 힘들고 거동이 어려울 때 – 復溜

⑤ ≪鍼灸聚英發揮·雜病歌≫ : 挫閃으로 腰痛과 脅肋痛 – 尺澤·曲池·合谷·三陰交·陰陵泉·行間·手三里·足三里.

⑥ ≪鍼灸大成·治症總要≫ : 挫閃腰痛 – 尺澤·委中·人中·

崑崙・束骨・支溝・陽陵泉.

⑦ ≪鍼灸學≫(上海中醫學院) : 腰背痛

가. 常用穴 : 人中・委中・然谷.

나. 방법 : 人中에는 강자극, 委中・然谷은 출혈시킨다.
매일 1회 치료.

⑧ ≪鍼灸學簡編≫(中醫研究院) : 腰脊痛

가. 治法 : 腎虛하면 益腎活絡, 風寒濕邪가 있으면 祛風散寒化濕, 血瘀가 있으며 行氣.
活血, 挫閃이 있으면 行氣通絡散瘀한다.

나. 選穴 : 腎虛 ― 腎兪・次髎・委中.
風寒濕邪 ― 腎兪・腰兪・環跳・人中・陽陵泉・崑崙.
血瘀 ― 委中・大椎.
捻挫 ― 支溝・陽陵泉・委中.

⑨ ≪鍼灸大成≫ : 腎虛腰痛 ― 腎兪・委中・太谿・白環兪.
腰脊强痛 ― 人中・委中.

⑩ ≪醫學綱目≫ : 腎虛腰痛 ― 腎兪灸二十七壯・人中・委中.
腰强痛 ― 命門灸二七壯・崑崙.
氣滯로 인한 요통으로 허리를 굽히고 펴지 못하면 ― 志室・行間.
腰脊內引痛하여 屈伸을 못하면 ― 近上痛 合谷, 近下痛 崑崙・復溜.
腰脊이 아파 참을 수 없으면 ― 風池・合谷・崑崙.

⑪ ≪千金方≫ : 腰脊이 갑자기 뻣뻣하고 아프면 ― 神道・脊中・腰兪・長强・大杼・膈兪・水分・脾兪・小腸兪・膀胱兪.
腰脊痛, 惡寒 ― 次髎・胞肓・承筋.

腰痛脊急 － 志室・京門.

⑫ ≪**鍼灸資生經**≫ : 腰痛 － 腎兪・膀胱兪・長强・氣衝・上髎・下髎・居髎.

요통으로 허리를 굽힐 수 없으면 － 足三里・陰市・陽輔・蠡溝

腰背强痛 － 肺兪.

腰傴僂로 인하여 項筋을 당겨 無力不收하면 － 風池.

⑬ ≪**衛生寶鑑**≫ : 腎兪 五壯, 中膂兪 五壯, 腰兪 五壯.

⑭ ≪**鍼灸聚英**≫ : 요통이 있고, 下部에 血滯하면 － 委中(출혈)・腎兪灸・崑崙灸.

⑮ ≪**鍼灸聚英・雜病歌**≫ : 腰痛 － 肩井・環跳穴, 陰市・三里・委中 煨, 承山・陽輔・崑崙穴, 다시 腰兪・腎兪를 겸한다.

腰脊强痛 : 腰兪・委中・湧泉・小腸兪.

⑯ ≪**類經圖翼**≫, ≪**鍼灸要覽**≫ : 腰背重痛으로 걷기 힘들 때 － 章門・腰兪・委中(출혈)・崑崙 七壯.

(8) 참고

① 이 병에 鍼灸治療는 비교적 좋은 효과가 있다.

② 만성적인 腰筋 손상에는 拔罐이나 推拿療法을 배합할 수 있다. 急性腰部捻挫傷과 慢性腰筋損傷에는 모두 熱敷를 가하여 사용하면 효과가 더욱 빠르다.

③ 평시에는 운동, 체조로 단련하면 만성요통을 방지할 수 있다. 물건을 옮길 때 힘을 적당하게 쓰면 腰部捻挫傷을 방지할 수 있다.

(9) 치험례

① 例 1

가. 일반적인 사항 : 장○○, 남, 39세.

나. 현 병력 : 전일 물건을 멜 때 허리를 삐어 허리를 굽힐 수 없고, 신이나 양말을 벗고 신을 수 없으며, 기침을 하면 통증이 더욱 심해진다. 아침에는 가볍고, 해가 지면 더욱 심해지며, 밤새도록 통증을 호소한다. 내원 시 부인이 부축하여 왔다.

다. 검사 : 요통이 우측으로 치우쳐 있고, 腎兪부터 胃兪部까지 종창이 있는데 梭形과 같다. 누르면 통증을 호소하고, 허리를 굽히고 펴거나, 옆으로 굽히거나, 아래로 쪼그려 앉는 동작을 할 수 없었다.

라. 변증 및 진단 : 이것은 經絡이 손상을 입어 氣滯血瘀하기 때문이다. 外傷性腰痛으로 진단하였다.

마. 치법 : 散瘀定痛, 舒筋活絡한다.

바. 치료 : 經을 따라 穴을 취하는데 委中과 崑崙 모두 양측에 鍼刺한다.

사. 효과 : 刺鍼 후 모두 瀉法을 사용하고, 留鍼은 10분간 하였다. 委中 두 穴을 刺鍼 후 요통이 鈍感하였고 이어서 崑崙 두 穴을 刺鍼하니 그 통증이 약간 소실되었다. 그 부인에게 환부를 누르게 하여도 통증이 조금도 없었다. 10분 후 즉시 스스로 기어서 일어날 수 있고, 신과 양말을 신을 수 있고, 허리를 돌리고 굽힐 수 있었다. 환자는 자못 기뻐하면서 감사의 말을 하고 지팡이를 버리고 부인을 따라 돌아갔다. 겨우 1회 치료로 치유되었다. 3일이 지나 방문하였으나 환자는 이미 일을 하고 있었다.

② 例 2

가. 일반적인 사항 : 오○○, 남, 36세.

나. 현 병력 : 장시간 航運 일을 하여 風寒水濕을 맞아 腰腿酸痛하며, 비가 오고 날씨가 흐리거나 차가우면 통증이 더욱 심한 지가 이미 3년이 되었다. 여러 번 치료하였으나 치료되지 않았다. 兩手의 脈象은 浮緩하고 濡, 舌苔白膩, 證은 寒濕腰痛에 속하였다.

다. 변증 : 이것은 寒濕의 邪氣가 足太陽絡에 정체되어 腰部의 氣血 운행이 실조되었기 때문에 발생한 것이다.

라. 治法 : 祛寒散濕한다.

마. 치료 : 祛寒散濕健腰方에 加減하여 치료하였다. 즉 腎兪鍼刺 및 艾條灸, 腰陽關 鍼刺 및 艾條灸, 腰眼 拔火罐, 環跳 鍼刺 및 艾條灸, 委中 鍼刺한다. 手技法은 平補平瀉法을 사용하였다. 留鍼은 20분, 매일 1회, 모두 10일 치료하여 완치되었다.

③ 例 3

가. 일반적인 사항 : 葉○○, 여, 31세.

나. 현 병력 : 2월에 분만하고, 3월 중순에 腰 및 右肩胛部에 酸痛이 발생하여 불편하였다. 일을 하고 나면 요통이 더욱 심해지고, 어떤 때는 허리를 굽힐 수 없고, 걸으면 힘이 없었다. 새벽에 일어나면 腰酸痛이 더욱 심하였다.

다. 검사 : 우측 팔을 약 65°정도만 들 수 있고, 전후 운동도 제한을 받았다. 腰部 第3·4腰椎 양측 筋肉을 두드리면 통증이 있었다. 피부에 염증 소견은 없었다. 전후 운동에 제한이 있었다.

라. 치료 및 경과 : 우측 肩髃·曲池·合谷을 취하여 刺鍼 후 灸를 가하였다. 양측 腎兪·委中을 刺鍼하였다. 刺鍼 1회 후 腰酸感이 경감하였다. 2, 3회 치료 후 손을 흔드는 것이 가능하고, 요통도 현저하게 감소하였다. 4회 치료 후 요통이 소실되어 일을 할 수 있었다(≪鍼灸學簡編≫).

④ 例 4

가. 일반적인 사항 : 왕○○, 남, 45세.

나. 현 병력 : 2년 전 일을 많이 하여 우측 腰腿部에 통증이 발생하였다. 겨울이나 날씨가 흐리면 더욱 심하였다.

다. 검사 : 요부 前屈이 70°를 넘지 못하는 것 이외 기타 분명한 소견은 없었다.

라. 치료 및 경과 : 腎兪에 부항을 하고, 우측 陽陵泉·崑崙·委中에 刺鍼하였다. 우측 環跳는 刺鍼 후 灸를 가하였다. 어떤 때는 腰部 阿是穴에 刺鍼 후 灸를 하였다. 모두 15일을 치료하자 腰腿部의 운동이 자유롭고, 동통이 소실되었다.

⑤ 例 5

가. 일반적인 사항 : 張○○, 남, 59세, 농민.

나. 현 병력 : 며칠 전 농사일을 하던 중 비가 와서 미끄러운 땅에 미끄러져 허리를 삐어 허리를 굽히고 펼 수 없어 양말과 신을 벗을 수 없었다. 기침을 하면 통증이 더욱 심해졌다. 아침에는 가벼워지고, 낮에는 심하며, 밤새도록 통증을 호소하였다. 진료받으러 올 때 부인이 부축하여 왔다.

다. 검사 : 요통은 우측으로 치우쳐 있고, 腎兪부터 胃兪部까지

腫脹이 있는데 梭形과 같았다. 누르니 통증을 호소하였다. 기침을 하면 통증이 더욱 극렬해지고, 전후로 굽히고 펴고, 좌우로 측만하거나 아래로 쪼그리고 앉을 수 없었다. 이것은 삔 것 때문에 經絡이 손상되어 氣血이 瘀滯함으로써 발생한 것이다.

라. 치법 : 散瘀定痛, 舒筋活絡한다.

마. 치료 및 경과 : 經을 따라 委中과 崑崙을 취하였다. 瀉法을 사용하고, 10분간 留鍼하였다. 委中 두 穴에 刺入한 후 요통이 둔감해졌다. 이어서 崑崙 두 穴을 刺鍼하자 통증이 확연하게 소실된 것 같았다. 그 부인에게 환부를 눌러보라고 했으나 통증이 조금도 없었다. 10분 후 스스로 다니고 일어설 수 있고, 신발과 양말을 신을 수 있었다. 허리를 능히 돌리고 굽힐 수 있는 것이 정상인과 같았다. 환자는 자못 기뻐하고 감사해하며 지팡이를 버리고 부인과 같이 돌아갔다. 1회 刺鍼으로 치유되었다. 3일 후 방문하였으나 아침 일찍 일하러 나가고 없었다.

循經取穴로 外傷性腰痛을 치료한 機理는 다음과 같다. 첫째는 經絡循行과 病候에 근거한 것이다. ≪靈樞・經脈篇≫에서 "足太陽之脈, 起于目內眦…挾脊抵腰中, 入循膂, 絡腎…入膕中, …出外踝之後, 循京骨, 至小指外側"이라 하였다. 지금 外傷性腰痛은 足太陽膀胱經이 循行하는 부위에 바로 해당한다. 동시에 상술한 요통은 "不能俯仰, 側彎及下蹲" 등의 증상이 있고, ≪靈樞・經脈≫에 기술한 膀胱經脈의 병증인 "脊痛腰似折, 髀不可以曲" 등의 병증과 자못 서로 부합한다. 이로 볼 때 外傷性腰痛은

足太陽膀胱經脈의 손상으로 氣血瘀滯를 일으킨 것과 연관이 있다. 둘째는 상술한 足太陽膀胱經의 병후에 근거하여 ≪靈樞 · 經脈≫의 "盛則瀉之, 虛則補之, … 不盛不虛, 以經取之"의 치료원칙과 결합하여 본 經의 委中 · 崑崙 두 穴을 취하여 치료한다. 이 두 穴은 舒經活絡, 散瘀定痛의 효과가 자못 있다. 임상에서 여러 번 해보아도 언제나 효과가 있을 뿐만 아니라 역대 문헌에도 역시 그 효과를 칭찬하였다. ≪鍼灸大全 · 四總穴歌≫ 같은 곳에서는 "腰背委中求"라고 하였다. ≪鍼灸大成 · 玉龍歌≫에서는 "… 更有委中之一穴, 腰間諸疾任君攻"이라 하였다. ≪千金方≫에서는 "委中 · 崑崙, 腰背痛相連, 刺之甚驗"이라 하였다. ≪鍼灸大成 · 雜病穴法歌≫에서는 "腰背環跳, 委中神, 若連背痛崑崙伍"라 하였다. 이런 문헌의 기술은 모두 委中 · 崑崙 두 穴이 탁월한 효과가 있다는 것을 설명한 것이다. 동시에 經絡學說의 이론에 따라 '本經輸穴, 能治本經病; 合穴能治腑病'이란 것을 알 수 있다. 委中 · 崑崙 두 穴은 모두 足太陽膀胱經의 經穴이 되므로 능히 膀胱經病을 치료할 수 있다. 委中은 膀胱經의 合穴이므로 능히 膀胱經의 腑病을 치료할 수 있다. 症, 經, 穴이 相合하므로 능히 효과를 거둘 수 있다.

편역자 주 : 치험례 1과 5는 내용이 유사하지만 출전이 다르고 일부 상이한 내용도 있어 같이 수록하였다.

57. 肖永儉의 坐骨神經痛 치료

肖永儉(1929 ~)

男, 漢族, 山東省 榮成縣 사람. 山東中醫學院 附屬醫院 主任醫師, 1958년 山東中醫學院 졸업, 1961년 山東中醫學院 西醫學習中醫班 수료. 山東中醫學院 鍼灸교육연구실 주임, 부속병원 침구과 주임, 全國鍼灸學會 委員, 山東鍼灸學會 副理事長 등의 직을 역임하였다.

劉冠軍 등 主編, 中國當代名醫鍼方鍼術集成, 中國 長春市, 吉林科學技術出版社, 1999 : 218-9.

1) 處方

頭皮 右側感覺區下肢(百會에서 目窓으로 透刺한 것에 해당한다)를 취한다.

2) 操作

快速捻轉, 매 분당 200회 정도, 5분간 지속적인 捻轉을 한다. 매일 1회 시술한다.

3) 治驗

① 일반적인 사항 : 肖○○, 남, 30세, 木工.

② 현 병력 : 左側臀部 및 大腿 後外側에 극렬한 동통이 있은 지 6일이 되었다.

③ 검사 결과 : 面色青紫, 冷汗如油, 추위를 두려워하여 몸을 웅크리고 누우며, 큰소리로 신음하며, 舌黯紅 苔白膩, 脈弦緊하였다.

④ 진단 : 坐骨神經痛.

⑤ 경과 : 위의 처방, 치료법에 따라 1주간 치료 후 치유되었다.

4) 按語

이 병은 中醫의 '痺證' 가운데 痛痺에 속한다. 치료 원칙은 解表散寒止痛이다. 快速捻轉 手法을 사용하여 施鍼한다. 頭皮鍼의 이론으로 해석하면 大腦皮層機能 定位는 頭皮上의 投影區가 되며, 督脈・足太

陽·足少陽 3經이 頭部에서 透穴하는 것으로 인식할 수 있다. 3經은 모두 坐骨神經 分布區에 위치하고, 督脈은 또 '모든 陽經을 통솔한다'는 원칙과 '下病上取'의 鍼法이론을 응용한 것이다.

58. 彭靜山의 腰(脚)痛 치료

彭靜山(1909 ~)

男, 漢族, 遙寧省 開原縣 사람. 遼寧中醫學院 教授, 부속의원 기술고문, 침구경락연구실과 眼鍼研究室 주임, 專門家委員會 副主任. 16세에 6년간의 中醫 공부로 中醫에 관한 뜻을 세웠으며, 또 만주의과대학에서 1년간 西醫를 공부하였다. 1930년 개업하여 內・外・兒・鍼灸科에 정통하였다. 中國醫科大學 講師, 遙寧中醫學院附屬醫院 副院長, 遼寧省政協委員과 政協衛生組 副組長, 沈陽市中醫學會 副會長을 역임하였다. '眼鍼療法'을 발명하였다. 저서로 ≪眼鍼療法≫, ≪鍼灸秘驗≫ 등 12종 醫書 1,799萬 字가 있다.

彭靜山 著, 眼鍼療法, 중국 심양시, 遼寧科學技術出版社, 1993 : 70-1.
劉冠軍 등 主編, 中國當代名醫鍼方鍼術集成, 中國 長春市, 吉林科學技術出版社, 1999 : 221-2.

1. 挫閃腰痛

① 일반적인 사항 : 王○○, 남, 34세, 遙寧省 糧食廳 간부. 1978년 6월 3일 초진.

② 主訴 : 어제 운동회에 참가하여 목마뛰기를 하다가 부주의 하여 挫閃腰痛이 발생하였다. 그 요통이 腰帶 이하에 있고, 함부로 활동하지 못하였으나 上肢는 지장이 없었다. 들것에 실려 들어왔다.

③ 檢診 : 神疲, 體壯, 面色黃, 舌質乾, 黃苔, 六脈이 모두 數하고, 兩尺脈이 더욱 심하였다. 눈의 兩下焦區에 분명한 絡脈의 變粗가 보이고, 그 색이 鮮紅色이었다. 제4・5요추가 손상 받아 요부 운동에 영향을 주었다.

④ 진단 : 腰筋捻挫傷.

⑤ 치료 : 瞼內點刺法을 사용하였으며, 兩下焦區에 각각 3번 點刺하였다. 鍼尖이 皮下에 도달하면 멈추었다.

⑥ 효과 : 點刺 후 즉시 스스로 기어서 일어나 기뻐하면서 진료실을 나갔다.

2. 捻挫傷(sprain)腰痛

① 일반적인 사항 : 特○, 여, 50세, 沈陽市 163중학 교사. 1977년 4월 10일 초진.

② 主訴 : 환자는 평소 척추가 비대하게 증식되어 요통이 있었다. 어제 갑자기 요부에 捻挫傷을 당하여 보행이 어렵고, 통증을 참을 수 없었다. 3사람이 등에 업고 진료실로 왔다.

③ 檢診 : 面赤, 舌質乾, 無苔, 脈沈數. 눈을 보니 下焦區에 絡脈이 曲張되어 있고, 顔色은 鮮紅色이었다.

④ 辨證 : 비대성척추염으로 인하여 보통 때 腰腿痛이 있었으나 능히 걸을 수 있고, 출근하여 일을 할 수도 있었다. 요부가 捻挫傷을 당하면서 督脈도 손상 받아 經絡이 阻滯되어 걸을 수 없고, 활동도 할 수 없었다.

⑤ 치료 : 眼鍼의 兩下焦區를 선택하여 雙刺法을 사용한다.

⑥ 효과 : 刺鍼 후 능히 걸을 수 있으며, 스스로 걸어서 진료실을 나갔다. 이후 3회 치료하자 捻挫傷이 이미 치료되어 정상적으로 걸을 수 있었다. 그 腰腿疼痛은 과거에 일찍이 있었던 증상과 관계가 있으며, 골질증식으로 인한 것과 관계가 있어서 일시적으로 치유되기는 어렵다. 환자가 집에 있을 때 동통이 발생하면 앞의 穴位處에 指壓鍼으로 눌러 줄 것을 당부하였다.

⑦ 按 : 捻挫傷으로 지체 운동 기능에 장애가 온 것은 眼鍼으로 치료하면 신속하게 회복되는 효과가 있다. 효과를 거둔 예는 수없이 많다. 금년 4월 30일 필자는 중국의과대학에서 '眼鍼療法'에 관한 학술 보고를 하였는데 그 자리에 特○가 초대받아 치료과정을 소개하자 그녀의 이야기가 흥미진진하여 참석했던 사람들의 반응이 매우 좋았다.

3. 坐骨神經痛

(1) 處方

① 主穴 : 秩邊 · 環跳.

② 配穴 : 腎兪 · 大腸兪 · 腰$_{3\sim5}$夾脊穴 · 殷門 · 委中 · 承山 · 陽陵泉 · 絶骨.

(2) 操作

秩邊 · 環跳 두 主穴을 각각 선택하여 사용하며, 鍼刺 深度는 2~3寸에 이르도록 하고, 運氣手法을 시행한 후 酸麻感이 아래를 향하여 下肢 遠端에 放散되고, 어떤 때는 足背 혹은 足底, 足趾部에 이른다. 鍼感이 아래를 향하여 放散되면 좋으며 치료효과도 촉진된다. 腎兪 · 腰夾脊 · 大腸兪는 局部取穴에 해당되며, 적당하게 深刺하여 鍼感이 아래로 전도되게 한다. 그 나머지 모든 配穴은 동통이 放散되는 부위에 따라 循經取穴하며, 直刺 1~2寸 정도로 한다. 급성기에는 매일 1회 침치료하며, 증상이 緩解된 후 혹은 만성기에는 격일 1회 치료, 7~10일이 1개 療程이 되며, 휴식 3~5일 후 계속하여 1개 療程을 시행한다.

(3) 治驗

① 일반적인 사항 : 高○○, 남, 45세, 교사.

② 현 병력 : 야간에 寒氣를 맞아 左下肢 經脈을 따라 상하로 동통이 나타난 지 3일이 되었다.

③ 검사 : 大腿後側과 小腿後外側에 壓通點이 분명하게 나타났으며, SLRT에서 양성이었다.

④ 치료 : 環跳 · 殷門 · 陽陵泉 등의 穴을 取穴하고, 매 穴에 平補

平瀉手法을 사용하여 30초 정도 자극을 주고 즉시 拔鍼한 후 艾條를 사용하여 동통 부위를 따라 熏灸하였다. 제1일 刺鍼 후 동통이 분명하게 감소하고, 다음 날 刺鍼 후 증상이 거의 소실하였다. 제3일 또 효과를 확실히 하기 위하여 치료를 1회 한 후 완치되었다. 10여 년이 흐른 지금까지 재발하지 않았다.

⑤ **按語** : 이 병은 中醫의 '痺證' 가운데 行痺의 범주에 속하며, 風寒阻絡型이다. 치료원칙은 祛風解表, 散寒止痛이다. 主穴인 秩邊·環跳는 바로 坐骨神經 出口部에 해당하고, 環跳는 足少陽膽經과 足太陽膀胱經의 會穴로서 通經活絡, 强健腿腰의 작용이 있다. 秩邊은 足太陽膀胱經穴에 속하며, 腰腿痛에 비교적 좋은 효과가 있다. 腎兪·大腸兪는 각각 腎·大腸의 背兪穴이며, 腎氣·大腸經氣를 轉輸하는 곳이므로 腰脊을 이롭게 하는 효과가 있다. 病邪가 脊臀 사이에 留滯되어 있으므로 腰部의 夾脊穴을 刺鍼하면 深邪遠痺를 제거할 수 있다. 腰$_{4,5}$夾脊의 深部는 坐骨神經根部가 분포하는 곳이므로 根性坐骨神經痛에 더욱 효과가 좋다. 殷門·委中·承山·陽陵泉·絶骨 등의 穴은 모두 舒筋活絡, 强健腰腿 등의 작용이 있다.

59. 畢福高의 腰(脚)痛 치료

畢福高(1924 ~)

男, 漢族, 河南省 商水縣 사람. 河南省 中醫研究院 研究員, 河南省 中醫學會 理事, 鍼灸學會 副理事長. 中醫 집안에서 태어났으며, 후에 河南中醫學院 教研班에서 중의학을 깊이 연구하였다. 뇌졸중, 좌골신경통, 뇌염후유증, 소아마비, 蜘蛛膜癒着性癱瘓, 관절염 등을 치료하는 데 장기가 있었다. 스스로 立案 한 '環上穴' 1穴에 3鍼을 하여 여러 질병을 치료한 것으로 河南省 重大科學技術 成果獎을 받았다. 또 스스로 立案 한 '新夾脊穴'로써 中風과 痿證을 치료하여 省級科學研究成果獎을 받았다. '巨刺加運動鍼法'을 연구하여 省級成果獎을 받았다. 저서로는 ≪鍼灸治驗≫, ≪中國鍼灸大全≫ 등 약 120萬 字가 있다.

呂景山 외 2인 주편 , 單穴治病選萃, 中國 북경시, 人民衛生出版社, 2002 : 164-5, 435-6.

1. 急性腰捻挫傷

1) 효과

몇 십 년 동안 合陽穴에 시술하여 急性腰部捻挫傷 120례를 치료하였다. 1회 치유(즉 증상이 완전히 소실되어 腰部 활동이 자유로운 것) 98례(81.6%), 치료 후 겨우 輕度의 동통이 있고, 2~5회 치료 후 효과를 본 것은 22례(18.4%)였으며, 총 유효율 100%였다.

2) 조작

28호 2寸半 毫鍼을 사용하여 쾌속하게 2寸 進鍼, 得氣 후 提揷捻轉하여 感電感이 傳導되어 다리와 발가락에 이르면 좋다.

3) 전형적인 病例

① 일반적인 사항 : 孫○○, 남, 30세. 1987년 9월 12일 진료하였다.

② 현 병력 : 물건을 옮기다가 腰部를 捻挫傷을 당한 지 하루가 되었다. 隨意的인 활동을 할 수가 없고, 기침을 하면 동통이 극렬하였다.

③ 검사 : 右側腰部薦棘筋에 분명한 壓痛이 있었다. 脈沈緊, 舌質紅, 苔薄白하였다.

④ 진단 : 急性腰捻挫傷.

⑤ 取穴 : 合陽穴 위주로 하고 阿是穴을 배합하였다.

⑥ 치료 경과 : 먼저 合陽穴을 刺鍼하고, 捻轉提揷 방법을 重用하였다. 다시 阿是穴을 刺鍼할 때 환자에게 움직이면 가장

아프다고 하는 부위 즉 阿是穴을 刺鍼하여 局部의 감각이 沈脹痲木하게 行鍼을 2~3분 정도 하자 요통이 이미 멈추었고, 치유되었다.

2. 坐骨神經痛

1) 효과

第5腰椎棘突起 下에서 옆으로 5~8分處(腰$_5$夾脊穴)에 刺鍼하여 坐骨神經痛 309례를 치료한 결과 만족할 만한 효과를 얻었는데 총 유효율은 97%였고, 치유율은 57%였다. 1회 치료로 현저한 止痛이 되었고, 일반적으로 3회로 치유할 수 있었다.

2) 조작

26호 3寸 길이의 毫鍼을 사용하였다. 鍼尖을 수직으로 椎體 방향을 향하게 2.5寸 깊이로 刺鍼하여 得氣 후 提插捻轉補瀉를 하며 雀啄手法을 중시하였고, 留鍼하지 않았다. 鍼感이 感電 모양으로 脚底를 향하여 放射되게 하였는데 그렇지 못한 경우는 효과가 좋지 못하였다.

3) 전형적인 病例

① 일반적인 사항 : 許○○, 여, 40세. 1987년 3월 16일 초진.
② 主訴 : 左下肢에 아픈 데가 다른 곳으로 옮기는 것 같은 통증이 있은 지 15일 정도가 되었다. 15일 전 환자는 바람을 맞고

난 후 左側臀部로부터 下肢 후방을 따라 足外側으로 통증이 옮겨 다니는 것 같았으며, 심할 때는 동통이 극렬하여 걸을 수가 없었다. 鄭州市 ○○병원에서 좌골신경통으로 진단받았다. 일찍이 中藥과 양약을 복용하고, 물리치료, 안마치료를 해도 효과가 좋지 못하고, 도리어 증상이 가중되었다. 침구치료만 해달라는 요구를 하였다.

③ 검사 : 腰部의 壓痛은 분명하지 않았으며, 臀部・大腿部・小腿部는 모두 壓通點이 있었다. SLRT에서 양성(30°)이었다.

④ 진단 : 좌골신경통(中醫에서는 痺證).

⑤ 치료 및 경과 : 腰$_5$夾脊穴. 1회 침치료하자 환자는 즉각 疼痛이 크게 감소하였으며, SLRT에서 약 70°로 올라갔다. 아울러 스스로 침대를 내려가 신을 신을 수 있었으며, 걷는 데 부축하지 않아도 되었다. 3회 침치료한 후 疼痛이 거의 소실하였다. 치료 효과를 확실히 하기 위하여 이후 또 격일로 3회 더 침치료하여 치유되었다. 2개월 후 방문하였는데 재발하지 않았다고 하였다.

⑥ 按語 : 좌골신경통의 동통은 대부분 下肢足太陽膀胱經과 足少陽膽經에 있는데 足太陽膀胱經 위주로 한다. 腰$_5$夾脊穴은 督脈과 膀胱經脈 사이에 속한다. 매회 모두 强刺戟雀啄點刺手法을 가하면 쉽게 督・膀胱經 두 經의 經氣를 激發하여 鍼感이 '氣至病所'하게 함으로써 그 邪氣를 瀉한다. 그러므로 비교적 빠르게 經絡을 疏通하며 氣血을 調和하여 '通則不痛'의 목적을 이루게 된다.

60. 賀普仁의 腰腿痛 치료

賀普仁(1926 ~)

男, 河北省 淶水縣 사람. 北京中醫醫院 鍼灸科 主任醫師, 국가급 名老中醫. 어려서 牛澤華를 스승으로 삼아 의학을 배웠으며, 1946년 개업하여 의사로서 활동하였다. 1956년 中醫醫院에 들어가 일하였으며, 일찍이 北京中醫學會 常務理事, 鍼灸委員會 主任委員, 中國鍼灸學會 副會長, 中國鍼灸學會 理事長 등의 직을 역임하였으며, 현 中國鍼灸學會 副會長, 北京鍼灸學會 會長이다. 鍼灸에 정통하였으며, 疑難重症 치료에 뛰어났다. 放血療法 사용을 잘하였다. 1973년 중국위생대표단이 서구 5개국을 순방하였는데 그때 鍼灸專門家의 일원으로 참여하였다. 1976년 중국해외의료봉사단에 참가하여 오트볼타(지금의 부르키나파소)로부터 '기사훈장'을 받았다. 1984년 〈鍼灸治療輸尿管結石〉이라는 논문으로 北京市衛生局으로부터 科學技術成果獎을 받았다. 저서에 ≪鍼刺手法≫, ≪鍼灸治痛≫, ≪腧穴硏究≫, ≪鍼具治法≫, ≪鍼灸三通法臨床應用≫이 있으며, 〈正確刺激量從何而來的臨床探討〉 등 30여 편의 논문이 있다.

賀普仁 著, 鍼灸三通法臨床應用, 中國 北京, 科學技術文獻出版社, 1999 : 137-42.

1) 槪要

腰腿痛은 단독으로 요통이나 腿痛이 발생하였거나 혹은 요통과 腿痛이 아울러 나타난 것으로 臟腑의 병변, 經絡의 병변으로 인하여 일어난 것이다.

현대의학에서는 腰腿病은 다종의 병변으로 인하여 일어난다. 임상에서 脊神經根病變, 腰椎間板脫出, 風濕性脊椎炎, 椎關節病, 腰筋病變, 梨狀筋病變, 急性腰部捻挫 등에서 많이 볼 수 있다.

2) 病因病機

腰는 腎의 府이므로 오래도록 일을 하거나 힘을 과도하게 쓰면 손상이 와 腰部는 腎氣虧虛에 이르게 된다. 腎陰이 부족하거나 陽氣가 不振하면 下肢가 약해지고 무력하며 酸痛하게 된다. 오래도록 潮濕하고 寒冷한 곳에 머물면 風寒濕邪가 經脈을 침범하여 足太陽經이 不暢하고, 經氣가 濡養 작용을 못하므로 요통이 발생한다. 風寒濕邪가 下肢에 침범하면 腿痛이 나타난다. 일을 많이 하여 피로하거나, 힘을 많이 쓰거나, 捻挫가 있으면 瘀血이 안에 쌓여 經氣가 阻滯되어 氣滯血瘀하고 經脈이 不通하므로 통증이 나타난다.

3) 임상표현

각 유형은 모두 腰痛, 腿痛 혹은 腰腿痛이 아울러 나타난다.

(1) 腎虛腰痛型

요통이 극렬하지 않으나 쉼 없이 약하게 이어지며, 酸痛이 위주가 된다. 휴식 후 약간 호전될 수 있으며, 일을 하여 피로가 쌓이면 가중된다. 대부분 下肢酸軟無力을 동반하며, 몸이 무겁고, 힘이 없다. 또 耳鳴, 脫毛, 足跟痛, 遺精陽痿, 肢冷, 形寒 등의 증상이 있다.

(2) 風濕寒痺腰痛

대부분 寒冷한 기운을 맞은 적이 있으며, 腰薦痛이 있고, 때때로 극렬하며, 항상 국부에 '굳은 무엇이 있는 것'과 같은 僵硬한 감각을 호소한다. 기후 변화와 유관하여 날씨가 흐리거나 寒冷하면 더욱 심해지고, 날씨가 맑거나 따뜻해지면 통증이 감소한다.

(3) 閃挫捻挫傷腰痛

항상 일을 너무 많이 하여 피로가 누적되거나, 힘을 너무 과도하게 사용하여 요부가 捻挫되어 발생한 것으로, 대부분 갑자기 돌발적으로 극렬한 요통이 발생하여 바로 서거나 허리를 굽히거나 돌릴 수 없다. 그 통증이 下肢로 내려가 下肢를 들 수 없으며, 활동에 장애를 받는 등의 증상이 나타난다.

4) 치료원칙

益腎通絡, 行氣活血, 散寒除痺한다.

5) 取穴

腎兪・中空・養老・環跳・局部 阿是穴을 취한다.

6) 刺法

모두 毫鍼刺法을 사용하며, 정황을 참작하여 補 혹은 瀉法을 사용한다. 매회 20~40분 留鍼하며, 매일 혹은 격일 1회 치료한다.

7) 임상례

(1) 例 1

① 일반적인 사항 : 魏○○, 여, 37세.

② 主訴 : 右側腰腿痛이 있은 지 10일이 되었다.

③ 病歷 : 10일 전 일을 할 때 腰部 捻挫傷(sprain)을 당하였다. 당시 극렬한 疼痛이 있었으나, 움직일 수는 있어 다른 사람이 부축하여 집으로 돌아가 휴식하고, 치료하지 않았다. 다음 날 새벽 일어난 후 疼痛이 극렬하게 나타나 일어나기가 곤란하고, 허리를 굽히거나 돌릴 수 없었다. 기침을 하거나 힘을 쓸 때 疼痛이 가중되었다. 아울러 右下肢를 향하여 당겨지는 疼痛이 있었다. 모 병원 X-ray 검사에서 '腰椎關節骨質增殖'으로 진단받았다. 양약을 복용하였으나 효과가 없었으며, 그 통증이 지금에 이르도록 조금도 감소하지 않았다.

④ 현 증상 : 요통이 때때로 가벼워지거나 때때로 극렬해졌다. 활동에 제한을 받고, 허리를 굽힐 수 없으며, 局部는 찬 것을 두려워하였다. 항상 腰部 疼痛으로 인하여 우하지 疼痛이 일어났다. 병이 심하면 다리를 들어올리기가 곤란한데, 식사하는 것은 가능하고, 대소변도 순조로웠다.

⑤ 望診 : 行動遲緩, 舌苔白.

⑥ 切診 : 脈弦滑, 우측 腰部에 강직감이 나타나고, 壓通點이 분명하였다.

⑦ 辨證 : 勞傷腎府, 氣血瘀滯, 經脈不暢.

⑧ 治則 : 益腎通脈, 活血理氣, 疏調經絡.

⑨ 取穴 : 環跳 · 養老 · 委中.

⑩ 치료 및 경과 : 모두 毫鍼刺法을 사용하여 平補平瀉手法을 한다. 養老는 양측에 刺鍼하고, 環跳와 委中은 모두 우측에 刺鍼한다. 環跳는 鍼感이 아래를 향하여 뚫고 내려가는 것이 좋다. 매회 치료 시 30분간 留鍼하며, 격일 1회 鍼治療한다. 초진 치료에서 拔鍼 후 환자는 그 요통이 분명하게 경감하였다는 것을 느끼며, 하지의 疼痛이 거의 소실되었다. 두 번째 진료 시 그 통증이 반복되어 나타나지 않았다. 처음 치료 방법과 동일하게 모두 3회 진료하여 疼痛이 소실되었으며, 활동이 자유롭게 되었다. 치료를 확실하게 하기 위하여 다시 1회 더 치료하자 환자는 기뻐하며 돌아갔다.

(2) 例 2

① 일반적인 사항 : 王○○, 남, 41세.

② 主訴 : 요통이 있은 지 6년이 되었다.

③ 病歷 : 6년 전 원인을 모르게 요통이 발생하여 통증이 때때로 가볍고, 때때로 점점 중하였다. 그 통증은 酸痛의 양상이었으며, 조금 휴식을 하면 緩解되었다. 久立 · 久坐 · 久行이 힘들었으며, 허리를 굽히기가 곤란하고, 때때로 局部에 서늘한 감이 나타나고 찬 것을 두려워하였으며, 겨울에 더욱 심하였다. 中藥 가운데 補腎藥物을 상복하였다. 일찍이 '腰筋勞損'이라 진단받았다.

④ 현 증상 : 腰酸痛, 下肢軟, 畏寒, 乏力, 活力이 없고, 밤에 잠을 자면 불안하고, 多夢했는데, 대소변은 순조로웠다.

⑤ 望診 : 面白, 舌苔白.

⑥ 切診 : 脈沈細.

⑦ 辨證 : 腎氣不足, 腰部失養, 氣血不和.

⑧ 治則 : 補益强腰, 調和氣血.

⑨ 取穴 : 腎兪 · 中空 · 腰局部阿是穴.

⑩ 刺法 : 모두 毫鍼刺法을 사용하여 捻轉補法을 실시한다. 매회 30분간 留鍼하며, 격일 1회 치료하였다.

3번째 진료 후 환자는 腰部가 가벼운 느낌이 드는 것을 느꼈으며, 뻣뻣함, 판자를 댄 것 같은 느낌이 분명하게 경감하였고, 酸痛이 약간 소실하였다. 取穴을 동일하게 하여 모두 7회 치료하자 요통이 소실하였고, 局部 증상도 소실하였다. 환자의 활력이 좋았다. 치료의 효과를 확실하게 하기 위하여 다시 몇 차례 더 치료하여 치유되었다.

(3) 例 3

① 일반적인 사항 : 周○○, 남, 30세.

② 主訴 : 요통 3개월.

③ 病歷 : 3개월 전 허리를 굽히고 무거운 물건을 든 후 捻挫傷性腰痛이 발생하였다. 당시에 요통이 극렬하였으나 의사에게 보이지 않았다. 후에 요통이 더욱 극렬하고 증상이 緩解되지 않았다. 또 부부관계가 과도하여 요통이 끊이지 않고, 매번 비가 오는 날이면 더욱 심하고, 부부관계 후에도 더욱 심하였다. 일찍이 中藥과 양약을 모두 복용하였으나 좋은 효과가 없었다.

④ 현 증상 : 요통이 때때로 완화되었다가 때때로 중해지며, 그 통증이 끊어지지 않고 이어지며, 오래 누워 있으면 무겁고, 무거운 물건을 들지 못하였다. 식사는 가능하고, 대소변도 순조로웠으며, 누우면 편안하였다.

⑤ 望診 : 舌苔薄白.

⑥ 切診 : 脈弦滑.

⑦ 辨證 : 外力으로 인한 捻挫傷으로 氣滯血瘀되었는데 오래되어 腎을 손상하고, 腰部失養하여 발생한 것으로 보았다.

⑧ 治則 : 通經活絡, 調理氣血, 益腎强腰.

⑨ 取穴 : 養老・腎兪.

⑩ 치료 및 경과 : 모두 毫鍼刺法을 사용하는데 養老는 龍虎交戰手法을 사용하며, 先補後瀉하였다. 腎兪는 補法을 사용하였다. 매회 30분간 留鍼하며, 격일 1회 치료한다. 초진 시 拔鍼 후 환자는 局部가 조금 홀가분해지는 감을 느끼고, 酸痛이 경감하였다. 두 번째 진료에서 말하기를 초진을 받은 그날 밤 요통이 분명하게 경감하였고, 이상한 느낌이 가볍게 느껴지고, 활동이 비교적 자유롭게 되었다고 하였다. 取穴과 手法은 변하지 않고 그대로 진료한 후 요통은 소실되고, 활동이 전과 같이 되었다. 모두 4회 진료하여 치유되었다.

8) 按語

腰腿痛 환자는 청장년 남성에게서 흔한데, 혹 노동으로 인하여 피로가 쌓이거나 힘을 많이 쓰는, 혹은 급성 捻挫傷으로 인하여 발생하는 것을 많이 볼 수 있다. 역시 조심하지 않아 風寒濕邪가 침범하여 발생

한 것도 볼 수 있다. 허리는 腎의 府가 되고, 腎臟이 소재하는 곳이므로 요통과 腿痛은 밀접한 관련이 있다. 임상에서 腰腿疼痛은 병존하는데 환자는 대부분 요통이 먼저이고, 腿痛은 후에 있다. 이 때문에 腰腿痛의 치료는 당연히 질병의 本 위주로 치료하여야 한다. 經絡系統으로 보면 腰腿痛과 足少陰・足太陽・足少陽은 관계가 있다. ≪靈樞・經脈≫과 ≪靈樞・經筋≫에서 足少陰脈의 순행은 "貫脊屬腎, 絡膀胱", 足少陰經筋은 "其病…在外者不能俛, 在內者不能仰. 故陽屬病者腰反折, 不能俛; 陰病者, 不能仰" 足太陽膀胱之脈은 "挾脊仰抵腰中, 入循膂, 絡腎, 屬膀胱"이라 하였다. ≪素問・厥論篇≫에서는 "少陽厥逆, 機關不利, 機關不利者, 腰不可以行, …"이라 하였다. 각종 腰腿痛 치료는 마땅히 少陰・太陽・少陽을 주요 經脈으로 하여 치료함을 제시하였다.

急性捻挫이거나 腎虛腰痛이거나, 風寒濕을 맞은 腰痛이거나, 어떤 종류의 腰痛을 막론하고 모두 腰脊의 經脈이 막혀 氣血이 운행하지 못하므로 발생한 것이다. 調達經脈하고 通達經脈하여 氣血 운행이 通暢하면 '以通爲順'의 질병 치료 기전에 도달하게 된다.

예 1은 여성환자로 37세에서 腰部捻挫로 인하여 疼痛이 발생함과 아울러 하지에 放散痛이 있는 것은 병리 기전상 經脈에 氣血이 瘀滯되었기 때문이다. 이 때문에 經脈의 氣血을 소통시키는 효력이 강대한 兪穴을 취하여 活血化瘀, 理氣通達한다. 環跳는 少陽經의 大穴로서 위로는 腰尻에 도달하고, 아래로는 膝踝에 이르러 疏筋骨하며 利關節하여 止痛의 목적을 이룬다. 이로써 氣血瘀滯로 인한 腰腿痛을 치료하는 要穴이 된다. 委中은 足太陽經의 合穴로서 理氣化瘀, 通達氣血하는 효과가 있다. 이것은 腰脊疼痛을 치료하는 효력이 있는 穴이므로 '腰背委中求'의 설이 있다. 養老는 手太陽經의 郄穴이다. 郄穴은 急性疼痛을 주로 치료하는 穴이다. 手足太陽은 相通하며 經脈은 腰部에 도달한다. ≪素問・厥論≫에서 "手太陽厥逆 : …項不可以顧, 腰不可以仰, 治主病者"라 하였다.

養老穴은 歷代醫家들이 頸項强痛을 치료하는 要穴이었다. 經絡理論을 운용하여 역시 腰腿痛도 치료할 수 있다. ≪類經圖翼≫에서는 "養老…療腰重痛不可轉側, 坐起艱難, 及筋攣脚痺不可屈伸"이라 하였다.

이 병례는 이런 사정을 실증한 例로서 위의 穴을 選用하여 수차례 치료하여 효과를 거두었다.

예 2는 남성환자로 41세에 요통이 있은 지 6년이 되어 오래도록 치료하여도 치유되지 않았다. 그 증상은 腎氣不足이 원인이었다. 病因의 특징 때문에 마땅히 腎兪・中空 등 局部 兪穴을 선택하여 益腎通絡하면서 동시에 補法을 사용하였다. 10여 회의 진료로 치유되었다.

腎兪는 足太陽經의 穴로서 少陰經의 經氣를 注하는 중심이 되는 곳이므로 補法을 시행하면 益腎强腰하여 止痛의 목적을 이루게 된다. 虛로 인한 腰腿痛을 치료하는 常用 兪穴이 된다. 中空은 經外奇穴로서 命門下 3寸에서 옆으로 3寸 떨어진 곳에 있으며, 이 穴은 요통을 치료하는 局部穴이 된다.

이 병례는 腎虛腰痛의 전형적인 病例로서 모든 이런 병증에 대하여 임상에서 치료를 하면 자못 양호한 효과가 있다.

예 3은 남성환자로 30세인데 요통이 있은 지 이미 3개월이 되었다. 그 병인을 살펴보니 본래 腎虛한 몸에 반복하여 腰部捻挫가 있어 실제로 虛實이 섞인 증상이었다. 치료는 당연히 標本同治의 방법을 사용하였다. 補腎通絡과 아울러 理氣活血이 필요하였다. 養老・腎兪를 選用하고, 아울러 龍虎交戰手法을 사용하여 몇 차례 진료하자 치유되었다.

위의 3가지 病例를 설명하면 腰腿痛 치료의 요점은 症과 선택할 穴과 手法을 알고 3가지를 결합하는 것이다. 비록 상술한 病例는 '骨質增殖', '腰筋勞損'으로 진단하였거나 혹은 확진이 불가능한 것이라도 中醫理論에 따라 인식하고 운용하여 모두 비교적 좋은 효과를 거두었다.

참고 賀普仁의 鍼灸三通法이란?

微通法 · 溫通法 · 强通法의 3가지 鍼法을 말한다.

1. 微通法

微通에는 3개의 뜻이 있다.

① 毫鍼刺法을 말한다. 사용하는 毫鍼이 微細하므로 古人들은 '微鍼', '小鍼'이라 불렀다. '微'는 이 법에서 주로 사용하는 '微鍼(毫鍼)'을 대표하는 이름이다.

② 微通은 毫鍼을 사용하여 微通經氣하는 하는데, 작은 개울물을 미세하게 흐르게 하는 것과 같으므로 '微通'이라 부른다.

③ 刺鍼의 미묘함을 취한다는 의미에서 '微通'이다. ≪靈樞 · 小鍼解≫ "刺之微在數遲者 徐疾之意也", "麤之闇者 冥冥不知氣之微密也. 妙哉! 工獨有之者 盡知鍼意也".

微通法의 이치는 심오한데 微通法의 精髓와 미묘한 부분까지 장악하여야만 鍼刺治療의 효과를 높일 수 있다.

2. 溫通法

火鍼療法이 대표적인 방법이다. 溫鍼, 艾卷灸 등의 방법도 포괄한다. 이 방법은 몸을 따뜻하게 하는 방법을 결합한 것인데, 겨울과 봄에 강의 수면에 떠 있는 얼음이 봄의 따뜻한 기운을 만나면 점차 녹아 막힘이 없이 통행하는 것을 비유한 것으로 따뜻하게 하여 통하게 하므로 '溫通'이라 하였다.

3. 强通法

瀉血療法을 말한다. 三稜鍼으로 인체의 일정 부위를 刺鍼하여 적당량의 혈액을 방출하여 通經活絡하는 방법이다. 물길이 막힌 것을 강제로 소통시켜 정상으로 회복시키는 것과 같으므로 '强通'이라 부른다. ≪靈樞·小鍼解≫에서 "宛陳則除之者, 去血脈也"라 하였다.

賀普仁 著, 鍼灸三通法臨床應用, 北京, 科學技術文獻出版社, 1999.

賀普仁 주편, 毫鍼療法圖解, 중국 제남시, 산동과학기술출판사, 2000.

賀普仁 편저, 鍼具鍼法, 북경, 과학기술문헌출판사, 1998.

馬瑞寅 主編, 名醫鍼灸精華, 상해, 上海中醫藥大學出版社, 1996 : 162-6.

61. 何樹槐의 坐骨神經痛 치료

何樹槐(1937 ~)

男, 漢族, 河北省 石家庄市 사람. 北京中醫學院 鍼灸推拿科 교수. 일찍이 程莘農·楊甲三으로부터 가르침을 받았다. 전통적인 中醫 집안에서 태어나 1957년 北京中醫學院 中醫科에 입학하였다. 졸업 후 학교에 남아 東直門醫院에서 鍼灸科 일을 하여 鍼灸의 이론과 실천에 정통하였다. 60년대 말부터 常見病, 常用穴 및 刺灸法에 대하여 임상연구를 시작하였으며, 80년대 초부터 鍼灸와 현대과학을 서로 결합한 연구를 시작하였다. 北京中醫學院 東直門醫院 鍼灸教研室·鍼灸科 副主任, 北京中醫學院 鍼灸推拿科 主任, 鍼灸治療教研室 主任, 全國高等醫學院校 教材編審委員會 委員, 中國鍼灸學會 常務理事, 中國鍼灸學會 腧穴研究會 會長 등의 직을 역임하였다. 저서로는 ≪鍼灸學≫, ≪鍼灸治療學≫ 등 6종 저작물 약 160萬 字가 있다. 저작물로는 〈華陀夾脊穴의 臨床 應用〉, 〈顔面神經痲痺의 臨床 分析〉 등 36편의 논문 약 24萬 字가 있다. 아울러 中醫 이론에 근거하여 腧穴의 기능 主治에 대한 계통적인 해석과 귀납을 진행하였으며, 中醫의 기본 이론 가운데 經絡學說을 病因·病機 分析, 辨證 治療, 穴解의 全過程에 응용하여 鍼灸學의 이론 수준을 높이는 데 중요한 역할을 하였다. 이외 가장 먼저 大椎와 諸陽之會의 經絡 관계를 논술하였다. 임상에서 辨證論治五步法을 제출하였으며, 이것은 이론과 임상을 서로 결합하여 총괄한 것이다. 刺法에 있어서는 淺刺多穴法을 창안하였고, 아울러 病性이 偏虛하거나 病位가 偏淺한 등의 여러 종류 질병 치료에 응용하였다. 華陀夾脊穴을 內臟病과 內臟과 유관한 여러 질병의 치료에 응용하였다.

劉冠軍 등 主編, 中國當代名醫鍼方鍼術集成, 中國 長春市, 吉林科學技術出版社, 1999 : 219-20.

1)處方

① 1조 : 腎兪・大腸兪・環跳・殷門・委中・承山・陽陵泉・崑崙・三陰交.

② 2조 : 膈兪・肝兪・膽兪・脾兪・胃兪・腎兪・三焦兪・大腸兪・關元兪・腰眼・次髎・殷門・風市・委中・承山・飛揚・陽陵泉・外丘・三陰交・懸鍾・足三里・上巨虛・衝陽・太谿・太衝.

2) 操作

① 1조는 刺鍼하여 瀉法을 사용하며, 鍼感이 經을 따라 傳導되게 한다. 아울러 灸法(腎兪・大腸兪에 溫鍼灸)을 배합한다.

② 2조는 모두 淺刺法을 사용하고, 進鍼 0.2~0.5寸, 격일 1회 치료한다.

3) 治驗

① 일반적인 사항 : 李○○, 남, 幹部.

② 主訴 : 左側腰腿痛.

③ 진단 : 검사한 후 痺證(坐骨神經痛), 寒濕型으로 진단하였다.

④ 치료 : 먼저 1조로 15회 치료 한 후 다시 2조로 8회 치료하여 완치되었다.

4) 按語

이 병은 中醫의 '痺證' 가운데 痛痺의 범주에 속하며, 寒濕留滯型이다. 치료 원칙은 祛寒行濕, 溫經通絡한다. 이 처방의 取穴과 조작은 처음에는 瀉法을 사용하면 효과가 좋으며, 病證이 이미 虛한 경우 '淺刺多穴法'으로 다시 바꾸어 扶正祛邪하면 완치할 수 있다. '淺刺多穴法'은 ≪靈樞 · 官鍼≫에 기원을 둔다. 예를 들면 毛刺 · 半刺 · 浮刺 · 揚刺 · 報刺 · 齊刺 등은 모두 淺刺多穴法에 속하며, 병이 經絡에 있는 痺證에 적용하는데 더욱이 그것이 虛證일 때이다. ≪靈樞 · 終始≫에서는 "脈實者, 深刺之, 以泄其氣; 脈虛者, 淺刺之, 使精氣無得出, 以養其脈, 獨出其邪氣"라 하였다. 그러므로 淺刺法은 일종의 補에 치우친 방법이다. 즉 多穴法은 取穴이 비교적 많나는 뜻이며, 鍼灸로써 通絡하여 祛邪하는 효과를 증강하는 것이다. 淺刺法과 多穴法을 결합하여 두 가지를 결집한 치료의 특징은 임상에서 병이 經絡에 있어 虛證이 되었을 때 다용하면 비교적 좋은 효과를 거둘 수 있다.

62. 韓紹康의 腰痛 치료

韓紹康(1909 ~ 1986)

字는 開源, 廣東省 番禺縣 古埧鄉 사람. 조상들은 의사를 업으로 하였고, 유년에 비정기적으로 선배로부터 의학에 관한 훈도를 받았다. 18세에 고향에서 개업하였으며, 1940년 廣州에 이사하여 개업하였다. 1958년 廣州中醫學院에 초빙을 받아 鍼灸教育研究팀의 교사가 되었다. 1963년 廣東省中醫研究所에 鍼灸顧問으로 초빙되었다. 1984년 독일국제중의학회 주석인 Dr. Carl-Hermann Hempen이 그의 명성을 사모하여 찾아왔다. 1985년 獨逸國際中醫學會 名譽委員으로 초빙되었다. 그는 中醫學術에 조예가 자못 깊었으며, 특히 鍼灸에 장기가 있었다. 일찍이 '鍼灸治療瘧疾' 등 과학 연구 활동을 주관하였으며, 연이어 ≪廣東中醫≫와 ≪新中醫≫ 등 간행물에 여러 편의 학술 논문을 발표하였다. 그 가운데 〈對五腧穴的認識和運用〉은 독일어로 번역되어 1985년 9월 獨逸國際中醫學會가 주관한 A.M.S. 中醫學報에 발표되어 국외 中醫學術界에 호평을 받았다.

賴新生, 張家維 主編, 岭南鍼灸經驗集, 中國 北京, 中國醫藥科技出版社, 1998 : 3, 6.

1) 일반적인 사항

鄭○○, 여, 32세. 1982년 8월 12일 진료하였다.

2) 현 병력

환자는 근 2년간 허리가 무겁고 떨어지는 것 같은 느낌과 찬 것을 느꼈으며, 양다리가 저리고 아프고, 찬 기운을 만나면 더욱 심해졌다. 月經量은 적고 紫黑色이었으며, 매월 연기되었다. 또 대부분 小腹痛을 동반하고, 舌淡, 苔白厚, 脈濡하였다.

3) 변증

寒濕이 脾腎을 困하게 하고, 衝・帶 두 개의 脈이 피로해진 것으로 변증하였다.

4) 치료 및 경과

溫脾腎, 去寒濕, 通衝・帶脈하였다. 당일이 丁卯日 巳時이므로 靈龜八法에 따라 左足臨泣을 취하여 '燒山火法'을 행하였다. 刺鍼 12분 후 환자는 뜨거운 기운이 帶脈을 따라 走行하는 것을 스스로 느꼈으며, 허리가 매우 편안해졌다. 25분 후 拔鍼하였다. 환자가 일어서고, 허리를 굽히고 펼 수 있으며, 刺鍼 전보다 부드러워짐을 느낄 수 있었고, 무겁고 떨어지는 것 같은 느낌이 감소하였다.

편역자 주 : 靈龜八法으로 丁卯日 巳時의 開穴을 추산하면 다음과 같다. 丁

卯日 巳時이면 丁卯日 乙巳時이므로 干支에 해당하는 數는 丁, 卯, 乙은 각각 8이 되고, 巳는 4이다. 각각의 數를 합산하면 28이 된다. 丁日은 陰日이므로 6으로 나누면 몫이 4이고, 나머지가 4이다. 나머지가 4이므로 八卦에서 穴數를 찾으면 巽四臨泣이 되고, 교회혈은 臨泣과 男女關係에 있는 外關을 취한다. 그러므로 丁卯日 巳時이면 足臨泣만 취하는 것이 아니라 外關도 함께 취해야 할 것으로 생각된다.

5) 약물 처방

아울러 다음과 같은 약을 처방하였다. 茯笭・紫石英(먼저 끓임)・制附子 각 30g, 白朮・黨蔘・川續斷 각 20g, 乾薑・蘄艾 각 15g, 蒼朮 12g, 炙甘草 6g, 2劑를 처방하였다.

① **第2診** : 鍼과 약물 치료 후 허리가 무겁고 떨어지는 감과 寒冷 및 兩下肢가 저리고 아픈 느낌이 모두 경감함을 느꼈다. 진료받으러 온 때가 마침 巳時여서 子午流注에 따라 '納子法'으로 계산하면 脾에 속하므로 ≪鍼灸大成・肘後歌≫에 근거하여 右足大都穴을 취하여 '燒山火法'을 행하였다. 刺鍼 시간 동안 腰腿部가 溫暖한 감을 느꼈다. 처방은 전 처방에 乾薑을 제거하고, 破古紙 15g을 가하여 3劑를 처방하였다.

편역자 주 : 第2診에서 진료를 받으러 온 때가 巳時여서 子午流注에 따라 '納子法'으로 계산하면 脾에 속하므로 ≪鍼灸大成・肘後歌≫에 근거하여 右足大都穴을 취하여 '燒山火法'을 행한다고 하였는데 ≪鍼灸大成・肘後歌≫의 "腰腿疼痛十年春, 應鍼不了便惺惺, 大都引氣探根本, 服藥尋方枉費金"에 근거한 것은 맞지만

納子法에서 巳時(9~11시)이면 胃經이 虛하므로 胃經의 火穴인 解谿를 補하고, 脾經이 盛하므로 脾經의 金穴인 商丘를 瀉하여야 한다. 大都를 補하려면 午時(11~13시)가 되어야 脾經이 虛하므로 脾經의 火穴인 大都를 補를 할 수 있다. 그러므로 巳時에는 解谿를 補하고, 商丘를 瀉하여야 할 것으로 생각된다.

② **第3診** : 腰腿痛과 寒冷感이 이미 모두 소실하였다. 치료를 확실히 하기 위하여 앞의 방법에 따라 左足然谷穴을 취하여 '燒山火法'을 행하였다. 처방은 蒼朮을 제거하고, 當歸 20g을 가하여 3劑를 처방하였다. 2년을 추적 관찰하였으나 腰腿痛이 재발하지 않았고, 月經이 정상이었다.

편역자 주 : 第3診에서 증상이 모두 소실되었으나 치료를 확실히 하기 위하여 앞의 방법에 따라 左足然谷穴을 취하여 '燒山火法'을 행하였다고 했는데 靈龜八法과 納子法에는 然谷穴을 開穴로 사용하지 못한다. 그러므로 子午流注法으로 辛日 巳時에 開穴하는 然谷을 취한 것으로 생각된다.

찾아보기

가

나

다

마

바

사

아

자

차

타

파

하

편역자 소개:

김갑성　동국대학교 한의과대학 침구학교실 주임교수
전 대한침구학회 회장
전 동국대학교 부속한방병원 병원장
전 동국인천한방병원 병원장

김경호　동국대학교 한의과대학 교수
전 대한침구학회 수석부회장
전 동국대학교 분당한방병원 병원장
동국대학교 경주한방병원 병원장

이승덕　동국대학교 한의과대학 교수
대한침구학회 법제이사
침구학교과서 편찬위원

조현석　동국대학교 한의과대학 교수

김은정　동국대학교 한의과대학 교수

정원제　전문의

정찬영　전문의

윤은혜　전문의

장민기　전문의

왕개하　전공의

황지후　전공의

中國 近·現代 鍼灸名醫들의
腰(脚)痛 鍼灸治療　　　　　　　　　　　　　　　　　　　　　　　　　값 28,000원

2011년 9월 5일 1판 1쇄

편 역　동국대학교 한의과대학 침구학교실
발 행 인　임 동 규
발 행 처　**집 문 당**
주 소　413-756 경기도 파주시 교하읍 문발리 514-7(본사)
110-360 서울시 종로구 와룡동 95번지(서울사무소)
등 록　1971. 3. 23. 제406-2003-000039호
영 업 부　(02)743-3192～3　팩스(02)742-4657
전자우편　sale@jipmoon.co.kr
편 집 부　(02)743-3096　팩스(02)743-0227
전자우편　edit@jipmoon.co.kr
홈페이지　www.jipmoon.co.kr

ISBN 978-89-303-1528-9

이 도서의 국립중앙도서관 출판시도서목록(CIP)은 e-CIP홈페이지(http://www.nl.go.kr/ecip)와 국가자료공동목록시스템(http://www.nl.go.kr/kolisnet)에서 이용하실 수 있습니다.
(CIP제어번호: CIP2011003647)